AUTOPERFEIÇÃO COM

HATHA YOGA

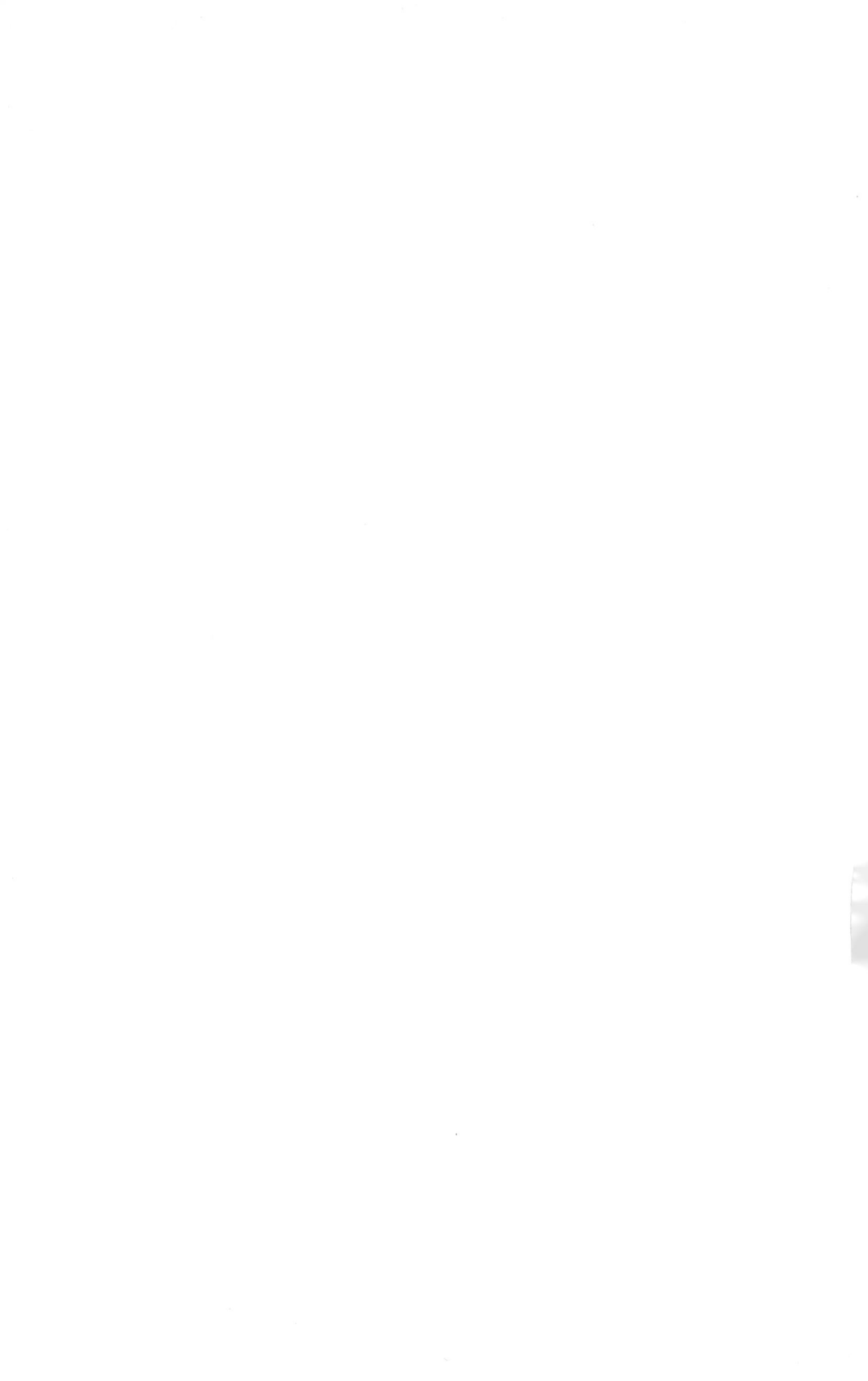

HERMÓGENES

AUTOPERFEIÇÃO COM HATHA YOGA

Um clássico sobre saúde e qualidade de vida

Revisão técnica
DR. MARCOS F. A. FULCO
Professor da Universidade Federal
do Rio Grande do Norte
Psicanalista Clínico

67ª edição

BestSeller

Rio de Janeiro | 2021

CIP-BRASIL. CATALOGAÇÃO NA PUBLICAÇÃO
SINDICATO NACIONAL DOS EDITORES DE LIVROS, RJ

H475a
67ª ed.

Hermógenes, 1921-2015
Autoperfeição com hatha yoga : um clássico sobre saúde e qualidade de vida / Hermógenes ; revisão técnica Marcos F. A. Fulco – 1ª ed. – Rio de Janeiro: BestSeller, 2021.

Apêndice
ISBN 978-65-5712-187-0

1. Hatha yoga 2. Meditação. 3. Espiritualidade I. Fulco, Marcos F. A. II. Título.

21-73024

CDD: 291.5436
CDU: 233-852.5Y

Meri Gleice Rodrigues de Souza - Bibliotecária - CRB- 7/6439

Texto revisado segundo o novo Acordo Ortográfico da Língua Portuguesa.

Direitos exclusivos de publicação em língua portuguesa para o Brasil
reservados pela EDITORA BEST SELLER LTDA.
Rua Argentina, 171, parte, São Cristóvão
Rio de Janeiro, RJ – 20921-380
que se reserva a propriedade literária desta obra

Impresso no Brasil

ISBN 978-65-5712-187-0

Seja um leitor preferencial Record.
Cadastre-se e receba informações sobre nossos lançamentos e
nossas promoções.

Atendimento e venda direta ao leitor:
sac@record.com.br

JOSÉ HERMÓGENES DE ANDRADE FILHO, conhecido como Professor Hermógenes, foi o pioneiro em Medicina Holística no Brasil. Nascido em 1921, dedicou-se ao crescimento espiritual dos seres humanos, dividindo seu tempo no trabalho na Academia Hermógenes, na publicação de livros terapêuticos e de poesia, na produção de artigos para a imprensa, na ministração de cursos, seminário s e teses para congressos científicos. Foi criador do Treinamento Antidistresse, do método Yoga para Nervosos, colaborador (com Yogaterapia) da 32ª Enfermaria da Santa Casa (RJ), professor de filosofia, além de ainda exercer as atividades de conferencista, poeta e ensaísta. Ele faleceu em 2015, aos 94 anos.

Entre as premiações e os títulos a ele concedidos pelo belo trabalho em prol da evolução da humanidade, destacamos alguns:

- Medalha de Integração Nacional de Ciências da Saúde.
- Doutor em Yogaterapia, concedido pelo World Development Parliament (Índia).
- Diploma D'Onore no IX Congresso Internacional de Parapsicologia, Psicotrônica e Psiquiatria (Milão, 1977).
- Medalha Pedro Ernesto (Câmara de Vereadores do Rio de Janeiro).
- Cidadão da Paz, do Rio de Janeiro (1988).
- Medalha Tiradentes (Assembleia Legislativa do Rio de Janeiro, 2000), pela contribuição na área de saúde.
- Título Doutor Honoris Causa concedido pela Open International University for Complementary Medicine, do Sri Lanka (Colégio Brasileiro de Cirurgiões, RJ, 2000), pela vida dedicada à saúde de seus semelhantes e pelo conjunto de sua obra literária.

A Maria
— esposa que Deus
guardava para mim
depois que eu
atravessasse o deserto

Mas teus exercícios, pratica-os diariamente com a seriedade de um ritual e com a inflexibilidade e o zelo de um genuíno artista interessado em produzir uma obra genial. A obra genial és tu mesmo, e o artista também!

MESTRE UNIVERSAL KUUT HUME

Sumário

Nota do editor

***AUTOPERFEIÇÃO COM HATHA YOGA* ALCANÇOU** a 67ª edição com o vigor da juventude. Suas páginas, plenas de ensinamentos de vitalidade e paz interior, carregam a segurança reservada aos grandes clássicos da produção literária mundial. São mais de cinco décadas de uma história profundamente relacionada com a introdução da prática e do ensino de Yoga no Brasil.

Atemporal, esta obra-prima, publicada pela primeira vez em 1968, constitui um convite para o aperfeiçoamento de nós mesmos. Tendo transmitido a sabedoria yogue a mais de uma geração de leitores no Brasil e no mundo, o Professor Hermógenes conquistou amor e respeito de um público tremendamente diversificado: jovens e idosos, religiosos e agnósticos — todos se beneficiam das valiosas orientações presentes em toda sua obra. Afinal, são mais de 30 livros, traduções e organizações que contribuem para formar um dos mais vastos catálogos sobre terapia holística na atualidade.

Então, tendo em vista o alcance das palavras de Hermógenes, e a resposta que ele tem recebido de todos aqueles que, com orgulho, se assumem fãs desse Mestre — como Gilberto Gil e Elba Ramalho —, pensamos que, nada seria mais justo do que apresentar esse importante trabalho em uma edição revista, destinada aos trabalhos verdadeiramente imunes ao passar do tempo. Sempre atual, *Autoperfeição com Hatha Yoga* continua ensinando o valor que a ciência oriental tem para a saúde do corpo, da mente e do espírito. O Yoga não é uma simples ginástica, nem uma instituição religiosa, ou apenas uma curtição esportiva; na verdade, é um autotreinamento integral, uma medicina eficiente, uma autoeducação tendo por objetivo a Perfeição Plena.

Ao longo desses 53 anos de existência, este belo trabalho teve uma revisão na 42ª edição. Não para mudar ou "modernizar" seu conteúdo, mas, nas palavras do Mestre em seu prefácio àquela edição, para oferecer ao público um livro graficamente mais charmoso e esquematicamente mais simples, didaticamente mais eficaz. E agora, o livro alcança uma nova marca, ganhando uma nova edição especial de luxo. Admirado em todo o Brasil e em diversos países do mundo, Hermógenes transmitiu a inúmeras pessoas seus ensinamentos de paz e autoconhecimento. A sabedoria do autor, expressa com a humildade que lhe é peculiar, representa um dos mais importantes tratados sobre o Hatha Yoga e, como tal, oferece ao leitor a certeza de que é possível, sim, manter uma vida equilibrada apesar do ritmo conturbado da vida moderna.

Apresentação

HÁ ALGUNS ANOS, CONVENCIDO DE QUE "FELI-
cidade não compartilhada, se não fosse um mito, seria furto ou parasitismo", eu, um ex-tuberculoso, ex-obeso, ex-abatido, ex-angustiado, ex-fatigado, resgatado da infeliz "normalidade" de nossos dias, rejuvenescido, forte, em harmonia comigo mesmo, tendo aprendido a amar a Deus, e no desejo de servi-Lo em meus semelhantes, lancei a primeira edição deste livro, que, em dois meses, esgotou-se. As edições subsequentes foram conquistando centenas de milhares de pessoas, dando nova direção e dimensões novas às suas vidas. O "milagre" que se dera em mim, com a graça de Deus, se multiplicou. E se multiplicará — estou certo.

O livro destinava-se a ajudar. E o conseguiu. Muito mais do que seria razoável esperar. Uma senhora em Olinda, até então neurotizada porque tinha uma filha com transtornos mentais, fez as pazes com o mundo e com Deus. Passou a ver na filha não mais um entrave, mas sim um elemento que a Divindade lhe dera para, por meio do amor materno e da resignação, caminhar na estrada luminosa do espírito. Uma freira brasileira, beneficiada pelo livro, usa-o agora como guia para ensinar o Yoga a suas irmãs, numa comunidade da Bélgica. Um jovem monge franciscano alcançou vivências espirituais mais profundas. Uma senhora de Porto Alegre, que devido a uma antiga fobia não mais saía sozinha de casa, libertou-se. Um senhor reumático de 75 anos reduziu 20 cm na cintura e, sadio, hoje se põe de cabeça para baixo com uma facilidade invejável. Um adolescente, cujo pai cometera suicídio, recobrou o gosto pela vida. Em Natal, um humilde funcionário dos correios venceu a timidez neurótica e começou a viver. Também em Natal, um funcionário do Banco do Brasil, depois de muitos anos de diabetes que parecia invencível, conseguiu o controle e a estabilização da doença. Um divulgador de laboratório farmacêutico, depois de libertar-se de um semiviver enfermiço, ao lado de sua maleta de amostras, hoje carrega, para mostrar aos médicos, um novo medicamento: um exemplar deste livro. Em Porto Alegre, um locutor esportivo melhorou sensivelmente a voz e não sente fadiga ao irradiar uma partida. No Rio de Janeiro, uma jovem inutilizada pela pólio resgatou considerável parte dos movimentos das pernas. Em Recife, uma senhora mãe de quatro filhos conseguiu evitar uma intervenção pulmonar já com data marcada e reequilibrou seu psiquismo. Em Campinas, um advogado neurótico reencontrou a harmonia que se rompera. Na mesma cidade, um colega seu de profissão recuperou-se de uma poliartrite. No Rio, uma senhora libertou-se de uma dor de cabeça que durava oito anos, e um engenheiro aposentado, de uma enxaqueca que o atormentava há cinquenta. Um funcionário do Ministério da Marinha, há muitos anos presa de uma obsessão erótica, triunfou sobre sua fraqueza. É agora um homem livre. Não sei do número dos que venceram a insônia, a prisão de ventre, a asma, as arritmias cardíacas, a inércia hepática... E quantos deixaram de ser martirizados por bicos de papagaio? E quantos puderam abandonar coletes de aço e coleiras? Perdi a conta. E os que recobraram a vida-sorriso, a vida-coragem, a vida-luz?! Milhares, não sei quantos, libertaram-se do fumo, do álcool, das drogas. Muitos, mas muitos mesmo, ou quase todos que leram e praticaram este método, experimentaram paz, conquistaram equanimidade, criaram coragem para viver, lutar e vencer.

Milhares de pessoas bendizem o dia em que se iniciaram no Yoga, como leitores e como pesquisadores de sua filosofia, onde encontraram um rumo para a existência, uma solução, um abrigo contra o desespero, um antídoto contra o medo, um caminho para o amor, para a luz, para o bem e para Deus.

Meses depois de lançada a primeira edição, considerável volume de correspondência foi endereçada ao autor. Eram notícias, agradecimentos, relatórios cheios de entusiasmo. Choveram depoimentos, alguns documentados. Hoje disponho de um arquivo precioso de provas escritas e gravadas. Cartas de perto. Outras de muito longe: Angola, Argentina, Uruguai, Peru, Portugal, Espanha, Alemanha, Estados Unidos.

Diante da evidência tão eloquente com gente supondo coisas grandiosas que não mereço, peço a Deus que "não me deixe cair na tentação" da vaidade, pois seria minha ruína espiritual. Atribuo tantas vitórias, tantos casos emocionantes e lindos, à graça oniatuante de Deus. Ela operou todas as libertações, todas as transformações e curas. Todos aqueles que se harmonizaram com o Todo, por meio do Yoga, conseguiram reorganizar suas vidas, sanear suas mentes e instalar saúde em seus nervos, vísceras, glândulas, músculos.

O mesmo vai acontecer com você. Esteja certo.

Yoga não é superstição. É ciência. Ciência da boa, que a medicina acata e utiliza. Os médicos bem informados receitam Yoga. Não fosse o Yoga merecedor do apoio da classe médica não teria eu, um leigo, comparecido com trabalhos a importantes congressos médicos. Houvesse suspeita de charlatanismo, não tivesse bases concretas, não fosse uma ciência, minha esposa e eu não teríamos tido a grande alegria de aplicar yogaterapia a internos na Santa Casa de Misericórdia do Rio, não teria eu tantas oportunidades de fazer conferências em faculdades de medicina.

Se os fatos não valem como prova então você deve fazer sua experiência pessoal. Leia todo o livro e, atendendo a suas instruções, pratique. Pratique mesmo e para valer. Não suponha que sem professor é impossível. Se você não contar com um professor de *absoluta confiança,* comece a prática pelas instruções do livro. Não tenha receio. Só lhe peço que *atenda às instruções.* Não se arrisque a inovar. O livro é autossuficiente, isto é, basta-lhe como instrutor. Caso esteja enfermo, caso tenha receio, consulte um médico — mas por favor, um que tenha noções sobre Yoga.

O que este livro fez por tantos também vai fazer por você. É a mesma didática, o mesmo estilo de exposição, o mesmo esquema, a mesma técnica. As pequenas mudanças e acréscimos desta edição visam a dar maior clareza, precisão e atualização.

Por falar em atualização, lembro-me de que, há mais de quatro décadas, a primeira edição sugeriu pioneiramente muitas coisas que hoje estão acontecendo: maior consumo dos cereais integrais; redução do consumo de açúcar refinado; iogurte na dieta de todos; campanhas contra cigarro, álcool, refrigerantes e drogas; tratamento da obesidade a partir da psicoterapia... Parece que esta obra será sempre atual. É possível, pois trata de uma ciência e uma técnica de atualidade eterna: o Yoga hindu.

Escrevo esta apresentação, não digo em estado de sofrimento, pois quem se entrega a Deus não tem como abater-se e preocupar-se, mas repleto de compaixão pelo mundo que os jornais estampam e que escuto na voz nervosa dos locutores. É um mundo agônico. Uma civilização em ritmo de devastação, em que a dependência aos psicotrópicos não respeita sequer a área sagrada da infância, invadindo a escola e os lares; onde a arte se erotizou para faturar; em que os desvios sexuais são proclamados sadios; em que literatura, teatro, cinema, divertimentos corrompem o gosto e a moral, explorando o mórbido, o asqueroso, o teratológico, segundo a rendosa fórmula sadoerótica. Escrevo este texto ouvindo o riso das multidões atordoadas em desesperada fuga prazerosa. Tenho pena do ser humano neste fim de ciclo, vendo-lhe o sofrimento no rosto ansioso e doente de muitos que me procuram pedindo lenitivo para suas almas ulceradas, frustradas, arrependidas, querendo remédio contra o tédio, o vazio e o medo. Estou escutando legiões a gemer sob os escombros desta civilização moribunda. Escrevo compadecido dos imediatistas a juntar do solo árido as tristes colheitas de seus desvarios.

Mas nem tudo está perdido. Os jovens são a esperança. Parte da juventude começa a descobrir a Lei Suprema, o Amor Divino, a Luz Redentora, a Paz Inefável, a Beleza, a Justiça e a Verdade de Deus, nas mensagens antiquíssimas, mas milagrosas e eternamente atuais, trazidas aos homens pelos *Avatares da Divindade*. Este é o fato mais auspicioso da hora atual do mundo. Os jovens têm condições de compreender e valorizar o que eles disseram e têm a suficiente e santa coragem de se tornarem seus discípulos sinceros, sem egoísmo e sem hipocrisia. Legiões de jovens neocristãos, neo-hinduístas, neobudistas movimentam as ruas das grandes cidades do mundo, louvando Jesus, cantando hinos a Krishna, entoando velhos versículos de Gautama. As práticas psicossomáticas do Yoga, iguais às que este livro ensina, estão resgatando muitos jovens das drogas alucinantes. As filosofias cristã, hinduísta e budista estão redimindo, despertando, santificando. A imprensa internacional abre espaço no cinza-escuro de suas manchetes para informar que os jovens estão trocando Marx por Krishna, Marcuse por Jesus, Mao por Buda, Lenin por Gandhi e Luther King. Muitos estão deixando o viver egoístico pela generosidade da *Karma Yoga,* o erotismo extremado pela *Bhakti Yoga* (amor devoto), as demonstrações destruidoras de protesto pelo *ahimsa* (não violência), a devastação física e moral pela *Hatha Yoga,* os manuais de subversão pelo *Gita,* pelo Evangelho ou pelo *Damapadha*. Agora sim. Há esperança!

Como é bom verificar que os jovens estão enamorados pela realização espiritual, pelas filosofias profundas, pela moral, pela disciplina do Yoga!

Espero que este livro continue o que tem sido: uma convocação, um roteiro, um instrumento redentor para todos, não importa a idade. Desejo que outros milhares possam realizar uma transformação, um enriquecimento de suas personalidades, harmonizar seus conflitos, vencer a doença e irradiar amor e alegria no mundo. Desejo que este livro possa oferecer-lhe uma pequena janela para a Luz Perene, um caminho aberto para seu tesouro íntimo — o Onipresente, o Cristo Cósmico.

Passados esses anos, quantas dívidas de gratidão! Agradeço a todos que me comunicaram suas experiências. A classe médica, que me incentivou. Aos que me ajudaram a corrigir e melhorar as várias edições. Aos que me desafiaram com seus problemas. Aos colegas professores que fizeram deste e de meus outros livros leitura obrigatória para seus alunos.

Esta é uma edição *verdadeiramente atualizada*. As pesquisas científicas, principalmente as da moderna psicotrônica e da parapsicologia, nestes últimos anos, avançaram espantosamente. Como não podia deixar de ser, vieram corroborar a ciência yogaterapêutica. Experiências com eletroencefalógrafos, "detetores de mentira", instrumentos de "biofeedback", kirliógrafos e outras não poderiam deixar de ser referidas e comentadas neste livro, que deseja oferecer a você a convicção de que está começando a percorrer um caminho seguro, sem embustes, sem fantasias, sem superstições, mas, ao contrário, absolutamente comprovado pelo que há de mais atual e inquestionável na ciência internacional.

Nesta edição adquira conhecimentos sobre *waerlandismo, ondas alfa, bioplasma* e outros assuntos que você não pode ignorar.

Agradeço aos amados mestres da Índia multimilenar, aos doutos do Ocidente, a meus fiéis assistentes, à minha amada esposa — Maria —, infalível no apoio, rigorosa na crítica, companheira de estudo e meditação. A todos desejo a Luz, o Amor, a Paz, o Poder, a Glória, a Verdade e a Bem-Aventurança do Senhor Supremo.

Agradeço a Deus ter-me permitido transmitir aos que sofrem este Seu recado.

PARTE 1
GENERALIDADES

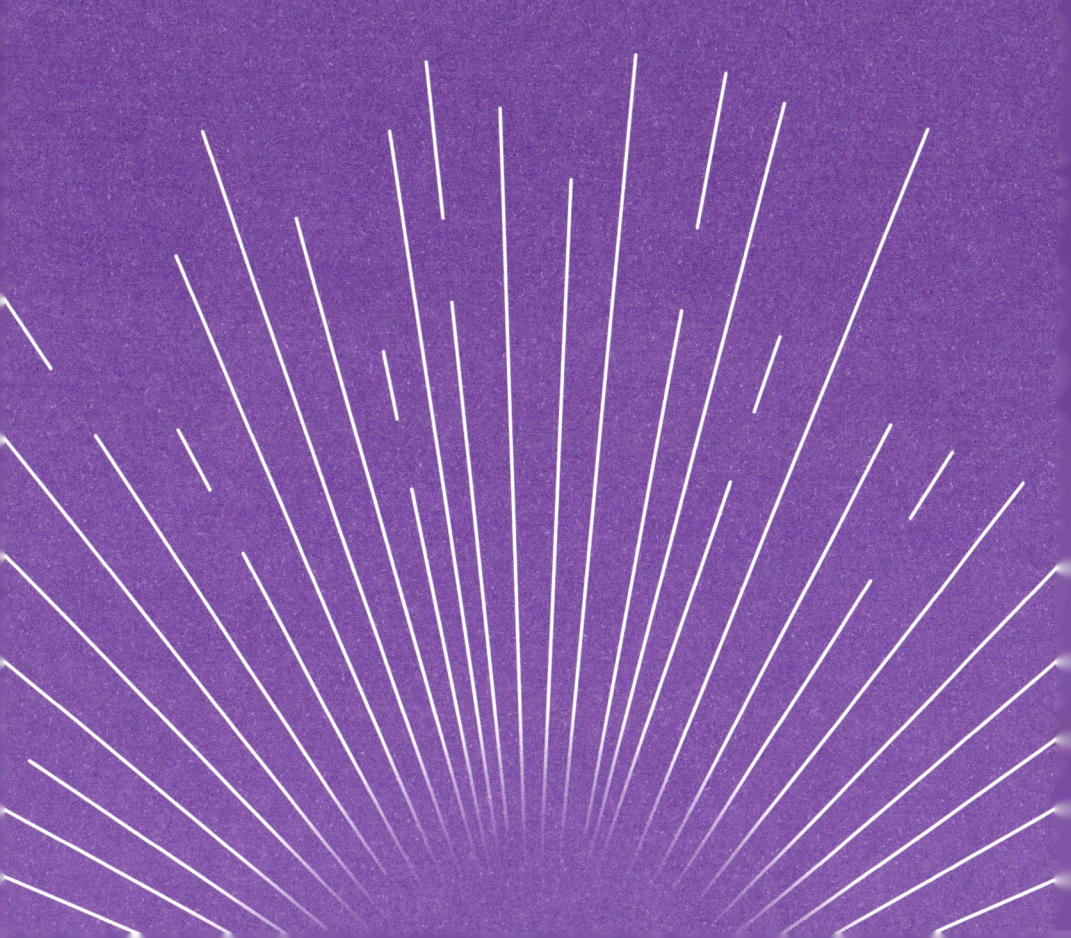

Os que praticam Hatha Yoga

HÁ ALGUNS ANOS, O JORNAL *O GLOBO* NOTICIOU que a imprensa de Paris, perplexa, indagou a razão da resistência aparentemente ilimitada com que o cantor Belafonte, imperturbável, atendia a seus muitos compromissos contratuais. O jovem artista declarou-se praticante de Hatha Yoga, acrescentando que "quando fico de cabeça para baixo, o sangue desce à cabeça e vai arrebentar as teias de aranha da fadiga e da preocupação". Inúmeros artistas de cinema fazem o mesmo.

Apesar de a Hatha Yoga não visar ao desenvolvimento de aptidões atléticas, não deixa também de prestar grande ajuda aos desportistas. "O Yoguismo mostrou-me uma introdução inteiramente nova ao problema do treinamento, e capacitou-me para dar de mim o máximo com o mínimo de pressão física. Quem quer que busque autêntica aptidão mental e física, pode segui-lo..." — declarou Laurie Buxtou, ex-presidente da Associação de Boxeadores Profissionais de Londres (citado por Desmond Dunne, em *Yoga ao alcance de todos*, São Paulo, Editora Pensamento).

Um monge católico da Bélgica, diante dos frutos de sua experiência pessoal, escreveu um dos mais belos livros sobre Hatha Yoga: *Yoga para cristãos*. É um documento válido para demonstrar que, sem qualquer contraindicação sectária, o Yoga é o *caminho real para o cristão*. Eis o testemunho desse autor: "Poucos são os homens verdadeiramente sensíveis à presença de Deus em seu coração... pela dificuldade de encontrar calma propícia a seu diálogo com Deus".

"Há, no Oriente, todo um conjunto de práticas de uma técnica experimentada, e que se poderia chamar a via, o caminho do silêncio. Desde recuadas eras, sábios da Índia têm ensinado o homem a comandar seus pensamentos, a dominar seu psiquismo, a manter-se numa atmosfera de repouso, de profunda paz, longe de tudo que perturba o homem e em torno do homem..." E mais adiante descreve o estado de euforia que o Yoga proporciona ao religioso: "trata-se de uma euforia bem real que dura, se prolonga, estende-se a vários patamares, físico, psíquico e espiritual de nossa vida quotidiana. Não é uma ilusão, algo irreal... É um estado concreto, psicológico, mas seguramente físico também. É um estado de saúde, diríamos voluntário, que permite mais e melhor, no plano humano, de início, e no plano cristão, religioso e espiritual a seguir. É um 'contentamento' que na alma e no corpo se instala, favorecendo, não esta experiência de Deus, de que se fala, mas a própria vida espiritual que a motiva e ela corrobora. Sem dúvida, a prática do Yoga torna esta vida espiritual mais acessível, portanto mais aberta ao intercâmbio de Deus com a alma e desta com Deus... estimula a vida da fé, amor a Deus e ao próximo, torna mais agudo o senso de dever, o senso de responsabilidade..." Para que mais dizer?*

O ex-Primeiro-Ministro da Índia, J. Nehru, encontrava forças e paz no Yoga; Ben-Gurion, por muito tempo líder do Estado de Israel, também praticava técnicas yogaterapêuticas. O estadista precisa realmente de forças, tranquilidade e coragem serena para o cumprimento eficaz de suas responsabilidades históricas, e o Yoga pode ajudá-lo. A respiração profunda (técnica yogue) fez parte do regime terapêutico que restaurou a saúde abalada do Presidente Eisenhower.

No livro *Hatha Yoga, paz e saúde*, de Indra Devi (Rio de Janeiro, Civilização Brasileira), lê-se: "O grande violinista, Yehudi Menuhin, considera

---

* Entre leitores-praticantes conto com vários sacerdotes amigos. Durante dois anos ensinei Yoga (principalmente meditação) no CEMAR (Centro de Espiritualização Marista). [*N. do A.*]

o Yoga — e um sono tranquilo — mais importante para sua arte que o estudo diário de seu instrumento. Seu mestre de Yoga, B.K.S. Iyengar, de Poona, Índia, exibe orgulhosamente um relógio de pulso com a seguinte inscrição: 'Ao meu melhor professor de violino... de Yehudi Menuhin.'"

Parto sem dor, terapia por relaxamento, muitos tratamentos psicossomáticos, atualmente em uso pela medicina ocidental, são nada mais do que técnicas da Hatha Yoga, hoje tão reconhecida que faz parte da preparação psicofísica dos cosmonautas.

Você também, leitor, tenho certeza, vai abençoar o dia em que iniciou seu treinamento yogue. Sua vida, a partir desse dia, mudando incessantemente, levará você aos tesouros de seu *verdadeiro Eu*. Você voltará a ser o *herdeiro da divindade*.

Yoga melhora a qualidade de vida

É sabido que ninguém chega a vender se não conseguir fazer alguém querer comprar. Eis por que, antes de explicar o que é Yoga e ensinar sua prática, devo tentar interessá-lo, motivá-lo, levá-lo a dizer para si mesmo: *é exatamente disto de que preciso; isto é muito bom para mim; entrarei nesta de corpo inteiro.*

Para convencê-lo dos benefícios que poderá colher, citarei fatos.

Quando, há mais de quarenta anos, publiquei meu primeiro livro, visando a ganhar credibilidade para um assunto ainda desconhecido e parecendo exótico,* transcrevi opiniões de competentes médicos e psicólogos. Agora, passado tanto tempo, quando a evidência de resultados impressionantemente positivos, a credibilidade já não é problema. Tal é a razão por que a cada hora cresce o número de médicos que receitam yogaterapia em substituição a medicamentos convencionais.

---

* *Autoperfeição* era então o primeiro livro sobre Hatha Yoga de autor de língua portuguesa. Na época, no Brasil, eram desconhecidos holismo, medicina ortomolecular, alongamentos, antiginástica, macrobiótica, programação neurolinguística, florais, tai-chi, acupuntura... O livro era uma audaciosa proposta pioneira.

Provavelmente algum parente ou amigo seu, tendo praticado o método, venceu esta ou aquela enfermidade crônica, superou velhos e teimosos problemas que pareciam insolúveis e hoje vive definitivamente uma vida mais ampla, bela, sã e feliz. Ao longo de anos, como escritor e professor, foi-me fácil acumular um dossiê de cartas e gravações espontâneas testemunhando e agradecendo benefícios diversos com o estudo e a prática do Yoga. Transcrevi adiante relatos pessoais, nas palavras emocionadas de diversos beneficiários, alguns dos quais, por motivos óbvios, manterei em respeitoso anonimato. Identificarei somente os que me permitiram.

Por favor, reflita sobre os testemunhos e tire suas conclusões sobre o Yoga como uma terapia não somente para os males orgânicos, o que já seria uma bênção, mas para deficiências, limitações, dependências, dificuldades e sofrimentos nos demais aspectos e níveis de suas vidas. Repare nos verdadeiros *milagres*, que as próprias pessoas produziram por si mesmas e em si mesmas. Veja como imprimiram novo rumo a suas existências:

- Antes eu fumava duas carteiras por dia... Joguei o cigarro fora. Desde a primeira aula de Yoga nunca mais fumei. Quando subia escada ou corria, tinha meu coração muito acelerado, a ponto de chamar o médico.

- Desde meus 12 anos, hoje com 20, sempre tomei calmantes diariamente. Já fiz sonoterapia, em duas ocasiões. Já tive tudo que se pode ter de assistência médica, por necessidade psiquiátrica. Necessidade mesmo! Agora, com apenas um mês de Yoga, me sinto maravilhosamente bem. E tirei agora a prova dos nove, com esta suspeita de leucemia em meu filho... Nenhuma medicação precisei tomar.

- Meu estado de desespero e angústia foi tão perturbador, que durante cinco anos vegetei. Não vivi. Estava então com 29 anos e assim, doente, permaneci até os 34. Tornei-me dependente de droga para dormir, para acordar, para digerir, para eliminar. Adquiri hérnia de disco. Fiquei imobilizada durante sete anos. Sentia-me extraviada num oceano imenso, sem encontrar rumo, ansiosa, doente, angustiada. Foi aí que veio a minhas mãos o livro *Autoperfeição*. Vi que a dor é um mal necessário para despertar nossas potencialidades para uma vida melhor e maior.

• Eu vinha sofrendo de uma perturbação neurovegetativa. Digestão difícil. Muitos gases no estômago. *Sistema nervoso abalado há vinte anos.* Justamente com trinta dias, obtive um resultado espetacular. Notei então que estava diante de uma das melhores coisas do mundo.

• Fui acidentada. O carro virou três vezes, e, desde aí, fiquei doente. Tratei-me com o Dr. (...) Fiz três fases do tratamento, mas não consegui melhora. Agora estou muito aliviada. Tomava três analgésicos por dia. Agora nada de analgésico. Quando faço uma extravagância e começa a doer, faço logo os exercícios e melhoro. Eram duas hérnias de disco.

• Eu tinha uma taxa de colesterol de 275; depois de seis meses passou a 198, conforme comprovante dos exames. Aumento considerável de minha resistência. Estou urinando igual a um jovem de 18 anos, com jorro forte até o final, e tenho 48 anos. Melhorei muito o orgasmo.

• Sofria dores horríveis nas costas, por trabalhar em prancheta de desenho, que muitas vezes me exigia emendar o dia com a noite. Eram dores que, em diversas ocasiões, me deixavam imóvel. Depois de constatar escoliose e lordose, o ortopedista me encaminhou para uma ginástica que me deixava exaurida. Com Hatha Yoga comecei a melhorar, dispensando inclusive os remédios. Hoje não tomo qualquer remédio e não sinto qualquer problema na coluna. Foi uma grande graça.

• Há dois anos sofri um violento acidente de carro, no qual desloquei os dois braços. Quando foi retirado o gesso, notei que meu braço direito estava atrofiado e quase sem movimentos. Passei tempo fazendo fisioterapia, e a melhora foi quase nula. Não me vestia só. Quase parei de trabalhar. Tomava muitos analgésicos para suportar as dores. Quando comecei a fazer

Yoga tudo foi mudando. Não tomei nenhum remédio. Recuperei 80% dos movimentos. De todos os benefícios que obtive, que são inúmeros, os mais importantes foram o controle de minhas emoções, seguro domínio de mim mesma e confiança em Deus e no próximo.

- Posso afirmar que não tenho mais inibição. Estou quase curada dos rins, tireoide, espinha, prisão de ventre, abdome volumoso, zoada na cabeça e alergia. Estou conseguindo uma mudança fundamental de orientação espiritual. É pelo Yoga que estou me desprendendo das cadeias que o mundo lança sobre nós.

- Antes a minha mente era totalmente deturpada; cheia de pessimismo; vivia tensa. Encontrava-me arrasada espiritual e fisicamente, chegando a ser internada. Busquei todos os meios para curar-me: casa de saúde, centro espírita, todo tipo de remédio. Mas, finalmente, *a bola entrou na rede*. Eu e o Yoga nos entendemos; sinto-me feliz; deixei os remédios; gosto dos que me rodeiam; aprendi a aceitar os problemas da vida. Aconteceu-me uma renovação espiritual.

- Sou um jovem português que, após ler seus livros, descobri, dentro de mim, um raio de luz e de paz, que veio modificar totalmente a minha vida. Eu era uma pessoa com um monte de problemas — angústias, insatisfação e autopiedade.

- Encontrei em seu livro *Autoperfeição* um entrave às minhas tendências desgovernadas, mas também um estimulante ao Eu verdadeiro, que jazia latente em algum lugar desconhecido e inacessível. Agora estou me tornando um homem livre. Há seis meses não tomo uma gota de bebida alcoólica e encontrei um novo meio de vida, condizente com o Eterno e Divino.

- Enfrentei a morte, acompanhando, com coragem, os últimos momentos de meu esposo. Naquela madrugada, estava sozinha (fisicamente), mas sentia, dentro de mim, uma *força* me impulsionando. Era um sábado, mas na segunda-feira seguinte eu já estava no Yoga.

- Eu me sentia sem coragem até para pequenos encargos dentro do lar. Cansava-me só em pensar. Tinha crises de choro. Sentia-me muito mal quando em público. Com apenas 15 dias de prática, abandonei completamente os medicamentos.

Tais resultados são inatingíveis pelos convencionais tratamentos com produtos de laboratório, por outras respeitáveis terapias modernas que se reduzem a atuar somente no corpo material e difíceis de serem alcançados até pela Hatha Yoga, quando erroneamente reduzida à mera ginástica. As diversas recuperações admiráveis em nível orgânico que o Yoga propicia já seriam bastantes para festejar. Mas, bem mais valiosas, profundas e de maior perenidade são as melhoras nos níveis ético, intelectual e espiritual. São bênçãos que somente a Yogaterapia, como treinamento *holístico* (do homem integral), pode propiciar, incluindo, portanto, psicoterapia, esteticoterapia, eticoterapia e logoterapia. As recuperações mencionadas ocorreram não somente com alunos e leitores de Hermógenes, mas também com alunos de outros professores honestos e competentes, os quais, individualmente, tiveram suas vidas transformadas pelo método e, a partir daí, passaram a beneficiar, primeiro, parentes e amigos. Depois, animados com os resultados, ainda hoje estão ajudando milhares de pessoas a enriquecer com saúde, paz, criatividade, alegria e felicidade.

Os *benefícios* do método yogaterapêutico ficaram patentes nos depoimentos aqui mencionados. E o incrível é que, embora com benefícios tão altos, os *custos* foram baixos. Você acha que aquelas pessoas, maltratadas por doenças e debilidades, desajustes e conflitos, teriam iniciado a prática se o Yoga fosse difícil, desagradável e exigisse esforço demasiado? Neste aspecto Yoga é algo inusitado — oferece o máximo de *benefícios* com o mínimo de *custo*. Não peço que acredite. Faça a experiência. Comece.

Você precisa e merece uma invejável *qualidade de vida*, uma vida ampla, rica, vitoriosa, fecunda, alegre, criativa e, finalmente, bem mais feliz. Tome posse de seu imenso potencial, que ainda desconhece.

Talvez por desejar fazer o leitor acreditar que Yoga tem poder de resgatar e manter a saúde, posso ter dado a impressão de que somente pessoas doentes se beneficiam. Seria uma conclusão equivocada. Yoga, como treinamento para a saúde, é apenas uma aplicação especial, entre outras, de um sistema de insondável magnitude.

A artistas, atletas, intelectuais, executivos, estudantes, profissionais liberais, religiosos, estadistas, médicos, educadores, Yoga propicia amplificação, aprofundamento e maior eficácia em seus particulares campos de atividade. A metodologia yóguica tem a oferecer ao praticante que persista: melhora na qualidade do trabalho, defesa contra a fadiga e estresse e muito mais.

O que é Hatha Yoga

Uma onda de curiosidade acerca do Yoga tem, nos últimos tempos, assaltado os ocidentais. É como se o Ocidente descobrisse o Oriente. É muito rico em consequências tal descobrimento: novos horizontes, novas perspectivas, novas técnicas de vida, esperanças novas, remédios novos. Novos para nós. Para os povos do Oriente, velhíssimos. Milenar é o Yoga. Infelizmente, hibernando na superficialidade, os normóticos consumidores de modismos, no Ocidente, estão desviando o Yoga de seus santos e sábios objetivos, reduzindo-o a ginástica a serviço da egoesclerose (a doença do egoísmo). É lastimável! Aprenda aqui o Yoga dos Verdadeiros Mestres.

Contou-nos Jesus que um filho, ansioso por conhecer o mundo, um dia pediu ao pai a herança e partiu em viagem. No início, a *ilusão* e a *atração* do que é mundano *afastaram-no* cada vez mais daquele lugar — *a casa paterna* — onde desfrutara segurança, alegria, amor, paz, beleza e verdade. Tempos depois, os recursos que trazia foram-se exaurindo. Os prazeres e os amigos, até então compráveis com dinheiro, aos poucos foram-se fazendo mais raros, até que se foram de todo. A dor substituiu os prazeres; a solidão, os amigos. A intranquilidade ocupou o lugar da segurança. O medo, a miséria física e moral tornaram-se todo-poderosos em sua desgraçada vida. Foi então que, tenuamente, quase inconscientemente, o *filho pródigo* começou a *sentir* que somente poderia salvar-se se voltasse a *unir--se a seu lar paterno*.

A parábola termina com o reencontro da felicidade. É o *happy end* que lhe desejo, meu caro irmão, que, tal como eu, já começou a *sentir que precisa unir-se*. Yoga é uma filosofia, uma ciência, uma técnica de vida que há milhares de anos vem servindo de *caminhada de volta àqueles que anseiam por, novamente, fundirem-se na plenitude de onde promanaram.**

Você que lê este livro está agora mais perto da *Casa do Pai* do que muitos outros irmãos de humanidade. Sabe por que o digo? Porque já sente o *desejo de voltar*. Seu interesse por esta obra me diz que você já iniciou sua gloriosa viagem de volta. Você começa *a religar-se, a unir-se, a juntar-se, a comungar, a integrar-se, a unificar-se em si mesmo...* Tenho razão, não é verdade?

A palavra Yoga vem da raiz sânscrita *yuj*, cujo significado é precisamente *jugo, junção, união, comunhão, integração...* Exatamente o que você deseja.

Por mais destacado que seja nosso lugar na sociedade, por maiores que sejam nossos haveres e poderes, por mais intensos que sejam nossos prazeres, continuamos *sentindo* que algo nos falta. Há uma indeterminada *necessidade a inquietar-nos*, necessidade que não é sexo, não é talão de cheque, não é uma posição de mando, nem um lugar nas colunas sociais, nem mesmo a beleza, ou uma boa família, que também não é carinho e afeto. É, isto sim, a triste sensação de sermos *desterrados*. Isto é o que nos inquieta. É a ânsia de voltar. A filosofia existencialista o demonstra.

Você deve estar concordando comigo. Você sabe, por experiência própria, que tudo que você tem *feito e possuído* não lhe tem dado perfeita tranquilidade e satisfação. Outras pessoas, milhões em todo o mundo, discordarão, e, ainda *iludidas e obcecadas* pelo mundano, darão de ombros e prosseguirão na viagem alienante. Sua hora chegará. A dor amiga lhes abrirá os olhos, algum dia. Esta é a lei natural.

---

* Estude, do autor, *Setas no caminho de volta* e *Yoga: caminho para Deus*. [*N. do A.*]

Yoga também quer dizer *unificação de si mesmo*. O que implica levar o homem vulgar a transcender o atual estado de mediocridade em que vive: "uma casa dividida contra si mesma". O homem comum é um incoerente e desarmônico fervilhar de desejos, pensamentos, paixões, hábitos, emoções, preconceitos, sentimentos, ideias e ideais, lembranças, atitudes conscientes e inconscientes. O homem não é, infelizmente, uma unidade e sim um desastrado conflito, uma guerra civil incessante. Não tem paz. Não tem força. *Unificar-se*, tornando-se um todo harmônico, é seu destino superior. Em outras palavras, Yoga é o que lhe falta.

Quando, através dos anos de diligente prática e de consciente aspiração, o homem for plenificando *seu* Yoga, um dia poderá gloriosamente dizer com Jesus: "eu e o Pai somos Um".

Até este ponto, tratei de explicar-lhe o mais elevado objetivo do Yoga, à luz de sua conceituação mais transcendente e verdadeira. É um objetivo longínquo, parecendo até inatingível. Trataremos de outros mais próximos, mais acessíveis, que nada mais são do que intermediários a serem antes conquistados. O objetivo *união com o Inefável* permanecerá como a estrela-guia. Permanente e silenciosamente continuaremos a desejá-lo. Por agora, contentar-nos-emos com realizações mais modestas, no entanto indispensáveis. Uma destas consiste na educação psicossomática, conhecida como Hatha Yoga, objeto primacial deste livro.

Agora que temos uma noção do Yoga, torna-se mais fácil explicar o que é este tipo especial chamado Hatha Yoga, que etimologicamente quer dizer Yoga do *sol* e da *lua*, tendo por objetivo o *aperfeiçoamento do corpo e da mente e a utilização das imensas potencialidades que dormem no homem e que ele desconhece.*

Assim como, neste momento, ondas hertzianas transpassam-me em todos os sentidos sem que as possa perceber, pois careço das válvulas e da resistência de um receptor, também a Divina Presença me envolve, alimenta e anima, mas, infelizmente, não sou capaz de *senti-la, de experimentá-la...* Deus está aqui, em mim, e eu tão *longe d'Ele!...* Por quê?

Porque algo me falta — determinadas *perfeições*. Porque algo me sobra — determinadas *imperfeições*. Urge que conquiste aquelas e destas me liberte. Só assim poderei *sintonizar com a minha Fonte interna*. Meu aparelho receptor consiste no sistema psicossomático (mente e corpo), que a Hatha Yoga cuida de elevar a um alto grau de aprimoramento.

Neste sentido, a Hatha Yoga é a antítese do ascetismo praticado por místicos orientais e ocidentais do passado, que flagelavam o corpo, visando com isso a alcançar o desenvolvimento espiritual. A Hatha Yoga, admitindo que "o corpo é o templo do Espírito Santo", preocupa-se, ao contrário, em corrigir, purificar e embelezar o templo para receber o Hóspede tão desejado. Quando o Senhor Buda sentiu que, com prolongados jejuns e tormentos físicos, estava quase "arrebentando a corda tensa da cítara", e que o instrumento ficaria danificado e incapaz de executar a "divina música", abandonou o ascetismo.

Das várias modalidades do Yoga, a Hatha Yoga é aquela que, polindo a taça do corpo, vira-a de boca para cima, à espera de que o Licor Divino venha enchê-la; que, limpando as vidraças do corpo, permite que a Luz o penetre; que, lavando a alma das enfermidades e da fraqueza, faz o diamante do espírito refletir o Sol Infinito. A sabedoria hindu, fundamento filosófico da Hatha Yoga, ensina que espírito e corpo não são mais que aspectos diferentes de uma mesma unidade essencial; por isso, não é o corpo menos digno de cuidados e reverência. Não constitui materialismo, portanto, o zelo pelo veículo físico — o corpo. Materialismo, e mesmo narcisismo, é o cuidar exclusiva e vaidosamente do físico. O *pecado* consiste em tomar como fim o que não é mais do que um meio.

O termo Hatha é composto pelas sílabas sânscritas *Ha* e *Tha*. *Ha* significando o Sol e *Tha*, a Lua, símbolos dos dois polos, pelo equilíbrio e interação dos quais o universo se mantém. Estes dois polos estão presentes desde a mais grandiosa e remota galáxia até o menor dos vermes, desde o átomo até as mais simples expressões da inteligência humana. Numa flor, num gesto, na chuva, na trajetória de um astro, em qualquer forma de matéria e de energia, *Ha* e *Tha* são respectivamente o polo positivo e o polo negativo, o órgão e a função, o sim e o não, a luz e a treva, o quente e o frio, o princípio masculino e o feminino, o próton e o elétron, a inspiração e a expiração, a atividade e a passividade, a atração e a repulsão, a sístole e a diástole, o amor e a ira, o riso e a lágrima, a criação e a destruição, o evoluir e o involuir, o dia e a noite, a vida e a morte, a resistência e a fragilidade, o *prana* e o *apana, Purusha* e *Prakriti*, o *yang* e o *yin* (do taoísmo chinês). Em toda parte acha-se presente a dicotomia, realizando o milagre do *dois em um*.

Estas forças ou aspectos opostos, quando em equilíbrio, geram o *cosmo*, isto é, a ordem; em desequilíbrio, o caos, ou seja, a desordem.

O corpo humano tem vida porque é animado por essas duas correntes energéticas, semelhantes à corrente elétrica, que se opõem: a do Sol, ou *Ha*, e a da Lua, ou *Tha*. Diz-se que reina saúde quando elas se mantêm equilibradas, então o corpo é um *cosmo*. A enfermidade sobrevém quando uma delas predomina, ou seja, quando reina o caos *orgânico*. O mesmo pode-se dizer em relação à saúde ou enfermidade mental. A Hatha Yoga é uma forma de terapia porque, à guisa de um *demiurgo* (criador), introduz ordem onde a desarmonia imperava, isto é, porque corrige desequilíbrios, porque transforma *caos* em *cosmo*.

Na linguagem da fisiologia, podemos ser mais explícitos. A saúde de cada pessoa depende do equilíbrio entre o impulso nervoso ortossimpático, que é estimulante (*Ha*), e o vagossimpático, frenador (*Tha*); entre o anabolismo e o catabolismo; entre a excitação e a depressão nervosa; entre a acidez e a alcalinidade; entre a hiperfunção e a hipofunção das glândulas; entre a alta e a baixa temperatura; entre a hipertensão e a hipotensão...

Afetando energeticamente o sistema nervoso e o endócrino, vitalizando as vísceras e estimulando os tecidos, a Hatha Yoga é um método de medicina natural, de rejuvenescimento e de repouso. Proporcionando saúde e resistência ao corpo, transforma-o em instrumento adequado à sintonia com os planos mais sutis do Universo, permitindo, assim, ao homem uma crescente libertação; a superação de suas debilidades físicas e mentais, portanto *um meio eficaz de volta*.

O rejuvenescimento geral, o emagrecimento sadio, o embelezamento da figura, o aprimoramento da voz, a maior resistência às moléstias e à estafa, um estado permanente de energia e de leveza física são, no plano físico, os primeiros resultados que o praticante nota em si mesmo. Também no plano psíquico progressivamente se vão manifestando os lucros. Serenidade, autoconfiança, equilíbrio emocional, tranquilidade, clareza mental, resistência à fadiga, tolerância e paciência substituem, seguramente, ansiedades, fobias, conflitos e comportamentos neuróticos.

As outras pessoas parece que notam a transformação que no praticante se processa. Demonstram-no por uma admiração que tem muito de afeto e, não raro, passam a confiar-lhe seus mais aflitivos e íntimos problemas, como se reconhecessem nele um ser capaz de ajudar. Em sua habitual e muito natural humildade, o *yoguin* (praticante) não deixa de atrair a atenção das pessoas que dele se aproximam e nele buscam um pouco de paz, orientação, calor humano e compreensão.

Os chamados *sidhis* ou poderes parapsicológicos, tais como o de ler o pensamento, a telepatia, o transporte, a premonição, a vidência... são outros tantos frutos que o praticante pode atingir. Inverter o sentido de processos fisiológicos, paralisar o coração ou os movimentos peristálticos do estômago, assim como muitos outros *milagres*, têm sido exibidos ao público e a auditórios universitários por *yoguins* avançados.

Tais resultados, espero que meu leitor não os deseje. São excentricidades que não levam a fins sadios. Podem conquistar a admiração, mas geram o *faquirismo*, que é uma deformação do Yoga. Tentar a conquista dos *sidhis* é perigosíssimo àqueles que o fazem sem assistência de um mestre — um *guru*, como se diz na Índia. Toda sorte de distúrbios mentais e físicos pode resultar de tentativas imprudentes. O praticante ocidental, sob as condições sociais, culturais e econômicas em que vive, tendo uma profissão e uma família, não poderá submeter-se aos rigores da disciplina por demais austera que um *guru* dele solicitaria. Você e eu buscamos a Hatha Yoga como um meio de subir outros degraus mais nobres da *Yoga Real* ou *Raja Yoga*, e não para nos tornarmos idólatras do corpo e de poderes extraordinários.

O *Gheranda Samhita*, um dos textos originais da Índia, lembra que a Hatha Yoga é apenas um meio e não um fim. "Assim como pelo aprendizado do alfabeto se pode, através da prática, dominar as ciências todas, assim também, mediante o treinamento físico da Hatha Yoga, pode-se adquirir o conhecimento da verdade."

Hatha Yoga, uma ginástica

Praticar ginástica é cada dia mais necessário, principalmente àqueles que vivem numa grande cidade, desempenhando ocupações sedentárias. As pessoas vivem em regime de sobrecarga para a mente, provocada por preocupações e problemas de toda espécie, desde a falta de empregadas domésticas até a iminência de um conflito nuclear, desde a dificuldade de transporte até a alta incessante do custo de vida... Por outro lado, há também a sobrecarga para o pobre organismo (nervos, músculos...), porque é preciso trabalhar em mais de um emprego a fim de não sucumbir às condições aflitivas do orçamento. O excessivo desgaste físico e mental conduz o homem a encher a casa de quinquilharias que a técnica fabrica para dar--lhe mais comodidade à vida, e também o leva a correr à caça de múltiplos divertimentos excitantes. As ocupações rotineiras e sedentárias o fadigam. A efervescência político-social o neurotiza. As comodidades o amolecem. Os divertimentos quase sempre o fatigam. Raramente consegue o homem moderno repousar e recuperar-se. Isto é coisa que somente durante as férias anuais poucos conseguem.

A Hatha Yoga lhe dará repouso e recuperação diários. Como ginástica, pode ajudar você mais do que qualquer outro sistema. Com sua prática, você conseguirá restaurar suas forças exauridas, proporcionando aquela sensação de férias bem aproveitadas. Como exercício, melhor do que qualquer outro, será uma garantia contra o envelhecimento precoce, que se está tornando caso geral nos dias que passam. Melhor do que qualquer ginástica, manterá você em boa forma física, livre da fadiga, da irritação, do desânimo, da neurastenia, do estresse onipresente, da sensação de quem não tem forças para viver. No livro *Yoga para nervosos* este assunto pode ser mais aprofundado.

Seja qual for sua profissão, eu garanto, você passará a ter muito mais *rendimento* e com muito menos *desgaste*.

Que outra coisa costuma-se esperar da prática de uma ginástica qualquer?

A Hatha Yoga ataca o inimigo obesidade no ponto exato: na raiz do mal. Tomar remédio para emagrecer, fazer sauna, submeter-se a regimes desagradáveis, ou mesmo praticar ginástica comum estafante, têm ajudado a emagrecer, é bem verdade, mas temporariamente. A velha graxa volta a acumular-se depois que a *vítima* suspende o *remédio*. Um bom número de contemporâneos que fizeram cursos de educação física — aliás, excelentes — foram atletas de silhuetas bonitas e jovens; hoje, aos trinta e poucos anos, travam árdua e desalentadora batalha contra a obesidade. As suadeiras da sauna desidratam o corpo. Este, desidratado, pede mais água e a água vai novamente aumentar o peso. O mesmo acontece com indivíduos de meia-idade que, por mais que se matem na quadra de tênis, não têm a alegria de ver aquela feia barriga derreada desaparecer.

Uma pessoa, alimentando-se racionalmente, não deveria engordar. No entanto, todos conhecemos homens e mulheres que, não obstante comerem como passarinhos, engordam demasiadamente. A causa principal do fenômeno é o desequilíbrio hormonal, perturbando o metabolismo. É aí que, eficazmente, mais do que qualquer outra forma de tratamento, a "ginástica yogue" atua. Não há outro remédio melhor do que *ásanas* (posições) e *respiração completa*.

É geralmente depois dos 30 anos que se manifesta uma das mais odiosas enfermidades, a que os médicos denominam *visceroptose*. Consiste na caída das vísceras, principalmente o estômago, que, deslocando-se, cai da posição natural. Os portadores de *visceroptose* se incomodam principalmente porque os órgãos escorridos para baixo do ventre lhes dão uma proeminência que rouba vestígio de beleza do corpo flácido. No entanto, as piores consequências da visceroptose não são as estéticas e sim as fisiológicas. As vísceras pesadas e grandes (Figura 1) caem e esmagam os intestinos, prejudicando-lhes os movimentos peristálticos. Estes, por seu turno, incapacitados pelo esmagamento, não podem funcionar bem, e isto significa prisão de ventre ou, se quiserem, constipação. Que terríveis consequências surgem da prisão de ventre? Massas putrefatas acumuladas no intestino. Daí as toxinas, levadas pelo sangue, vão envenenar todos os órgãos do corpo, sendo também uma das causas do mau humor. Poderá haver um envenenamento pior do que este?

A respiração e os *ásanas* não somente equilibram o metabolismo, evitando o excessivo engordar e o excessivo emagrecer, como também curam a visceroptose. Isto aconteceu comigo e acontecerá com tantos outros que levem a prática a sério. Ao iniciar meu exercícios, tinha uma cintura de 95 cm e deslocada para baixo devido ao tamanho exagerado do estômago, que me obrigava a comer demais, não para nutrir-me, mas para *enchê-lo*. Tinha eu então 36 anos. Meses depois, minha cintura reduziu-se a um ponto que nem na mocidade atingira, ficou em 75cm.

A Hatha Yoga é *sui generis*. Não se confunde mesmo com a ginástica comum.

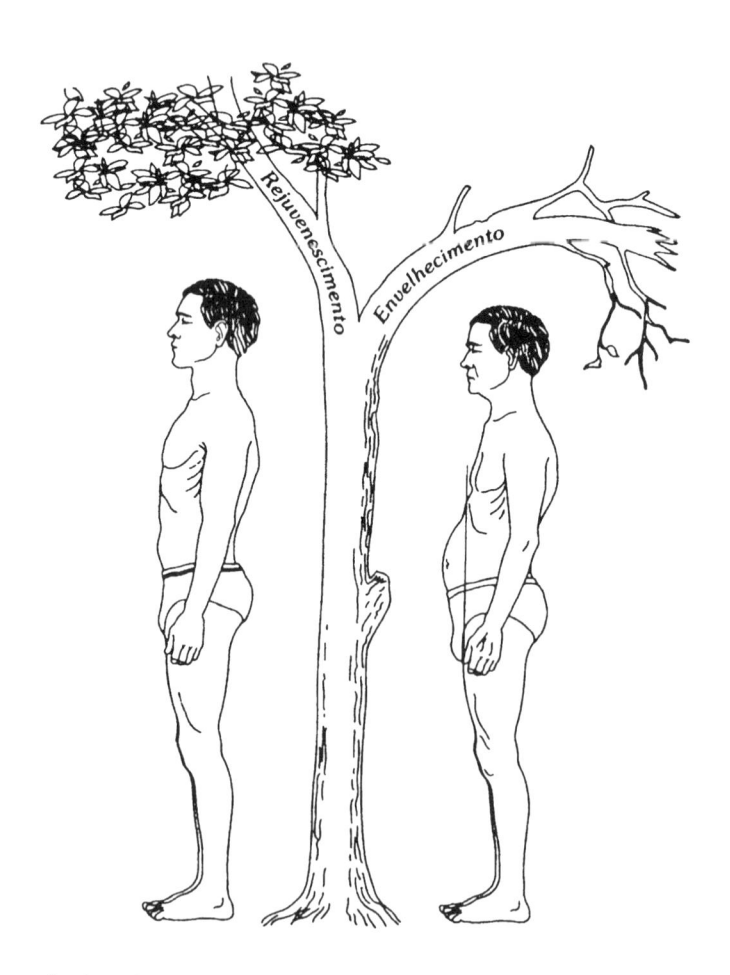

Figura 1: *É a força da gravidade que, puxando os tecidos para baixo, envelhece o homem.*

Diferente da ginástica ocidental

A ginástica comumente praticada no Ocidente é *dinâmica*, isto é, de movimentação enérgica e repetida, demandando esforço muscular a ponto de fatigar. É conhecida como ginástica aeróbica. Por outro lado, tornando-se maquinal, não exercita a concentração mental, sendo quase inócua no plano psíquico. Cansativa que é, não convém a fracos ou idosos. Raros são os indivíduos que a praticam após os 35 anos. A partir desta idade, geralmente, a contragosto, homens e mulheres julgam-se *velhos* demais para a ginástica e *se aposentam*, começando verdadeiramente sua marcha para a senectude. Recusam-se a desgastar as escassas energias que lhes sobram da lida quotidiana. Os mais valentes ainda conseguem comparecer às quadras de tênis e ao vôlei de praia. A maioria, no entanto, acha que esporte é coisa para jovens, ficando reservado aos maduros e velhos, no máximo, o papel de torcedores.

A Hatha Yoga não implica movimentação viva e estafante. É lenta, lentíssima, parada mesmo. É uma ginástica *estática*. Os melhores efeitos psicossomáticos e mais a perfeição decorrem do maior tempo que se consegue manter uma determinada pose. Conservar-se dez segundos num determinado *ásana* (pose), propicia maiores e melhores resultados do que repeti-lo vinte vezes seguidas. A movimentação na Hatha Yoga tem de fazer-se com lentidão, sem impulsos, arrancadas ou paradas bruscas. O *yoguin* move-se de um a outro *ásana*, concentrando a mente em todos os músculos, que ou se distendem ou se contraem, e nas vísceras, que são massageadas. As outras partes do corpo não envolvidas na postura, mantêm-se em perfeito relaxamento. São movimentos graciosos, equilibrados, lentos e precisos como o desabrochar de uma flor.

A Hatha Yoga não consome energias. Não é coisa reservada apenas aos jovens. Não é exclusiva de atletas. Ao contrário, capta e *acumula energia*. Terminada a sessão, o praticante deve sentir-se lépido, forte, tranquilo — física e mentalmente tranquilo —, com aquele bem-estar de férias bem aproveitadas. Se tal não acontecer, e restar cansaço físico ou psíquico, dizem os Mestres que a prática foi errada.

Enquanto os regimes de ginástica ocidental têm suas vistas voltadas principalmente para a musculatura externa, a Hatha Yoga, trabalhando-a e beneficiando-a, atinge, no entanto, muito especialmente a musculatura interna, os órgãos e as vísceras, o sistema nervoso e o endócrino, enfim, todo o organismo.

Seu aspecto mais característico, contudo, e que a torna diferente de tudo que existe em cultura psicofísica, é atuar não somente sobre o corpo material, mas também sobre o *corpo fluídico* ou *prânico*, de que adiante trataremos. É talvez aqui que reside o mistério de seus quase miraculosos efeitos. Como se explicaria, por exemplo, então o progressivo domínio sobre processos da vida vegetativa? Como compreender o desenvolvimento de faculdades psíquicas paranormais?

Por suas especiais características, a Hatha Yoga pode ser praticada até avançada idade, para alegria e proveito das pessoas idosas. Não só é acessível a enfermos, mas ainda constitui um método natural e incomparável na cura de várias enfermidades. Constitui o que já foi chamado de yoga-terapia. Este conceito é amplamente exemplificado no livro *Saúde plena: Yogaterapia*.

Ginástica yogue independe de ginásio ou estádio, de equipamentos especiais e de companheiros ou equipes. Uma boa manta de lã, ou uma esteira de trama delicada, é o equipamento necessário. Um pedaço de chão ao pé de uma janela aberta, eis a academia. Precisa-se, e isto às vezes é o mais difícil, de um quarto onde ninguém incomode, onde se possa gozar de solidão e silêncio. Tendo-se isso, só falta agora uma *excelente atitude mental: concentração, fé no que vai realizar e alegria interior.*

Você também pode

Muita gente se sente atraída pela Hatha Yoga, chegando mesmo a ler livros como este e a fazer planos. Não obstante, poucos dão início ao regime. Dos que começam, alguns, dentro de algum tempo, a abandonam. É claro que a leitura deste livro, por si só, já vai enriquecer a vida física e mental de muitos. Pessoas fisicamente incapazes comunicaram-me que a simples leitura lhes havia modificado a atitude perante a vida. Inicie sua prática. Inicie a mais surpreendente e compensadora experiência de sua vida. Não desperdice a oportunidade!

Você precisa analisar as razões pelas quais tantos indivíduos se sentem desencorajados para a Hatha Yoga. Conheça as objeções mais comuns. Algumas não passam de *racionalizações*, ou seja, raciocínios bem engendrados com que a mente procura justificar-se por um fracasso, às vezes de origem inconsciente.

"Quando chego em casa, estou tão cansado que não tenho a mínima coragem para fazer qualquer ginástica", dizem exatamente aqueles a quem a Hatha Yoga ofereceria a mais deliciosa recuperação do desgaste das lidas profissionais. Se seu caso é este, eu o convido a submeter o que acabo de afirmar a um teste rigoroso. Não acredite em mim. Acredite nos resultados que vai observar.

"Yoga? Eu, oh! Não comer carne!... Deixar meu chopezinho diário... Controlar meus prazeres sexuais... Isso, não. Por nenhuma espécie de ginástica..." Assim falam, entre risos de mofa, aqueles que se *defendem* da suave e inteligente disciplina yogue, ostentando uma atitude de altiva rebeldia contra restrições a seus queridos desregramentos. Assim *racionalizam*, não conseguindo discernir que, sob a aparente liberdade pessoal que defendem, em realidade é uma desastrada submissão a vários tiranos: a carne, o chope e a sexualidade obsessiva no caso em foco. Para certas pessoas, a vida só presta se transformada num sorvo de prazeres.

O Yoga não se opõe a prazer, pois não implica em sofrimento nem dor. Cultiva, isto sim, prazeres mais caros, mais profundos, mais serenos, mais refinados, e nada decepcionantes, por isso mesmo inacessíveis aos indivíduos psicologicamente imaturos, que apenas conseguem degustar os prazeres rústicos de cama e mesa, negociáveis, excitantes e efêmeros. O prazer de sentir-se forte e tranquilo, o prazer ameno e sutil das emoções espirituais, a sensação de ser bom — nada disso pode ser vivenciado por qualquer um, muito menos por indivíduos que, entorpecidos, entregam-se às sensações de baixa vibração, que, após desfrutadas, deixam alguma tristeza, certos remorsos, inquietude ou sentimento de culpa, quando não asco.

Quanto à disciplina alimentar, não se assuste. Deste assunto trataremos adiante, não agora. Posso adiantar, no entanto, que nada tem de irracional e de estoicamente austero. Simplesmente coerência, sabedoria, inteligência e equilíbrio neste importante aspecto de nossa vida, em grande parte responsável pelas boas ou más condições do organismo e da mente.

Pessoas mal informadas creem que Hatha Yoga rotula o sexo como um pecado abominável, a ser evitado a todo custo. Não há tal condenação. Nunca ouvi falar em condenação à coisa natural e divina que Deus nos confiou: a reprodução. As más atitudes psicológicas, os preconceitos, as deformações, os excessos, os desregramentos do sexo, tidos quase sempre por normais, a Hatha Yoga condena, e corrige, falando com exatidão. O sexo, da mesma forma que o alimento e a bebida, deve ser contido dentro de seus limites naturais, a fim de que não venha a expandir-se a ponto de perturbar o equilíbrio psicológico e fisiológico. Os vários aparelhos e sistemas que, coordenando suas atividades, mantêm nossa vida, funcionam em *simbiose*, isto é, em mútua colaboração. Se um deles ultrapassa seus limites, desfaz-se a *simbiose*, estabelece-se o *parasitismo*, ou, como já estamos acostumados a falar, o cosmo *cede lugar ao caos*, pois a função exacerbada passa a explorar as demais, com prejuízos para o todo. Permitir que o sexo, à custa de tirânica expansão, ocupe quase toda a vida é, ninguém ignora, uma anomalia de consequências funestas, imprevisíveis.

Certos indivíduos, nas condições acima caracterizadas, se envaidecem de uma sexualidade hipertrofiada, *mercê de um mecanismo neurótico chamado supercompensação*, decorrente, em muitos casos, de um qualquer *sentimento de inferioridade* em outro aspecto da vida, ou mesmo em relação ao próprio sexo.

Os indivíduos que não têm a menor incerteza sobre sua potência sexual não sentem qualquer ânsia de alardear. Não se pode dizer o mesmo em relação aos outros. Não raro um pobretão empenha-se em gastar desbragadamente seu dinheiro a fim de iludir-se, e aos outros, de que é rico. O que verdadeiramente é rico não o faz.

A Hatha Yoga, por várias de suas técnicas, vitaliza as glândulas sexuais — as gônadas —, assegurando-lhes alto potencial e prolongada juventude; consequentemente, a potência e a juventude de todo o organismo e da mente. A Hatha Yoga é, dessa forma, uma garantia contra a senectude precoce, que a tantos assusta. O bom suprimento dos hormônios sexuais — no homem, a *testosterona*, e na mulher, o *estrogênio* — proporciona excelentes condições à mente e ao corpo. Tem razão Alexis Carrel — vencedor do Prêmio Nobel de medicina em 1912 — ao afirmar que a espiritualidade e a inteligência acham-se intimamente ligadas à sexualidade, lembrando que entre os eunucos nunca se encontrou um filósofo, um santo, um poeta, um cientista, um herói.

Ao mesmo tempo que aumenta o poder sexual, a Hatha Yoga, livrando o ser humano de suas angústias, neuroses, inseguranças, fobias e conflitos, promove condições espirituais tão compensadoras, que os grilhões que o escravizam ao sexo vão progressivamente caindo. Perigoso e lastimável é o indivíduo inferior manter-se casto à custa de tremendos sacrifícios, recalcando o que não deveria recalcar. Ao contrário, o santo é aquele que, sendo altamente sexuado, não precisando exibir-se um perdulário do sexo, é casto, sem recalques, sem violências. Nos estágios mais altos, o *yoguin*, transcendendo o sexo, transfere suas potencialidades para o plano da realização espiritual, transforma o poder sexual em *ojas*, força geradora de inteligência fulgurante e inspiração transcendente.

Outro preconceito que desanima o candidato é o de sua suposta incapacidade para realizar as poses difíceis que as ilustrações mostram. Tais pessoas desistem antes de começar. Põem a Hatha Yoga na categoria das atividades só acessíveis a gente de circo. Estou habituado a ouvir coisas como estas: "Isto é para quem tem muita *força de vontade*" e "eu não consigo jamais ficar assim, de cabeça para baixo..."

Se este é o seu caso, amigo, lembre-se de que "de grão em grão, a galinha enche o papo", ou aquele outro adágio que nos diz que "a natureza não dá saltos". Certamente que, se você quiser, logo de início, fazer *ásanas* mais difíceis, estará a candidatar-se a retumbante fracasso. Quando comecei a tentar, estava gordo como uma lata de banha e duro como engrenagem enferrujada. Lentamente, contentando-me com um pouquinho de cada vez, fui vencendo todos os obstáculos e, de quando em quando, me surpreendia com os progressos. Experimente fazer o mesmo. Não se deixe vencer pelas naturais dificuldades que, aliás, sempre são encontradas ao iniciar-se uma arte, uma técnica ou uma ciência nova. Quando estiver a ponto de desacreditar em sua própria capacidade, lembre-se de duas coisas: uma, de que as compensações que vai colher de fato merecem todos os sacrifícios; outra, tome em consideração o exemplo de persistência que toda criança nos dá quando começa a andar. Caindo e levantando, desequilibrando-se e estatelando-se no chão, não se dá por vencida. Imperturbável e firmemente insiste, até a vitória. Seja teimoso, sereno e animado como um pequenino aprendiz da difícil arte de andar. Você vai fazer tudo isto que vê nas figuras deste livro. Não importa que estejam suas articulações entrevadas, nem que seja sua barriga volumosa, nem que lhe faltem forças... Insista, firme. Siga exatamente o que o livro ensinar e não tenha receio. Dentro de algum tempo, suas articulações serão jovens e flexíveis, seu abdômen terá diminuído e suas forças, sido restauradas.

Força de vontade, não. Persistência, isto sim. Precisamos de força de vontade para fazer algo árido e árduo. A Hatha Yoga não exige força de vontade em doses maciças porque não é enfadonha nem cansativa; é, ao contrário, bem agradável e não constitui tarefa impingida ou dever imposto. Tão bons são seus resultados, que, em pouco tempo, passa a ser uma espécie de necessidade a ponto de ficarmos durante o dia a desejar que chegue a hora da prática. É preciso ter força de vontade para desfrutar de um gostoso espreguiçamento após prolongada tarefa sedentária? Absolutamente. O espreguiçar-se é da mesma natureza que a Hatha Yoga. Ganhar uma boa dose de alento é coisa que exija força de vontade?... Insistimos: o que se precisa é *persistência, atenção e crença no que se faz*.

Esteja certo de que a Hatha Yoga não requererá sacrifícios, nem violências contra sua natureza. Não lhe pedirá que "plante bananeiras" durante horas a fio, nem fará restrições drásticas em seu regime de vida. Não lhe produzirá fadiga nem pretende transformá-lo num faquir magriço e comedor de cacos de vidro. Ela existe para sua saúde e não para enfermá-lo; para sua felicidade e não para seu tormento. Quem disser o contrário está errado.

Muitos livros sobre Hatha Yoga foram escritos por ocidentais.

Em cada um deles pude assinalar um aspecto ou preocupação específica. Este tem a pretensão especial de ajudar você na superação das dificuldades e obstáculos iniciais, em geral e em cada postura. E é neste sentido que, por enquanto, eu lhe peço:

1. Não decline *falta de tempo*. Você saberá *criá-lo*.
2. Vença a preguiça, que alguns chamam falta de coragem. Assuma o comando de si mesmo, começando a prática na hora que predeterminou, cumprindo o programa que traçou para si.
3. Não se acomode à situação de "escravo" do apetite alimentar ou sexual. Você é senhor ou cativo? Inicie seu regime yogue e ele o ajudará a emancipar-se destas dificuldades.
4. Inabalavelmente convença-se de que chegará a realizar com perfeição os *ásanas* que agora parecem mais difíceis. É questão de persistir sem desfalecimentos. As compensações estão à sua espera.
5. Nem mesmo se você se sentir fraco e adoentado deve retardar sua prática de yoga. Basta que saiba escolher os exercícios mais bem adequados a atender às precauções sugeridas.
6. Estar acima do peso também não é razão para não iniciar o método. Ao contrário, é um motivo para começar *agora mesmo*.
7. Se acha que seu trabalho é muito e não lhe permitiria a prática regular, tente conciliar as coisas. Dê um jeitinho, pois seu lucro é certo, inclusive maior produtividade no trabalho.
8. Sua idade avançada tampouco é motivo. Yoga pode ser praticado com proveito até idade avançada. Senhores e senhoras septuagenários têm conseguido grandes avanços.
9. Em resumo, vença todos os obstáculos reais ou imaginários e dedique-se a este grandioso empreendimento. *A Paz e a Luz estejam com você!*

Juventude e longevidade

Diariamente, em todo o mundo, morrem milhares de homens e mulheres que inutilmente desejaram gozar do mais desejado dos tesouros: a juventude eterna. A humanidade sempre andou à procura de magos como Merlin e Cagliostro ou de cientistas como Brown-Séquard e Voronoff. Os próprios títulos de livros revelam este anseio geral: *Pareça mais jovem, Viva mais tempo, A luta contra a velhice, Método de rejuvenescimento para ocidentais...* Você mesmo, leitor, é um dos sócios da Sociedade dos Amigos da Vida e da Juventude. Acertei?...

Já tivemos oportunidade de ver como na meia-idade o fantasma do envelhecimento vem entristecer-nos e encurtar-nos os dias. E vimos também que é um fenômeno anormal, antecipado e... detestável. A velhice normal de fato é "anormal". Considerando o que se passa com outros mamíferos, para os quais a velhice leva apenas 1/10 do ciclo normal de vida, nossa decrepitude só deveria começar aos 70 anos. Por outro lado, considerando que a duração da vida de um mamífero é dez ou doze vezes o tempo que o animal leva para atingir a maturidade, e que somos manifestamente mamíferos em todos os outros aspectos, "a duração normal da existência humana deveria estar entre 200 e 250 anos. Um homem deveria levar uma existência ativa e útil até os 150 anos e facilmente poderia conhecer sua nona geração antes de morrer" (Kerneiz). Na opinião do médico russo Dr. Alexandre Bogomoletz, "um homem de 60 ou 70 anos é ainda jovem, pois viveu apenas a metade da sua vida natural". Com o exposto, parece que podemos acreditar que "a vida começa aos 40", ou, mais exatamente, deveria... No entanto, o que se observa? O que começa, antes mesmo dos 40 anos, é não a vida, mas o inverno da vida.

Generosos e nobres esforços têm sido realizados por cientistas que, em austeros laboratórios, examinaram milhares de casos, experimentaram várias hipóteses. A tecnologia, a medicina e a higiene têm contribuído. Entretanto... "Nem os progressos obtidos no aquecimento, aeração e iluminação das casas, nem a higiene alimentar, nem os sais de banho, nem os esportes, nem os periódicos exames médicos, nem a multiplicação dos especialistas têm podido ajuntar um dia à duração máxima da existência humana" (Carrel).

A geriatria (especialidade médica que trata dos idosos) tem chegado a várias conclusões, que no entanto não têm correspondido às ansiosas esperanças, talvez porque são quase todas fragmentárias e fundamentadas em hipóteses particularistas — se bem que muitas delas parcialmente confirmadas. Não obstante cada uma das causas estudadas seja verdadeira, o envelhecimento não pode ser explicado por apenas uma causa nem atacado por uma única frente. Somente o Yoga, que é um sistema holístico e completo, oferece o remédio adequado, desde que considera todas as causas já estudadas e algumas outras ainda não sabidas, além de ser uma terapia natural de excepcional poder. É o que veremos a seguir.

A produção menor de hormônios sexuais tem sido desde muito tempo considerada a causa principal da velhice. O Papa Inocêncio VII fez-se enxertar com sangue de três pessoas jovens, pretendendo retomar o vigor da juventude. Morreu. Mais tarde, Charles Edouard Brown-Séquard injetou em si mesmo extrato fresco de testículo e se declarou rejuvenescido. Não demorou muito, morreu. Em Viena, Steinach procurou estimular os testículos de indivíduos velhos procedendo a uma ligadura no conduto espermático, obtendo resultados duvidosos. Dentro da mesma linha de experiência, o Dr. Voronoff, em Paris, enxertou glândulas sexuais de chimpanzés em seres humanos, conseguindo melhorar temporariamente as funções sexuais dos pacientes. Com o tempo, a parte enxertada degenerou no organismo estranho. Resultado: desalento.

A diminuição de hormônios diferentes dos sexuais entrou em linha de cogitação para explicar a decrepitude. Foi descoberto que injeções de hormônios femininos devolvem o frescor juvenil à pele, que a aplicação de hormônios masculinos aumenta o vigor muscular, que o extrato da tireoide melhora a circulação sanguínea e que o extrato da hipófise combate a insônia característica da senilidade. Mais recentemente, Bogomoletz obteve bons sintomas de rejuvenescimento à custa de um soro por ele extraído de animais previamente injetados com medula humana.

De tudo isto se conclui que um processo qualquer que, atuando sobre as glândulas endócrinas, venha a estimulá-las, resguardando-as da degenerescência, conduzindo-as a um estado de eficiência e harmonia, constituirá um "seguro contra a velhice". É a Hatha Yoga este almejado processo. As glândulas masculinas, por exemplo, em hiper ou hipofunção, retomarão o ritmo normal com as seguintes posturas: *shirshásana, sarvangásana* e *viparitâ-karani*. A impotência sexual é combatida com estas citadas e mais *aswini-mudra, uddiâana bandha* e *nauli*. A insuficiência ovariana é curada com *sarvangásana, matsyásana, paschimo-tanásana, bhujangásana, viparitâ-karani*. Todos estes exercícios são adiante ensinados.

O autorizado Metchnikoff era de opinião que a juventude é uma decorrência do cólon. Manter a limpeza no intestino, impedindo que massas putrefatas lancem venenos na corrente sanguínea, seria a solução contra a velhice. Esta é a razão por que, em capítulo anterior, abordamos o assunto. Não é sem razão que a Hatha Yoga dá tanta importância à limpeza intestinal, para a qual colaboram um bom número de eficazes *ásanas, mudras, pranayamas* e *bandhas*. Enquanto o homem comum admite que uma evacuação por dia seja o ideal, o yogui evacua três vezes, ou seja, uma correspondente a cada uma das principais refeições, tendo o alimento levado o tempo restrito no tubo digestivo — oito horas. Uma das mais perigosas e incômodas enfermidades de que, por sua vida sedentária, sofre o homem moderno é a prisão de ventre, nutriz de muitos outros incômodos. Ninguém que pratique Yoga sofrerá desse mal. Praticamente todos os *ásanas* cooperam no combate à prisão de ventre, pois em geral devolvem às paredes abdominais a elasticidade e o tono da juventude, além de ativarem, voluntariamente, os movimentos peristálticos dos intestinos. A respiração completa, movimentando intensamente o diafragma, dinamiza-os, levando-os a um estado ideal de funcionamento. O exercício, entretanto, que para este efeito constitui um verdadeiro "tiro", é *nauli* — massagem das vísceras. No sistema tradicional e autêntico de Yoga avançado ensina-se a prática da autolavagem intestinal, que só deve ser tentada sob orientação de um mestre.

William Osler admite que a mocidade do corpo depende do estado das artérias. O enrijecimento destas ou arteriosclerose é uma das mais frequentes causas da morte dos indivíduos, que, por falta de exercício, vão caindo em suas malhas. Rejuvenescer as artérias seria a maneira de conservar a vida e a mocidade. E mais, neste aspecto é a Hatha Yoga remédio bem adequado. Na *vertical sobre a cabeça* ou *shirshásana* (Figura 78), a corrente sanguínea, com a ajuda da gravidade, velozmente vai irrigar o cérebro e as glândulas nobres localizadas na cabeça. Esta espécie de enxurrada de sangue promove excelente exercício na minúscula musculatura dos vasos. Cada vez que o praticante faz um *ásana* fecha os registros de um conjunto de vasos e abre os de outro, drenando de um lado e irrigando do outro. Assim é que a circulação provoca movimentos em todos os vasos do corpo, impedindo-os de esclerosarem.

A mais falada novidade na moderna geriatria é devida à Professora Anna Aslan, diretora do Instituto de Geriatria de Bucareste. De suas experiências concluiu que o "elixir da mocidade" é a vitamina H^3. "A procaína — vitamina H^3 —, em contato com os tecidos, se desdobra em ácido dictilaminoetanoico e ácido paraminobenzoico. Estes dois ácidos provocam um maior afluxo de sangue aos tecidos, estimulando sua atividade e favorecendo a eliminação das toxinas e dos resíduos, os quais, acumulando-se nas articulações, dificultam os movimentos e a circulação do sangue e impedem o normal funcionamento dos órgãos". O que aqueles dois ácidos quimicamente provocam, os *ásanas, bandhas, mudras e pranayamas* fazem. A irrigação mais enérgica e completa, a eliminação de toxinas, o estímulo às atividades orgânicas, a limpeza dos resíduos acumulados nas articulações são efeitos plenamente obtidos pela prática desses exercícios.

O Professor Prahon, da Romênia, que já estudou mais de sete mil idosos, é de opinião que o maior inimigo da mocidade não é a velhice e sim a doença. Envelhecemos porque perdemos a saúde de um órgão ou glândula que interfere em todo o sistema. O que se puder portanto fazer para a defesa da saúde é o que evitará a senilidade precoce. É ainda o Yoga o melhor método de defesa contra a decrepitude, restaurando as condições ideais de funcionamento dos órgãos ou não os deixando adoecer.

Gayelord Hauser, o homem a quem as celebridades do cinema e da alta sociedade norte-americana têm confiado a guarda da juventude, é de opinião que uma dieta destinada especialmente ao rejuvenescimento é o que mais importa. Aqui também o Yoga não falha. Ensina a escolher os mais substanciais e menos trabalhosos alimentos e também ensina como mais eficazmente os assimilar e eliminar.

A dieta rejuvenescedora de Hauser é neste livro completada pelas indicações referentes às riquezas alimentícias de produtos oriundos da flora brasileira, o que nos leva a admitir que, para os que têm o privilégio de viver no Brasil, as possibilidades de uma dieta de rejuvenescimento são bem grandes.

O homem é um mamífero diferente dos outros. Por sua inteligência, exerce sobre a natureza quase completo domínio. Sua técnica e sua ciência, no entanto, por estranho que pareça, têm sido impotentes em lhe aumentar as possibilidades de sobrevivência e saúde, que, como foi mostrado, são bem inferiores, se comparadas com as dos outros mamíferos. Por sua inteligência e por sua postura erecta, o mamífero homem vem pagando um enorme tributo: sua fragilidade biológica. De onde virá esta fragilidade com que o homem paga o privilégio de ter-se tornado *Homo faber* e depois *Homo sapiens?* Parece que responderíamos dizendo: ela vem dos esforços que o organismo humano realiza contra a *gravidade*. De todos os animais, o homem é o único a manter luta permanente contra esta força que o puxa para o chão. Enquanto jovem, nem sequer chega a sentir que está lutando. A musculatura vibrátil, resistente e forte conserva os órgãos no lugar, sustenta-lhe a coluna vertebral; os tecidos frescos e saudáveis se mantêm no lugar devido, sem deslocamentos, sem esmagar uns aos outros. Entretanto, os anos começam a *pesar*. Começa, simultaneamente, a *pesar* o organismo todo. As vísceras maiores, que na mocidade eram mantidas por sólida parede de músculos abdominais, vão escorrendo para baixo sem um anteparo que lhes impeça a queda. É a visceroptose. Enfermidade que, conforme vimos, arrasta consigo um pesado comboio de anormalidades, verdadeiro umbral da decrepitude. A flacidez dos músculos do tronco de um homem na meia-idade,

impotentes, permite que, sob a solicitação da gravidade, a coluna vertebral se dobre para a frente, ao mesmo tempo que perde a flexibilidade.
Ora, é o canal ósseo formado pela coluna vertebral, o escrínio sagrado
da "árvore da vida" que, ramificando-se nos nervos raquidianos, preside
importantíssimas funções psicofisiológicas.*

Está certo Yesudian ao afirmar que a juventude consiste em ter uma
coluna vertebral flexível. Tem razão o praticante de yoga em realizar *halásana, matsyendrásana, supta-vajrásana, padahasthásana*, as quais —
pondo de lado os nomes difíceis — são flexões da coluna vertebral para
a frente, para os lados, para trás e em vários níveis, bem como torções e
alongamentos.

A Hatha Yoga é, creio firmemente, o único meio de curar a visceroptose. "Os exercícios físicos do Yoga se baseiam, em sua maior parte, no
anelo de provocar, com a ajuda da própria gravidade que tem tornado o
ventre piriforme, a volta ao normal. Fazendo com que os principiantes se
coloquem sobre os ombros (e os adiantados na prática, sobre a cabeça),
consegue que os órgãos, por seu próprio peso, iniciem o regresso à sua posição original, cada um ao lugar que lhe corresponde desde o nascimento.
Os movimentos ondulatórios da respiração abdominal atuam como massagem automática, apressando o processo." (M.J. Kirschner)

Mais adiante diz o mesmo autor: "Todos nós temos no subconsciente
esta imagem do abdômen como uma inflexão e um côncavo do corpo,
e com esta imagem se liga a sensação de juventude. E o ventre côncavo,
ou pelo menos liso, dos jovens sadios de 16 anos corresponde à imagem
que de nós mesmos conservamos." Rejuvenescer, portanto, está em nós
como um anseio subconsciente de retornarmos àquele saudoso e saudável perfil de galgo, que há muito tempo perdemos, assim como uma
subconsciente tristeza de sentirmos um estômago enorme, coberto de
banha, sobre o qual perdemos o comando, e que insiste em ficar inerte
e derreado. (Figura 2)

---

* Ver na página 323 a explicação em termos de eletroterapia. [*N. do A.*]

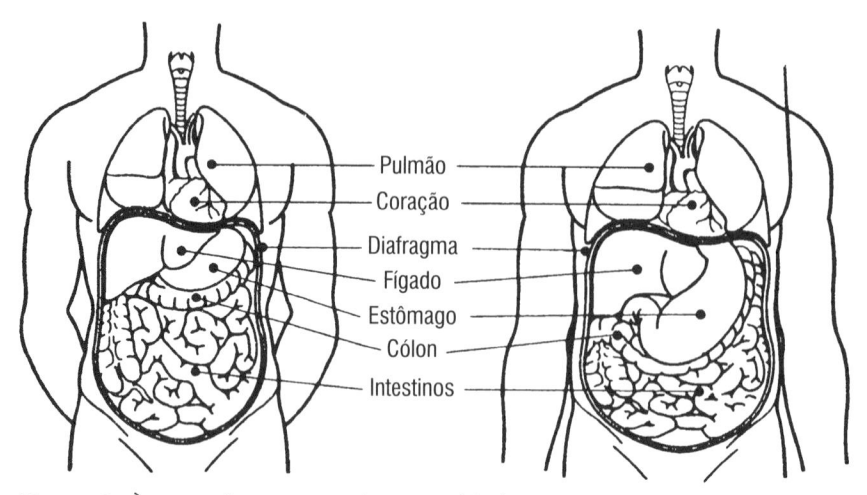

Figura 2: *À esquerda, um organismo saudável, com as vísceras normais em tamanho e localização. Uma não impede ou atrapalha o funcionamento da outra. À direita, um corpo doente. Note-se a visceroptose, isto é, a queda das vísceras. Note-se como a dilataçao do estômago comprime os órgãos vizinhos, em particular o coração e os intestinos.*

As prescrições yoguis de ordem moral (*Yama* e *Niyama*) e a evolução psíquica e espiritual são outros aspectos primaciais no método yogue de rejuvenescimento, pois, a dar razão ao Dr. Schindler, que julga que a "natural deterioração nos velhos seja, na realidade, doença *induzida pelas emoções*", ninguém preservará a mocidade ou conseguirá rejuvenescer se não conseguir pacificar a mente, orientar-se para o lado positivo da existência; se não disciplinar suas emoções, gozando as boas e afastando as más; se não integrar sua personalidade, livrando-a de conflitos, ansiedades, complexos e neuroses; se não passar a vislumbrar novas explicações para a vida e para o universo; sem que logre penetrar em regiões de luz e paz, onde o ser humano pode mitigar seus naturais anseios de Verdade, Beleza, Justiça e Amor.

Pelo exposto pode-se estabelecer que aquele que deseje ser jovem, além de exercícios físicos, repouso e dieta, deve: manter pensamentos positivos de coragem, saúde, tranquilidade, juventude e vigor; imaginar-se a si mesmo forte, sadio, bem disposto, alegre e entusiasmado; alimentar suaves emoções de amor, justiça, bondade, tolerância e simpatia; ajudar os semelhantes; não se lamuriar de suas enfermidades, cansaços, dores ou dificuldades; procurar sempre aprender e empreender algo novo; cultivar reverente admiração por todas as manifestações da vida; não tentar provar com excessos sua potência sexual; evitar maledicência, inveja, ódio, ciúme e autopiedade; ocupar a mente com planos generosos e principalmente praticar o *samprajanya*, isto é, viver com exclusividade cada momento, sem ligá-lo ao passado ou ao futuro.

Somente a partir de 1936 a ciência médica ocidental se apercebeu do mecanismo pelo qual as emoções geram as enfermidades ou a saúde. O que até agora conhece é, indiscutivelmente, produtivo, entretanto, ainda desconhece muito. A milenar ciência *yoguin* explica a interação psicossomática de maneira mais completa, mediante o *duplo etérico*, como um intermediário entre o corpo físico e a mente. É no *duplo etérico* ou *corpo prânico* que enfermidade ou saúde, mocidade ou decrepitude têm origem. O bom e o mau estado da anatomia e da fisiologia do corpo material são apenas reflexos da anatomia e da fisiologia sutis, que, por seu turno, precisam e sensivelmente obedecem ao pensamento e às emoções.

O Yoga, mediante *pranayamas, kriyas, mudras, ásanas, bandhas* e meditações, capta da natureza o "*élan* vital" — *prana* —, armazena-o nos misteriosos acumuladores que são os *chakras*, purifica os *naddis* (condutos imateriais da energia da vida), equilibra as duas forças — Ha e Tha — e assim faz o duplo etérico vibrar harmônica e eficazmente, e, consequentemente, o corpo físico.

Saúde e mocidade não são os fins da Hatha Yoga, não obstante seu miraculoso papel de doadora de saúde e mocidade. O praticante de Yoga não deve perder de vista jamais que um corpo sadio é somente um meio de progredir espiritualmente. Ser forte, ser puro, ser tranquilo são apenas condições com que o aspirante pode caminhar para a *Divindade*.

Leviano e nocivo é praticar Yoga por motivos materialistas. Cultivar juventude por vaidade e egoísmo vale por degradar esta coisa sublime, que é o Yoga. Não obstante, porém, as advertências dos Mestres, o Yoga tem sido objeto de exploração por mistificadores e exibicionistas inescrupulosos e levianamente utilizado como divertimento de pessoas ociosas. O Yoga não é um novo elixir à disposição do indivíduo que não sabe envelhecer com dignidade e resignação (ver páginas 297-299).

Faz parte também da doutrina yogui o desapego a esta existência material, que, sendo efêmera, nada mais é do que uma fase na cadeia de existências, que um dia terminará com a *libertação total*. Ao mesmo tempo que proporciona saúde e vida longa, o Yoga ensina o desapego à vida. Contraditório?!

Não há contradição. Para o Yoga, quanto mais sadio é o corpo, melhores as condições de realização espiritual; quanto mais longa a vida, maior o número de experiências a colher neste vasto educandário que é o mundo.

Se você começou este capítulo com uma longa conversa otimista sobre a arte de não envelhecer, chegou a hora de otimistamente aprender também a valiosa arte de envelhecer. A pedra de nossa existência, que a mão de Deus lançou, manter-se-á em trajetória determinado tempo, mas acabará por cair, algum dia. Podemos evitar que nossa vida seja encurtada, mas não podemos esperar que dure sempre. Por mais que pratiquemos Yoga, a velhice e a morte nos aguardam, o que absolutamente não é assustadora tragédia. É a lei. Contra ela rebelar-se é imprudente. Aceitá-la franca e tranquilamente é o que devemos fazer.* Não esqueçamos que o corpo é um envelope onde está escrito como endereço a palavra chão. Em nossa alma o endereço escrito é eternidade.

O sistema nervoso

O praticante ocidental de Yoga não se conforma apenas com a descrição dos exercícios e a indicação de suas finalidades. Deseja conhecer também os "porquês". É a índole ocidental. Atendendo a isto, superficialmente que seja, estudaremos dois importantes responsáveis pelos

---

* Em uma igreja da cidade de Évora (Portugal) visitei uma capela toda forrada de ossos humanos. Gosto macabro! Na entrada lia-se: "Nós, os ossos que aqui estamos, pelos vossos esperamos." Vale como uma vacina antivaidade. [*N. do A.*]

assombrosos resultados proporcionados pela Hatha Yoga: os sistemas nervoso e endócrino.

O sistema nervoso é um mecanismo complexo que tem a seu cargo o incessante ajustamento do ser humano com o mundo e consigo mesmo. Presente a todo processo vital, responsabiliza-se pelo simples piscar de um olho, pelo funcionamento de um órgão, por um movimento da alma que ama como também pela elaboração de uma abstrata concepção filosófica. Sem ser a causa, é o meio de expressão e vida da sensibilidade, da razão e da vontade. Dia e noite recebe estímulos e a todos responde, dirige a mão que apanha um livro na estante, manda uma víscera contrair-se, a um vaso que se dilate e a uma glândula que funcione. Sem ele não seria possível degustar um concerto, ver um gatinho brincar, apertar a mão de um amigo, sorrir, falar e saber que Deus está presente na gota de orvalho na planta de cima da janela.

Na periferia do corpo, os estímulos, que podem ser químicos, físicos, mecânicos ou energéticos, tomam contato com os terminais sensíveis. Desses, acham-se na língua 3.000, no ouvido, 100.000, e em cada olho, 120 milhões. Na epiderme são incontáveis os pontos sensíveis ao calor, à pressão e à dor. Este sistema receptor assim constituído transmite aos centros suas mensagens, em forma de impulso nervoso. De tais centros emana a reação a cada impulso, isto é, um comando que vai movimentar um músculo, uma glândula ou uma víscera. Assim funciona o esquema conhecido como S-R, isto é, estímulo-resposta, que, no plano fisiológico, explica uma parte de nosso psiquismo.

Tanto os impulsos *sensitivos* como as respostas a eles — os impulsos *motores* — são de natureza elétrica e têm a velocidade de 300 km por segundo, de forma que as coisas se passam instantaneamente.

O sistema nervoso funciona como um exército em campanha. O telencéfalo, sua parte mais nobre, é o "estado-maior", que só em casos mais graves e complexos que requeiram decisões custosamente elaboradas deve ser solicitado. Lá não devem chegar probleminhas fáceis, que a medula tem o dever de imediatamente solucionar. Dele nascem os atos chamados voluntários. Da medula e dos órgãos da base do cérebro, os atos involuntários ou reflexos. Um bem disposto sistema de "chaves" e "comutadores" se encarrega de dirigir o curso mais adequado a um dado impulso nervoso.

A célula nervosa é o neurônio. Tendo a forma de um girino (filho de sapo), com cabeça e cauda, é a mais nobre de todas as células do corpo. Diferente de todas as outras, dizem que não se reproduz, também não se regenera em seu corpo celular. A cauda (*axônio*) é capaz de regenerar-se. Uma lesão no corpo celular, porém, é definitiva e irreversível. Recentes estudos discordam. Talvez seja esta uma das razões por que os corpos celulares dos neurônios são carinhosamente protegidos em "cofres-fortes". O crânio guarda o encéfalo, e o *canal raquidiano*, formado pela coluna vertebral, encerra e protege a medula. Do interior de seus estojos ósseos, os neurônios emitem os axônios. Estes podem ter comprimentos microscópicos ou atingir quase um metro. Aos milhões, juntam-se em feixes, que, revestidos por uma membrana chamada *mielina*, constituem os troncos nervosos, os quais se ramificam e atingem todos os recantos e extremidades do corpo.

A) Divisão do sistema nervoso

Fala-se de dois sistemas nervosos diferentes. Um se encarrega da *vida de relação*, isto é, de nosso interagir no mundo em que vivemos, e é chamado *cerebrospinal* ou, também, *voluntário*, pois em seu funcionamento podemos voluntariamente interferir. O outro preside a *vida vegetativa*, aquela vida que resta a um moribundo em estado de coma, no qual apenas os processos orgânicos se realizam. É o *vagossimpático* ou autônomo, assim chamado em virtude de, em condições normais, fugir a nosso controle. Movimentar os dedos à procura das teclas e sintonizar o rádio são atos comandados pelo primeiro sistema. Os movimentos peristálicos dos intestinos e a temperatura do corpo são coisas afetas ao segundo. Sustar, acelerar e retardar a respiração é coisa que toda pessoa faz, mediante o sistema cerebrospinal. Sustar, acelerar e retardar o coração não é coisa para qualquer um, pois que o homem comum não tem ingerência sobre o sistema vagossimpático. A prática de Hatha Yoga progressivamente dá algum controle sobre ele, podendo-se, em estágios avançados, realizar um certo número de "milagres", e dirigir-se, à vontade, processos ligados à digestão e à circulação e a vários outros fenômenos vegetativos. A prática continuada do Yoga vai tornando o corpo cada vez mais dócil aos comandos da mente, terminando por domá-lo, para melhor utilizá-lo em proveito de realizações mais altas.

B) Sistema nervoso cerebrospinal

Dos dois, é o mais caracteristicamente humano. Com ele entendemonos com nossos semelhantes e atuamos no ambiente. Por ele agimos com certa liberdade e é ele que nos faz responsáveis por nossos atos. Sem seu altíssimo aprimoramento, impossível seria conceber ideias, imaginar, julgar ou raciocinar, em outras palavras, sem ele seríamos ainda pré-hominídeos, gozando a edênica irresponsabilidade dos animais, sem discernir o bem e o mal.

O encéfalo e a medula são as suas partes componentes, encerradas, respectivamente, no crânio e no canal raquidiano. Do encéfalo, aos pares, saem os nervos cranianos, e da medula, os nervos raquidianos.

A parte mais nobre de todo o sistema nervoso é o encéfalo, formado pelo cérebro, pelo cerebelo e pelo tronco cerebral. (Figura 3)

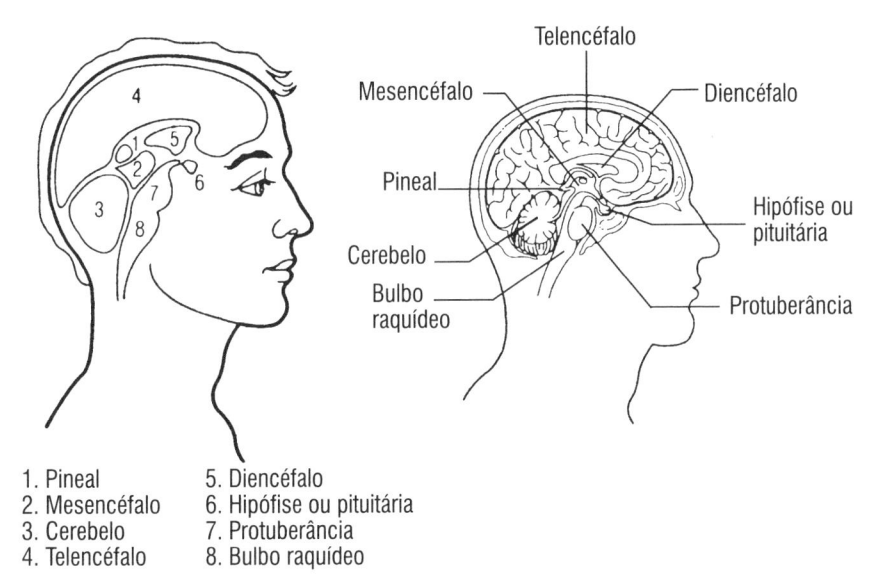

1. Pineal
2. Mesencéfalo
3. Cerebelo
4. Telencéfalo
5. Diencéfalo
6. Hipófise ou pituitária
7. Protuberância
8. Bulbo raquídeo

Figura 3: *Centros nervosos cerebrais.*

1. O *cérebro* se compõe de *telencéfalo, diencéfalo* e *mesencéfalo*. No telencéfalo estão as áreas diretoras dos movimentos voluntários e é onde se fazem as percepções conscientes, assim como o pensamento (juízos e raciocínios). Constituem o diencéfalo e o mesencéfalo verdadeira ponte de contato entre a vida de relação e a vegetativa, regulando as atividades do vagossimpático. Neste particular, o *hipotálamo* (no diencéfalo) é notavelmente importante, merecendo cuidados especiais das técnicas yoguis.

2. O *cerebelo*, localizado na base do cérebro, tem a responsabilidade da orientação espacial e do equilíbrio do corpo.

3. O *tronco cerebral*, constituído pelo bulbo, protuberância e istmo do encéfalo, é a continuação da medula, que a essa altura se intumesce. Regula o tono muscular e as atividades reflexas, como a respiração, o dinamismo cardiovascular...

A *medula espinhal*, da espessura de um dedo, metida dentro do canal raquidiano, vai do tronco cerebral à região lombar, onde se ramifica, constituindo a chamada *cauda equina*. Por ela transitam as mensagens sensitivas oriundas da periferia e as motoras despachadas pelo encéfalo. Por sua própria conta, a medula, reflexamente, responde a certos estímulos que suscitem reação imediata e simples.

Como "tronco da árvore da vida", desempenha portanto dois importantes papéis: o de intermediária entre a periferia e os centros superiores e o de órgão de respostas reflexas. Por sua importância vital é que a Hatha Yoga lhe dedica tantos *ásanas* e faz tanto empenho em conservar a elasticidade da coluna vertebral que a contém e protege.

C) Sistema nervoso autônomo ou vegetativo

Diante de um perigo iminente, nosso corpo se perturba. As pernas, por exemplo, tremem, o sangue foge e um punhal de gelo parece que fura a "boca do estômago", enquanto o pobre coração dispara. Tudo automático. Não adianta mandar as pernas pararem. Não adianta querer que o coração "deixe de ser covarde". As reações fisiológicas que caracterizam um estado emocional escapam-nos ao controle porque são detonadas pelo sistema nervoso vegetativo ou vagossimpático.

Esquematicamente pode ser dividido em:

1. *Órgãos centrais*: tronco cerebral e diencéfalo, os quais também fazem parte, conforme o sabemos, do sistema cerebrospinal;
2. *Órgãos periféricos: simpático* ou *ortossimpático* e *parassimpático* ou *vago.*

Por conveniência didática, cada vez que quisermos falar em ortossimpático e parassimpático usaremos *OS* e *PS*, respectivamente. E para começar vejamos logo como agem o *OS* e o *PS*.

Cada órgão, víscera, glândula é enervada duplamente por nervos *OS* e *PS*, que atuam de maneira antagônica: *OS* estimulando e *PS* refreando. Se a atuação OS fosse exclusiva, nosso coração, por exemplo, dispararia até o esgotamento e a morte. Se fosse o PS o único a influir, estancaria, o que também seria a morte. O *PS* é calmante, refreante, tranquilizante, produzindo, para isso, um "intermediário químico", sedativo de alta potência — a *acetilcolina*. Por seu turno, os nervos *OS* agem com um excitante igualmente poderoso — a *noradrenalina*. São os pequenos esguichos desses dois agentes que controlam a vida de cada órgão.

As fibras nervosas do sistema autônomo se espalham por todo o corpo, compondo fina rede, que em certos pontos se adensa, constituindo os *gânglios* e *plexos*. Partem desde a região craniana até a coccigiana, formando os plexos, de um e outro lado da espinha dorsal. As fibras que partem do cérebro (tronco e diencéfalo), assim como as que partem da região sacra, são fibras *PS*. As que emergem da região intermediária, isto é, da região toracolombar, são fibras *OS*. (Figura 4)

É considerável a importância do tronco encefálico e do diencéfalo. Eles enervam, como *PS*, a íris, o cerebelo, as glândulas salivares, as tireoides, os pulmões, o coração, o fígado, o estômago, o pâncreas e o grosso intestino. O centro de comando *PS* na região inferior (sacra) é o plexo ilíaco, que regula automaticamente o esvaziamento das vísceras que periodicamente se enchem: os rins, o intestino grosso, a bexiga, os testículos ou ovários.

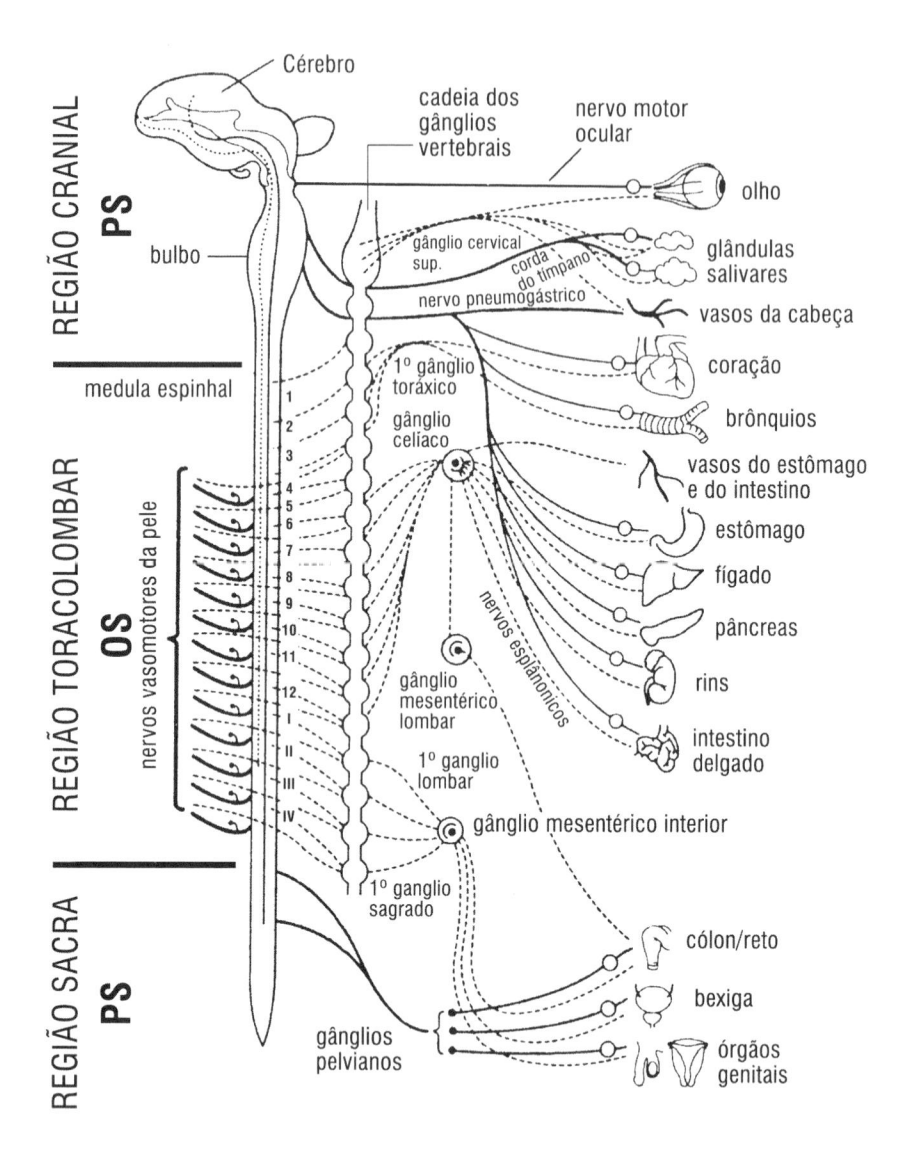

Figura 4: *Disposição geral do sistema nervoso autônomo.*
(Adaptação de Pedro Deodato de Morais, Biosofia, São Paulo, Melhoramentos).

O sistema *OS*, isto é, o formado pelas fibras da região toracolombar, trabalha através de quatro centros: o plexo intercarotídeo, o gânglio estrelado, o plexo solar e o plexo hipogástrico. Destes, o mais importante é o plexo solar. Freando parassimpaticamente o fígado, o estômago, as suprarrenais, o pâncreas e o intestino delgado, encontra-se ele na fossa epigástrica, naquele ângulo formado pelo encontro das costelas, exatamente no ponto comumente chamado "boca do estômago". É o lugar onde um murro bem dado põe a vítima em nocaute. É o lugarzinho de onde, ao experimentarmos emoção intensa, parece partir o comando de descarga nervosa difusa, quando nos sentimos "afrouxar todo por dentro".

O plexo solar, contraparte anatômica do *chakra manipura* (Figura 6), merece uma atenção toda especial da Hatha Yoga, que sobre ele atua psiquicamente, e mediante vários *ásana*s e respiração diafragmática. Mantê--lo sob controle é condição para gozar saúde, pois é ele responsável pelos espasmos intestinais das pessoas nervosas, pelas úlceras pépticas e intestinais que amarguram a vida de tantos indivíduos.

O sistema endócrino

Ninguém poderá conhecer o que é o homem em sua unidade e complexidade psicossomática sem conhecer um pouquinho o que é o funcionamento desses pequenos laboratórios químicos que são as glândulas endócrinas. Diferentemente das outras, que lançam seus produtos para o exterior (as sudoríparas, sebáceas e salivares), elas o fazem diretamente na corrente circulatória, que se encarrega de distribuí-los por todo o corpo. Fabricando quantidades escassas de potentíssimos agentes químicos — os hormônios —, responsáveis pelas formas e linhas do corpo e pelo controle e regulação da nutrição dos tecidos, bem como do sistema nervoso vegetativo, constituem as glândulas endócrinas importante base material do psiquismo. Uma pessoa é roliça ou esbelta, indolente ou ativa, gigante ou anã, sexualmente potente ou impotente, pacífica ou agressiva, brilhante ou mentalmente rude conforme se comporte seu sistema endócrino.

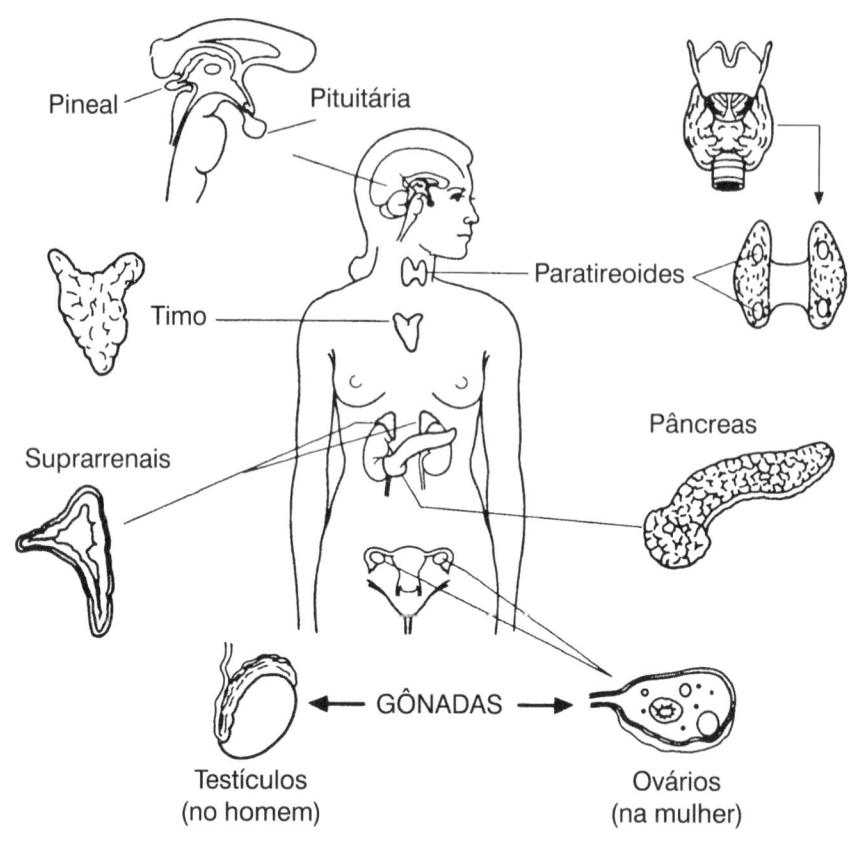

Figura 5: *Sistema endócrino.*

Todas as glândulas juntas pesam sessenta gramas aproximadamente, e, no entanto, se trabalharem precária ou exacerbadamente, podem provocar o caos orgânico, bem como distúrbios na personalidade.

Durante as três décadas de sua vida reprodutiva, os ovários produzem uma massa de *estrogênio* igual à de um pequeno selo de correio, e durante a puberdade a quantidade representa somente um cantinho do mesmo selo. Entretanto, tão exígua dose promove a surpreendente metamorfose que de um corpinho de menina faz um corpo de mulher, muda o comportamento infantil em comportamento de adulto. A quantidade de *tiroxina* anualmente fabricada pela tireoide cabe numa colher de chá, mas, num recém-nascido, uma pequena insuficiência faz dele um cretino. Durante a vida inteira as suprarrenais fabricam uma colherinha de hormônio. No entanto, uma diminuição pequena que seja pode transformar um jovem vigoroso num ancião abatido e tonto.

As glândulas nunca funcionam isoladamente. Algumas interagem sinergicamente, isto é, mutuamente se reforçam, enquanto outras mutuamente se opõem, de forma que um distúrbio numa delas se reflete imediatamente sobre as outras e, consequentemente, sobre o organismo inteiro e sobre a vida psíquica.

A) As glândulas

1. *Glândula pineal ou epífise* — Ainda insuficientemente conhecida pela pesquisa ocidental, está situada entre os hemisférios cerebrais e bem resguardada pelas reentrâncias ósseas do crânio (Figura 3). Modera o desenvolvimento sexual e regula a diferenciação sexual. Tem papel no crescimento e no funcionamento psíquico. É considerada por Descartes como o "acento da alma".

2. *Glândula pituitária ou hipófise* — Do tamanho de um caroço de feijão, pesando apenas 12 centigramas, alojada numa cavidade óssea na base do crânio (Figura 3), é penetrada por 50.000 fibras nervosas, o que sugere sua tremenda importância fisiológica e psicológica. Realmente, é considerável o papel que desempenha como verdadeiro "regente" da orquestra formada pelas outras glândulas. Regula a harmonia fisiológica, ou freando-a (ação *Tha*) ou estimulando-a (ação *Ha*), utilizando para isso cinco hormônios chamados *tróficos*, que são verdadeiras ordens químicas. Por meio de um destes, preside o crescimento do corpo. O excesso do dito hormônio, num organismo adulto, acarreta a acromegalia.* Se a falta ocorrer na infância, o indivíduo permanece anão. Por outro lado, a hiperfunção ou superprodução dá lugar ao gigantismo. Outros hormônios existem. Um vai controlar nos rins a produção de urina; outros facilitam o desenvolvimento do feto no útero e a acomodação deste órgão no trabalho de parto; outro faz crescer os

---

* Moléstia que se caracteriza pelo desenvolvimento anormal das extremidades (rosto, mãos e pés). [*N. do A.*]

ossos do feto; outros ativam as glândulas mamárias para produzir leite. O aumento da tensão arterial, os movimentos dos intestinos, o metabolismo dos hidratos de carbono, da adrenalina, insulina, tiroxina não escapam à atuação desta glândula.

Reagindo a inúmeros agentes físicos, como os do ambiente cósmico; químicos, como os advindos do sangue; mentais, como os pensamentos otimistas ou pessimistas; biológicos, como os germes e bactérias; e emocionais, como o ódio, o amor, a tristeza e a alegria, a pituitária, dia e noite, permanece vigilante, comandando as vísceras, as outras glândulas, bem como todo o sistema nervoso autônomo.

Cada vez que uma invasão microbiana tenta dominar o organismo, maravilhoso e sapientíssimo sistema tático-defensivo se desencadeia eficaz e incontinenti, mercê do hormônio *somatotrófico*, conhecido como STH. A ativação dos anticorpos, a fagocitose a cargo dos glóbulos brancos, a mobilização das vísceras, tudo, enfim, que detém o assédio do inimigo corre por conta do STH. Este hormônio, porém, ao mesmo tempo que debela a infecção, determina desagradável sensação de "estar doente", com febre, dores nas articulações, arrepios, desânimo, que por fim atira a pessoa à cama, obrigando-a a deitar-se (posição mais adequada aliás para enfrentar a emergência). Todo esse mal-estar, característico das infecções, dá-nos a segurança de que o STH está zelando por nós, resistindo ao invasor.

É a mesma glândula que também socorre o organismo, livrando-o da ação depressiva do STH. Para tanto, despeja um outro hormônio, este de ação antagônica — o adrenocorticotrófico ou ACTH —, que, conforme o nome indica, vai instigar o córtex das glândulas suprarrenais a produzirem o hormônio estimulante chamado *cortisona*. Esta é que faz o doente reanimar-se e faz desaparecerem os sintomas.

Importantíssimo é saber que não são apenas os germes invasores os únicos *estressores*, isto é, os únicos estímulos que promovem a presença do STH. A medicina descobriu que as emoções como o ódio e o terror geram um quadro clínico igual ao das infecções, pois também incitam a pituitária a fabricar este hormônio. Em compensação, as emoções mais elevadas, como o amor, como também os bons pensamentos, atuam no sentido de produção do ACTH, isto é, em proveito do bem-estar orgânico.

3. A *tireoide* — Com a aparência de sela de montaria, encarapitada sobre a traqueia, fabrica por dia 1/10 de mililitro de *tiroxina*, sempre obedecendo às ordens emitidas pela pituitária, à custa de jatos de *tirotrofina*.

É a tiroxina um dos hormônios mais importantes. Basta dizer que, se for administrada em pequena quantidade a um indivíduo obtuso, lerdo, mofino e deprimido, pode transformá-lo em um outro ser humano, normalmente inteligente, vibrátil, produtivo e bem disposto. Uma criança, que ao nascer não conte com tireoide normalmente ativa, configura o que se chama um cretino e está destinado a uma vida incapaz e infausta. Caquexia,* fadiga, baixa temperatura, palidez, abatimento, apatia, inchação, escasso desenvolvimento intelectual e físico resultam da insuficiência tireoidiana. Os indivíduos que sofrem de hipertireoidismo, por seu turno, são pantagruélicos, aflitos, tensos, suam demasiadamente e estão sujeitos a arritmia cardíaca. Vivem e agem como se o acelerador de seu ritmo psicobiológico estivesse sendo comprimido ao máximo. São "disparados". Vivem a "todo o vapor".

Glândulas paratireoides — São pequenos corpos sobre a tireoide e têm sob controle o metabolismo do cálcio e do fósforo. Insuficientes ou preguiçosas, podem causar raquitismo, calvície, cáries dentárias, fragilidade óssea, magreza, desmineralização e mesmo tetania.

4. O *timo* — Localizado à altura do coração, é a glândula característica da infância, presidindo a maturação e o crescimento em estatura e peso, agindo para tanto em conjugação com a pituitária e a tireoide. Seu hormônio trabalha em oposição aos hormônios sexuais, que na infância convém sejam submetidos a controle. Concluída a maturação fisiológica sexual, tendo cumprido, portanto, seu papel, o timo regride, sem no entanto desaparecer totalmente. É o timo que produz e treina as "células T", importantíssimas na "vigilância imunológica". Elas identificam a presença de antígenos (vírus, bactérias, germes e até células cancerosas) que ameaçam a vida, atraindo sobre eles o ataque das "células assassinas" encarregadas de os destruir. A eficiência imunológica, como se vê, depende da eficiência do timo.

5. O *pâncreas* — Localizado no abdômen e unido ao duodeno, lança seus hormônios a dois diferentes destinos: um vai para os intestinos;

---

* Estado de desnutrição profunda. [*N. do A.*]

outro, para a circulação. Este, a *insulina*, regula o teor de açúcar no sangue. A insuficiência do pâncreas causa diabetes, a caquexia, a atonia do sistema nervoso parassimpático.*

6. *Suprarrenais* ou *ad-renais* — Com a aparência de chapeuzinhos de três bicos, montadas sobre os rins, recebem por minuto uma quantidade de sangue equivalente ao sêxtuplo de seu peso, o que pode indicar sua assombrosa importância. São indispensáveis à vida. Morre em 24 horas um sujeito do qual tenham sido removidas. São formadas por uma porção central, a medula, e uma externa, o córtex. Cada uma com atribuições específicas.

a) O *córtex* fabrica seus hormônios mediante a ação do ACTH, verdadeira "ordem química" oriunda da pituitária. São nada menos de 28 diferentes hormônios, entre eles alguns sexuais e outros como a *cortisona*, *hidrocortisona* e "*met*" *cortina*, amplamente utilizadas pela medicina moderna na cura de centenas de enfermidades.

b) A *medula produz a adrenalina e a norepinefrina*, atendendo ao comando direto do sistema nervoso e não da pituitária. É nas situações em que o organismo se prepara para lutar ou fugir que tais hormônios são lançados no sangue produzindo uma revolução completa: o coração acelera, o tempo de coagulação diminui (pode haver derramamento de sangue na luta) e o teor de açúcar aumenta, para fornecer a energia que vai ser necessária.

Não é raro que, num combate, um soldado, gravemente ferido, transporte sobre seus ombros o corpo inerte de um companheiro para, depois de tê-lo salvo, desfalecer. É a energia miraculosa propiciada pelos hormônios da medula suprarrenal que o ajuda a realizar a proeza.

7. As *gônadas* ou *glândulas sexuais* — No homem são os testículos. Na mulher, os ovários. Além da espermatogênese, no homem, e da ovulação, na mulher, estas glândulas produzem poderosos hormônios: os testículos, a *testosterona*, e os ovários, o *estrogênio*. Introduzem ambos alterações profundas no corpo e na vida mental. Começam a ser produzidas aproximadamente dos 12 anos em diante, constituindo então aquela crise psicossomática conhecida como puberdade. Os caracteres sexuais

---

* Lassidão, inércia, debilidade dos impulsos PS. [*N. do A.*]

secundários despontam: a voz se define, os pelos pubianos nascem, as formas características do corpo feminino ou masculino se afirmam... Concomitantemente, profundas transformações no comportamento, na mentalidade, no caráter, criam problemas de ajustamento em casa e na escola. A crise pubertária é a veemente maturação das gônadas.

Outra fase dramática na existência humana ocorre quando elas começam a declinar. É o climatério. Antessala da senectude. Perturba-se a vida psíquica de maneira profunda, à medida que os sinais de senilidade física vão se acentuando. O desânimo, ao lado da instabilidade emocional, as rugas e as canseiras entristecem os dias dos velhos, que passam a ver o mundo através das vidraças frias de olhos sem vida. São as gônadas que já se recusam a produzir hormônios. Velhice e pobreza hormonal são sinônimos. E assim considerando é que, nos métodos de rejuvenescimento, a aplicação de hormônios sexuais tem relevante papel. Os tratamentos de reposição hormonal vêm sendo denunciados como patogênicos, geradores de doenças. A prática de Hatha Yoga e o maior consumo de soja vêm oferecendo soluções eficientes.

B) As disfunções endócrinas

No organismo sadio, as glândulas trabalham em harmonioso entendimento, como cantores de um orfeão. Nenhum quer cantar mais forte do que os demais, nem sai da partitura. Nenhum hormônio falta ou sobra. Nenhuma das glândulas se recusa a produzir. Nenhuma exorbita e quer fazer demais.

Ao contrário, uma ou outra que trabalhe insuficientemente, isto é, em regime de hipofunção ou dispare em regime de hiperfunção, introduz a desordem, a enfermidade e o caos.

Profundas modificações no corpo, no comportamento e na personalidade se seguem tanto à hiperatividade como à hipoatividade de uma só das glândulas endócrinas. Ao descrevermos o papel fisiológico de cada uma delas, deixamos o leitor em condições de mais ou menos avaliar as consequências fisiológicas decorrentes das disfunções endócrinas. No quadro seguinte, que adaptamos de A. Blay (*op. cit.*), podemos ver as repercussões psicológicas.

GLÂNDULA	HIPER	HIPO
Hipófise ou Pituitária	Caráter lento e frio, mas espírito de aventura e conbatividade. tendência ao domínio, ao abuso. Crítica. Rebeldia. Insônia.	Infantilismo psíquico. Vontade débil. Timidez. Sugestibilidade. Atraso intelectual. Dificuldade de manter a atenção. Sonolência.
Tireoide	Irreflexão. Inconstância. Impulsividade. Inquietude. Fantasia muito viva. Insônia.	Apatia. Lentidão os processos psíquicos. Inteligência retardada. Depressão. Linguagem deficiente. Sonolência. Unhas quebradiças. Queda de cabelo.
Paratireoides	Astenia (debilidade orgânica). Anorexia (inapetência). Lentidão psíquica (preguiça mental).	Tendência aos espasmos e alucinações sensoriais. Agressividade. Fobias (terrores). Opressão. Medo da solidão. Sensações esquisitas. Exterior tranquilo, frio, paciente.
Timo	Emotividade excessiva. Abulia (perda de vontade). Timidez. Grande imaginação evocativa. Fator predisponente à perversão moral e sexual.	Apatia. Debilidade mental.
Pâncreas	Emotividade. Avidez. Desejos vingativos.	Depressão do tôno psíquico. Excitabilidade. Irascibilidade.
Suprarrenais	Irascibilidade. Agressividade. Espírito belicoso. Ressentimento. Inadaptabilidade. Exaltação temperamental.	Submissão. Apoucamento. Hiperestesia (acentuada sensibilidade à dor). Perseverança. Seriedade, mas dominada pela tristeza e pela depressão. Neurastenia.
Sexuais (gônadas)	Exagerados sentimentos altruísticos alternados com egoísticos. Vontade forte. Tendência à posse e ao domínio. Otimismo, expansão e iniciativa.	Timidez. Depressão. Apatia. Pouco rendimento qualitativo nas artes, ciências e letras. Puerilidade afetiva.

C) O Hatha Yoga e glândulas

Milênios antes que a ciência ocidental pressentisse a influência das glândulas sobre a unidade psicossomática, os mestres yogues já descreviam os *chakras*, que, pelo menos topologicamente, correspondem às principais delas e cujo poder é, senão maior, pelo menos igual. Com técnicas especiais, desde então, cultivam, estimulam ou controlam tais "centros de força" para assim atingirem objetivos fisiopsicológicos e espirituais.

A medicina ocidental conceitua como uma das mais surpreendentes descobertas nos últimos tempos o tratamento à base de hormônios sintéticos, isto é, obtidos em laboratórios. Cortisona, adrenalina, tiroxina e alguns outros têm sido aplicados em enfermos por insuficiência (hipoatividade) e praticaram milagrosas curas. Da mesma forma, infelizmente, também chegaram a produzir resultados alarmantes e perniciosos. Os novos progressos terapêuticos tendem a sanar as consequências perigosas, mas as causas ainda persistem. São muitas as pessoas que hoje vivem sob o domínio de cortisona comprada em farmácias, porque o abençoado laboratoriozinho que são as suas suprarrenais, insuficientes, não contrabalança os efeitos gerados pelas tensões que lhes envolvem a vida atribulada de "homem moderno".

A terapia que o Yoga propicia é excelente. Não só pela eficácia, como pela sua condição de ser natural, menos sujeita portanto a erros de dosagem e intensidade. A hiperatividade glandular é *Ha*, enquanto a hipoatividade é *Tha*. A saúde — a horizontalidade dos braços da balança — é Hatha.

A atitude mental, o relaxamento yogue, as posturas (*ásanas*), a respiração, as orações, as boas emoções como o amor, pensamentos positivos, enfim, todas as práticas ensinadas descritas neste livro interferem não só sobre o sistema endócrino diretamente, mas indiretamente também, por via do sistema vagossimpático.

Prana e corpo sutil

A) O *prana*

O universo é resultante da conjugação da *Consciência Suprema* e do *Prana*. Diríamos *Shiva* e *Sahakti* ou *Purusha* e *Prakriti*, em termos hinduístas. Diríamos *Tao* e *Ki*, em termos de filosofia chinesa. O *prana* ou *prakriti* serve de veículo à Consciência. Por sua vez, *prana* é base e origem de todas as formas de energia como também de matéria, pois matéria, a ciência o afirma, não passa de energia condensada. É a este conceito mais amplo de *prana* que se refere a vetusta escritura "Satapatha Brahmana" ao dizer: "*prana* é o corpo do Ser (Consciência)". Este *prana* universal manifesta-se, individualizado, em todo ser (animado ou inanimado), inclusive no ser humano. Ele *permeia, envolve, nutre* e *controla* não somente nosso corpo, mas nossa mente, *estruturando-os, dinamizando-os, fazendo-os viver*. Quando tal energia abandona o corpo, este morre. Quando escasseia, enfraquece. Quando se desarmoniza, cria-lhe a doença. Tem vários nomes: *força vital, bioenergia, élan vital, hálito divino, vayu, magnetismo animal* (na linguagem de Mesmer), *energia ódica* (na de Raichenbach), *pneuma* (para os gregos), *orgomo, energia bioplásmica* (para os cientistas contemporâneos). Antes que Jehovah insuflasse nas narinas de Adão o "hálito da vida", ele era apenas uma inerte estátua de barro. Só depois disto, começou a viver. Os velhos yoguis sabiam de tudo isto, e sempre o ensinaram; mas as pessoas, que só acreditam nas evidências científicas, vacilavam em dar-lhes crédito. Queriam "ver" o *prana*. Que criancice!

Em 1935, Dr. Harold Burr, na Universidade de Yale, estabeleceu que todo ser vivo é circundado por uma aura energética, que ele denominou "campo eletromagnético", o qual controla a forma, o desenvolvimento e a decadência de células, tecidos e órgãos. Naquela mesma Universidade, ficou evidenciada a inter-relação de tal campo com a mente. Isto já é *prana*, sendo redescoberto pelos laboratórios. O fato entretanto mais importante ocorreu na Rússia há cerca de trinta anos, quando o casal Kirlian conseguiu impressionar um filme fotográfico com as radiações energéticas emitidas por pequenos objetos e seres vivos. Era como que a "fotografia" das emanações prânicas. Os cientistas constataram que não se tratava de nenhuma das conhecidas formas de energia (elétrica, luminosa, calórica...). Tiveram de batizá-la. Denominaram-na *energia bioplásmica*. A partir daí, em todo o mundo, a pesquisa foi se desenvolvendo à base de observar as kirliografias. E, o mais importante, comprovando, evidenciando e confirmando todas as antigas informações dadas pelos *rishis*, os mestres yoguis. O que os aparelhos mostraram, a intuição deles já sabia. Foi bom. Já não há mais lugar para contestações ou suspeitas.

O *prana*, semelhantemente à eletricidade: a) *se polariza Ha*, positivo, ou *Tha*, negativo; b) pode ser *acumulado, transformado* e *conduzido*. *Ásanas* e *pranayamas* servem para nele atuar, e é exatamente por isto que a Hatha Yoga apresenta resultados e efeitos terapêuticos que a simples compreensão anatomofisiológica (sistemas nervoso e endócrino, circulação sanguínea) é incapaz de explicar.

B) Corpo sutil ou prânico

As pesquisas sobre a bioluminescência (efeito Kirlian) constataram serem verdadeiros os ensinamentos do Yoga sobre o *prananamayakosha* (corpo feito de *prana*). Este organismo energético, que *permeia, alimenta, organiza, comanda* e *vivifica* o corpo físico (*annamayakosha*), é chamado pela ciência de *corpo bioplásmico.** É o *corpo vital* dos teosofistas. Vive em permanente comércio e interação com o "campo energético universal" (*prana* cósmico), do qual faz parte, dele assimilando maior ou menor quantidade de energia, que se vai acumular em seus centros de força (*chakras*). É profundamente influenciado pelos estados mentais (pensamentos e emoções) e reflete tudo sobre o organismo físico. É especialmente pela respiração que nosso corpo prânico ou bioplásmico capta o *prana* cósmico, para carregar suas baterias (*chakras*) e fazê-lo circular pelos condutos (*naddis*). Cada vez que inspiramos absorvemos *prana*, cada vez que expiramos o distribuímos pelos vários órgãos do corpo sutil, através de condutores especiais, chamados *naddis*, de certa forma uma espécie de nervos prânicos.

A circulação do *prana* se faz assim: pela narina direita, terminal do *naddi píngala*, penetra a corrente positiva — *Ha*. Depois de dinamizar e alimentar os *chakras* (verdadeiros acumuladores e transformadores de energia), sai pela narina esquerda, onde termina o *naddi ida*. A corrente negativa faz exatamente o oposto: entra pela narina esquerda e sai pela direita.

Ambos os *naddis* — *ida* e *píngala* —, que começam um em cada narina, vão-se fundir no *chakra muladhara* ou *chakra raiz*, localizado na base da coluna vertebral e onde reside uma energia potentíssima chamada *kundalini*. No homem normal, *kundalini* dorme sono hibernal, está, portanto, inativo. É, no entanto, uma potencialidade comum a todos os seres humanos. Raros são os que *despertaram kundalini*. Esses são autênticos super-homens, portadores de poderes psíquicos e espirituais. *Kundalini,*

---

* Em pesquisa realizada com vários pacientes portadores de doenças psicossomáticas, verifiquei por meio da *bioeletrofotografia* (inicialmente denominada *kirliangrafia*) que antes do relaxamento yoga tais pacientes apresentavam várias alterações bioeletrofotográficas e, após o relaxamento, as fotos kirlian revelavam mais harmonia no campo energético. [*N. do R.T.*, médico pesquisador.]

que pode ser despertado até involuntariamente (raríssimas vezes), é bom que permaneça latente no homem vulgar sem condições morais para usar sua extraordinária energia. É fácil compreender o que acaba de ser dito, à luz da atual conjuntura internacional, em que os povos apreensivos tentam, de todas as formas, canalizar a energia nuclear para os fins pacíficos, o que desgraçadamente está parecendo difícil, visto o baixo grau de evolução espiritual da humanidade. *Kundalini* é uma espécie de energia nuclear domiciliada no *muladhara*.

Partindo do *chakra raiz*, os dois *naddis* se cruzam quatro vezes sobre o terceiro *naddi*, o central e o mais importante, chamado *sushumna*, que tem para correspondente anatômico a medula espinhal, dentro do canal raquidiano. É notável como a figura formada pelos *naddis ida* e *píngala* a se cruzarem sobre a *sushumna* se parece com o *caduceu de Mercúrio*, símbolo universal da medicina e da luz da ciência. Clarividência e poderes sobrenaturais, de fato, resultam para aqueles em que *kundalini* despertado deixa gloriosamente seu ninho — *muladhara* — e sobe pela via que lhe é reservada, o *naddi sushumna*, iluminando os outros *chakras* também dispostos na linha deste *naddi central*, até alcançar o último *chakra*. O que só acontece em estágios mais avançados do Yoga, pouco acessíveis ao comum dos homens.

Há no corpo sutil grande número de *naddis*, no entanto, os principais são os três já citados. Igualmente numerosos são os *chakras*, dos quais somente sete merecem atenção. Situados ao longo da linha central do corpo, distribuem-se de tal maneira que vêm a corresponder às principais glândulas de secreção interna e aos mais importantes plexos nervosos do sistema vagossimpático e, no corpo prânico, os *chakras* ou *rodas* desempenham funções altamente relevantes. Alimentados pelo *prana*, que é absorvido pela respiração, funcionam como acumuladores e transformadores deste *prana*, que depois se encarregam de distribuir por todo o corpo, alimentando assim a chama da vida.

Do mais rico suprimento de *prana* e do exato funcionamento dos *chakras* dependem a saúde, a disposição para a vida, o entusiasmo, a capacidade de trabalho, a resistência à fadiga, a força física, nervosa, psíquica e espiritual. Chama-se *trabalhar os chakras* desenvolvê-los a ponto de cumprirem as funções espirituais, parapsicológicas e fisiológicas a seu cargo. À medida que o praticante vai conseguindo despertar seus *chakras*, poderes paranormais podem também começar a se manifestar, causando-lhe surpresa, autoconfiança e natural satisfação.

Conheçamos essas *rodas*, ou *lótus,* ou *centros de força.*

C) Os *chakras*

1. O primeiro, onde *ida* e *píngala* se unem, é o *muladhara* ou *chakra raiz*, localizado na base da coluna vertebral, entre o ânus e os órgãos sexuais. É onde se acha concentrado o *fogo serpentino* ou *kundalini*. Correspondendo ao plexo coccígeo, em condições normais, comanda a reprodução. Amplamente desenvolvido, promove o discernimento espiritual.

2. *Svadhishtana chakra*, um pouco acima da genitália, controla o impulso erótico, assim como as funções de desintoxicação do organismo. Plenamente desenvolvido, modifica profundamente a personalidade, enriquecendo-a.

3. *Manipura chakra*, à altura do umbigo, rege a vida vegetativa, por intermédio do sistema vagossimpático. Sabendo-se que também controla a respiração, desnecessário é dizer que importante papel desempenha na Hatha Yoga. Desenvolvido, cria o desejo da realização espiritual.

4. *Anahata chakra*, ao nível do coração, rege os sistemas circulatório sanguíneo e prânico. Quando desenvolvido desperta o *amor universal.*

5. *Vishudha chakra*, correspondendo à garganta, segundo Kerneiz, suas funções são subconscientes; regendo algumas glândulas endócrinas, interfere também na audição e na emissão da voz. Inspiração e expressão criadora resultam de seu pleno desenvolvimento.

6. *Ajna chakra* acha-se exatamente no espaço entre as sobrancelhas, na raiz do nariz. A quase unanimidade dos livros o dão como contrapartida prânica da hipófise. Especialmente ligado à vida intelectual e à visão, é chamado também de *terceiro olho*, por ser o órgão prânico da clarividência e da intuição mística. É sobre ele que geralmente incidem os exercícios de concentração. Em seu desenvolvimento total, dá a autoconsciência integral. Coincide sobre o ponto de encontro dos *naddis ida* e *píngala*, chamado *triveni*, importantíssimo para o *yoguin.*

7. *Sahasrara chakra*, o lótus de mil pétalas, está localizado ao alto da cabeça, correspondendo à glândula pineal, a mais misteriosa de todo o

sistema endócrino. É a morada do deus *Shiva*. No homem vulgar praticamente inativo, somente nos yoguis que se libertaram e iluminaram este
chakra está desperto. Isto se dá quando *kundalini*, ascendendo através de
sushumna, vai desabrochando os lótus (*chakras*) até a ele chegar. Aí, então,
o yogin atinge seu fim. Terá *regressado*. Está *unificado*. Novamente *ligado*,
gozando a bem-aventurança do divino-lar. Os raros seres que têm atingido esta ventura suprema são geralmente representados por figuras de cuja
cabeça se irradia luz brilhante. As efígies de *Sidarta Gautama* apresentam
uma saliência no alto da cabeça, indicando sua condição de *Buda*, que
quer dizer *Iluminado*, aquele que realizou a união, aquele que despertou
o *chakra sahasrara*.

A ativação dos vários *chakras*, com todas as importantes consequências espirituais, fisiológicas e psíquicas, constitui a preocupação central
da Hatha Yoga e está reservada como prêmio ao que persiste no esforço.

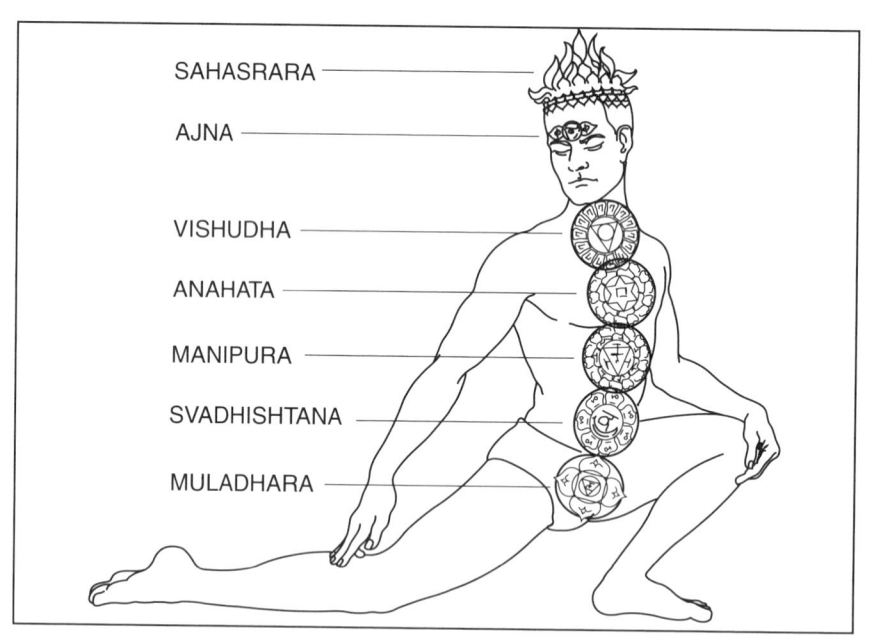

Figura 6: *O pranamayakosha (corpo prânico), vendo-se os nervos sutis (naddis) e os
centros energéticos (chakras).*

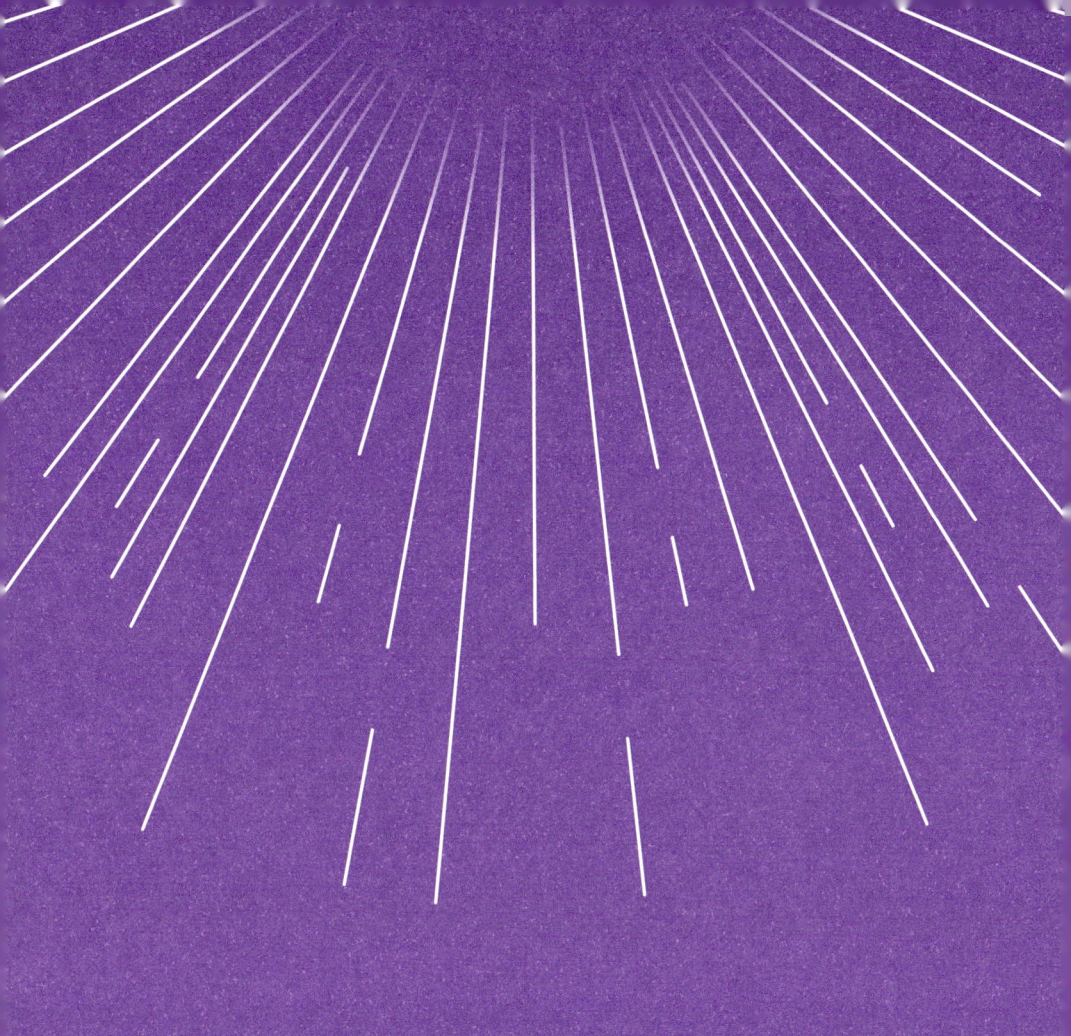

PARTE 2

PRANAYAMA

Respiração

A CIÊNCIA OCIDENTAL CONSIDERA A RESPIRAÇÃO tão somente como um fenômeno fisiológico, mercê do qual o organismo utiliza o oxigênio do ar a fim de, com ele, efetuar as transformações químicas necessárias para que o sangue possa distribuir "nutrição" a todas as células. Parar de respirar é o mesmo que morrer.

Para a ciência *Yogui* a respiração, no entanto, é muito mais do que um fato fisiológico. É também psicológico e prânico. Em virtude de fazer parte dos três planos — fisiológico, psíquico e prânico —, a respiração é um dos atos mais importantes de nossa vida. É por seu intermédio que podemos conseguir acesso a todos eles. Por outro lado, é ela o único processo fisiológico duplamente voluntário e involuntário. Se quisermos, podemos acelerar, retardar, parar e recomeçar o ritmo respiratório. É-nos possível fazê-la mais profunda ou superficial. No entanto, quase todo o tempo, dela nos esquecemos inteiramente, deixando-a por conta da vida vegetativa. Graças a isto, a respiração é também a porta através da qual poderemos um dia, à custa de aprendizado, invadir o "reino proibido" do sistema vagossimpático. É principalmente graças a ela que o *yoguin* avançado consegue manobrar fenômenos fisiológicos até então refratários a qualquer gerência.

A psicanálise pôs às claras a existência de um eu profundo, uma personalidade inconsciente, que estruturada com impulso e tendências instintivas procura manifestar-se, pressionando, lá do nível desconhecido e misterioso de cada um de nós. Uma outra personalidade, que meridianamente cada um se reconhece ser, é estruturada à base de comportamentos aprendidos e socializados. Esta dicotomia alimenta um estado de tensão permanente. Pois o *eu consciente*, vigilante, teme e sufoca a livre expressão do *eu profundo*. Este — na interpretação de Freud, feio, erótico e antissocial — é alimentado pelas frequentes repressões a que o *eu consciente* o submete. Do *eu profundo* o que podemos dizer é que ele é desconhecido e rebelde ao controle, mas não podemos concordar que seja apenas sujeira e negrume. Podemos dizer, isto sim, que as energias que consigo guardar, e que, no homem vulgar, são desconhecidas pelo *eu consciente*, têm sido apenas temidas e recalcadas. Submetidas, mas não vencidas, permanecem, no entanto, criando conflitos e, como uma mola comprimida, são perigosamente capazes de vencer o controle e soltar-se, muitas vezes, desastrosamente.

Visando à unificação da personalidade, por meio de autoanálise e da psicanálise, tentativas são feitas no sentido de um "tratado de paz e mútua colaboração" entre estes dois partidos que dividem o "reino interno" do homem. A respiração é um meio certo de obter essa *unificação* ou *Yoga*.

Há em cada homem duplo ritmo respiratório. Um ligado à vida de relação ou consciente e o outro, à atividade inconsciente e vegetativa. A primeira, que todos conhecem, é superficial, e a outra, profunda. Aquela se liga às atividades conscientes, características do eu superficial e consciente, e esta é própria dos mecanismos inconscientes e involuntários, ligada, portanto, ao eu profundo. A integração que se atinge no plano respiratório é estendida ao plano psíquico, mercê da integração dos dois sistemas nervosos: cerebrospinal e simpático. Consegue-se isto com a prática da respiração integral, que, começando como respiração superficial, vai progressivamente aprofundando-se até a meta final. Desde já, porém, não se deve entender como respiração profunda apenas o inspirar sob grande esforço com o fim de encher ao máximo o pulmão.

A) Aspecto psíquico da respiração

Para melhor evidenciar a natureza psíquica da respiração, basta considerar as alterações rítmicas funcionais que concomitantemente ocorrem com as alterações psíquicas. Na inquietude mental e emocional observa-se a respiração acelerada. Torna-se lenta nos estados em que nos achamos física, mental e emocionalmente tranquilos. Se nos envolve um conflito entre duas tendências ou desejos antagônicos, ela se faz irregular ou arrítmica. Se, no entanto, nos encontrarmos integrados, livres de contradições psíquicas, respiramos compassadamente.

Do mesmo modo, quando, pelos exercícios respiratórios, voluntariamente controlamos a respiração, tornando-a lenta, induzimo-nos necessariamente à tranquilidade emocional e mental. Ritmando-a, estabelecemos a paz entre a mente, a vontade e os impulsos antes contraditórios e opostos.

B) A respiração como fenômeno prânico

Ao tratarmos do *corpo prânico* chegamos a ver a respiração como o meio de que ele se serve a fim de suprir-se de *energia prânica*. Cremos já ter dito o suficiente. Vimos já a importância da respiração como fenômeno polarizado, absorvendo a energia positiva — *Ha* — e a negativa — *Tha*. Energias estas que vão vivificar os *chakras* e circular pelos vários *naddis*.

Pelo exposto, torna-se claro que, controlando voluntariamente a respiração, ritmando-a, aprofundando-a, dirigindo-a, polarizando-a, o homem vai obtendo acessos a seus diferentes níveis — psíquico, fisiológico, prânico, podendo então *integrá-los* em seu proveito.

C) As fases da respiração

A respiração yogue se faz segundo três fases: *puraka*, ou inspiração; *kumbhaka*, ou retenção; *rechaka*, ou expiração. Conforme sabemos, quando inspiramos apenas pela narina esquerda, terminal do *naddi id*, absorvemos *prana* negativo (*Tha*), e quando o *puraka* se faz pela narina direita, onde termina o *naddi píngala*, incorporamos *prana* positivo (*Ha*).

Pranayama e sua importância

Etimologicamente, a palavra sânscrita *pranayama* significa domínio (*yama*) sobre o *prana*. A maioria dos autores conceitua como a suspensão voluntária do alento, isto é, do *prana*, e é o objetivo comum que todos eles apontam para os vários exercícios respiratórios, constituindo o "abre-te sésamo" para a transcendência e a libertação. O venerável Swami Vivekananda, em *Filosofia Yoga* (Buenos Aires, Editorial Kier), narra uma parábola, ilustrando a importância do *pranayama*. Ei-la:

> Conta-se que o ministro de um grande rei caiu em desgraça. Como consequência, o rei mandou encerrá-lo na cúspide de mui elevada torre. Assim se fez, e o ministro foi relegado a ali consumir-se. Ele contava, porém, com uma fiel esposa, que à noite foi à torre e, chamando o marido, perguntou-lhe que poderia fazer para facilitar-lhe a fuga. Respondeu-lhe que na noite seguinte voltasse trazendo uma corda grossa, um forte barbante, um carretel de fio de cânhamo e um outro de fio de seda, um besouro e um pouco de mel. Muito admirada, a boa esposa obedeceu e lhe trouxe os objetos pedidos. Então o marido lhe disse que atasse a extremidade do fio de seda ao corpo do besouro, que lhe untasse os chifres com uma gota de mel e que o colocasse sobre a parede da torre, deixando-o em liberdade e com a cabeça voltada para o alto. Assim ela fez e o besouro principiou sua viagem. Sentindo o cheiro de mel diante de si, trepou lentamente, com a esperança de alcançá-lo, até que chegou ao cume da torre. Apoderando-se então do besouro, encontrou-se o ministro na posse de um dos extremos do fio de seda. Nesta situação, disse à esposa que unisse no outro extremo o fio de cânhamo e, depois que este foi puxado, repetiu o processo com o barbante e finalmente com a corda. O restante foi fácil: o ministro conseguiu sair da torre por meio da corda, evadindo--se. Em nossos corpos, continua o yogui Vivekananda, o alento vital é o fio de seda e, aprendendo a dominá-lo, apoderamo-nos do fio de cânhamo das correntes nervosas, destas fazemos outro tanto com o forte barbante de nossos pensamentos e, finalmente, apoderamo-nos da corda do *prana*, com a qual logramos a libertação.

A boa respiração deve ser nasal

Dos mamíferos, o homem é o único que, por causas patológicas ou deploráveis maus hábitos, às vezes respira pela boca. Respiração errada. O nariz não foi feito para compor um elegante perfil. Deus o pôs no meio da nossa face para com ele realizarmos sadiamente esta coisa importantíssima que é respirar.

Os inconvenientes da respiração bucal são de dupla natureza: físicos e prânicos.

Os de ordem física começam com a insuficiente alimentação de ar nos pulmões. Os que respiram pela boca são permanentemente martirizados por uma asfixia parcial, além de serem mais sujeitos às infecções por germes do ar. O nariz é um filtro contra poeiras. Graças à ação bactericida de seu muco, livra-nos de insidiosos invasores. É também um radiador natural que aquece o ar frio do inverno antes de chegar aos pulmões.

A dificuldade de respirar pelo nariz começa quase sempre na infância, e é quando, por tal motivo, se forma o hábito de respirar pela boca.

A ciência dos *tatwas* ensina que na pessoa sadia a respiração se faz mais fortemente por uma narina do que por outra, variando o lado de duas em duas horas. Durante duas horas, a narina direita funciona mais fracamente do que a esquerda para, depois de duas horas, mudar e então é a esquerda que mais trabalha. Não sei se a ciência ocidental já se apercebeu deste fenômeno. Isto implica em saúde e harmonia com o cosmos. As pessoas que sofrem de nariz entupido de um dos lados gozam menos saúde do que os que respiram normalmente. Por isso deveriam aprender a conservar funcionando em bom estado ambas as narinas.

Das fossas nasais, a que mais frequentemente funciona mal é a esquerda, por onde se faz a inspiração da corrente negativa *Tha*. "Ora", diz Kerneiz (*Comment Respirer*, Éditions Jules Tallandier, Paris), "certos biologistas contemporâneos, como o Doutor Thijenski, consideram precisamente como uma das causas e igualmente um dos principais sintomas do envelhecimento a insuficiência de ionização negativa nos fenômenos humanos."

Agora que expusemos os ônus de uma respiração defeituosa, estamos na obrigação de indicar técnicas yogues que a possam corrigir e curar.

Como corrigir a respiração deficiente

Como os exercícios de *pranayama* são quase todos executados usando somente o nariz, antes de iniciar um deles é preciso ter as fossas nasais totalmente desimpedidas.

Talvez nenhuma técnica yogue seja necessária quando se trata de uma pessoa que respira pela boca devido a mau hábito formado na época em que, por um qualquer defeito anatômico ou fisiológico, teve dificuldade de respirar pelo nariz. Neste caso, só é preciso uma boa dose de propósito de livrar-se do hábito, se é que o obstáculo anatômico ou fisiológico já foi removido.*

Para desobstruir uma das narinas, coloque na axila do lado oposto um volume como o de um livro, ou o punho fechado. Dentro de minutos, o desentupimento se dá. É só ter um pouquinho de paciência. Logo que obtiver o que deseja, desfaça a pressão, senão vai entupir a narina do mesmo lado. Se estiver na cama, é suficiente deitar-se sobre o lado desobstruído, para em poucos instantes livrar a narina que estava entupida. E ainda há quem não admita a existência dos *naddis*!

A lavagem do nariz ou *vyut-krama* consiste em aspirar água pelo nariz e cuspi-la pela boca. A sucção se faz mais com a faringe do que com as narinas. A água deve ser fervida, com uma solução de sete por cento de sal de cozinha (melhor o sal bruto) e em temperatura morna. Nas primeiras vezes a coisa é desagradável. Dá uma dorzinha que desaparece em poucos segundos.

Alguns exercícios de *pranayama*, adiante ensinados, são outras formas eficazes de limpar o muco das narinas e quem os pratica realiza outrossim um tratamento preventivo.

Há certas práticas indicadas por Kerneiz (*op. cit.*) que preferimos explicar na palavra do autor. Tais técnicas "consistem essencialmente em pronunciar ou sobretudo em cantar certas sílabas de maneira a fazer *vibrar* as paredes das vias respiratórias. Os sons devem de preferência ser emitidos sobre uma das notas do acorde perfeito e segundo o registro vocal de cada um. Não é preciso cantar a toda a voz, mas cantarolar".

A sílaba mais própria a fazer vibrar a cavidade torácica mediana é *frem*; é preciso tentar um pouco para obter o justo som, apoiando ligeiramente os dedos sobre o peito, deve-se sentir a vibração. *Om* (a sílaba sagrada) faz vibrar a parte superior da caixa torácica e a base da garganta. *Yum*, a parte

---

* Pessoas que, no entanto, sofrem de desvio de septo nasal devem procurar orientação médica, pois, dependendo do caso, pode ser viável uma correção cirúrgica. [*N. do R.T.*]

superior da garganta e alto da glote. *Vam*, o alto do véu palatino e a parte posterior das cavidades nasais. *Mam*, a parte média do véu palatino e das cavidades nasais. *Sam*, a parte anterior do véu palatino e das cavidades nasais. Podem-se obter vibrações um pouco diferentes e mais acentuadas substituindo o *m* final por *n*.

A emissão prolongada e repetida dessas sílabas sobre um som musical e as vibrações que elas determinam tem por efeito *purificar* as vias respiratórias e livrá-las de todo excesso de muco, exercendo ação tonificante notável, que tende a imunizá-las contra todas as infecções menores de que se tornam sede.

Esses exercícios assim descritos por Kerneiz são classificados na categoria de *mantrans*. *Mantram* é a palavra ou som que determina efeitos vibratórios, psíquicos e espirituais quando devidamente emitidos. São verdadeiros *mantrans* os cantos gregorianos e a entoação das *suras* do Alcorão pelos muçulmanos em prece. De certa forma, o efeito psicológico arrancado aos soldados pela marcialidade dos tambores exemplifica o que os orientais denominam *mantrans*.

O diafragma e a respiração diafragmática

No mecanismo respiratório, o músculo que separa o tórax do abdômen desempenha papel relevantíssimo. Se você se deitar de barriga para cima, poderá observar como o abdômen sobe e desce ao ritmo respiratório. Funciona o diafragma como uma membrana. Quando desce, intumescendo o abdômen, arrasta consigo a base do pulmão, aumentando o vazio interno deste, o que produz a sucção do ar. Isto é a inspiração. Na expiração, dá-se exatamente o contrário: o diafragma retoma sua posição primitiva, reerguendo-se.

Este mecanismo, tão bonito e tão sadio, com a vida sedentária, desgraçadamente, vai se perdendo, até quase desaparecer na maioria das pessoas maduras. É como se o diafragma morresse aos pouquinhos. Resta no fim tão somente a respiração com a parte superior dos pulmões. Mesmo entre atletas tal fato se dá. Quando querem *respirar fundo para voltar à calma*, levantam os braços, comprimem e intumescem de ar somente o terço superior do órgão. Fazem exatamente o oposto do que o Yoga ensina e que é a forma ideal de respirar. O atleta ocidental inspira estufando o peito e encolhendo a barriga. O *yoguin* inspira projetando discretamente a barriga, puxando para baixo o diafragma, enchendo, assim, não somente o ápice mas também e, mesmo antes, a base do pulmão, que é a zona mais rica em alvéolos, portanto a mais importante para a economia vital.

A morte do diafragma paralisa a musculatura da parede abdominal. Esta, por falta de exercícios, definha, não podendo mais sustentar em seus devidos lugares as vísceras, que se dilatam e caem sob a solicitação da gravidade. E a velhice muito cedo chega, com a gordura que se acumula enfeando a barriga. A visceroptose, este deslocamento das vísceras, é corrigida pela respiração diafragmática (ver Figuras 7 e 8).

A respiração ocidental nega ao organismo um tesouro de benefícios decorrentes da suave massagem automática e natural que a respiração diafragmática promove nos órgãos internos e nas glândulas, a par de que, do ponto de vista quantitativo, trabalhando apenas com um terço do pulmão, reduz proporcionalmente a "capacidade vital".

A respiração diafragmática tem sido utilizada no tratamento de moléstias cardíacas. Ela massageia com brandura e naturalidade o coração. O Professor Tirala, de Wiesbaden, é o pioneiro neste tratamento. No restabelecimento do Presidente Eisenhower a respiração teve papel significativo.

Massagem igual à que recebe o coração todas as vísceras recebem. No caso dos intestinos, ela é particularmente benéfica, curando a prisão de ventre, contribuindo assim para livrar o organismo das massas putrefatas.

Rejuvenescimento progressivo é outro dividendo que seguramente se recolhe. A respiração abdominal também é utilizada como elemento principal em regimes de emagrecimento. Atuando diretamente nas causas da obesidade, é o mais definitivo e sadio método de emagrecimento.

Uma criancinha dormindo é o verdadeiro símbolo da paz, da segurança, eutimia, da felicidade, porque sua respiração é diafragmática, repare como sua barriga sobe e desce. Estresse nenhum.

Depois de saber tudo isto, o leitor pode estar ansioso pelo "mapa da mina", isto é, a técnica da respiração diafragmática. Vamos a ela.

Antes de qualquer outra coisa, faz-se imprescindível restaurar os movimentos naturais do diafragma, perdidos em massas de gordura, sufocados por cinturões apertados, esmagado por vísceras dilatadas. Sem este exercício preliminar, nada pode ser obtido e nada deve ser tentado.

A) Ativação do diafragma

Trata-se de exercício puramente mecânico. Nele ainda não nos preocupamos propriamente com a respiração. Em pé, tendo previamente esvaziado os pulmões, movimente a barriga para diante e para trás sob a ação do diafragma. Desde este primeiro exercício você deve habituar-se a manter sua atenção no que está fazendo. Comece com um minuto no primeiro dia e vá acrescentando um nos dias subsequentes até atingir cinco. Não use de violência, pois poderá vir a sentir alguma dor, a qual deverá passar com o repouso. Evite a prática se o estômago estiver cheio. Para maior facilidade, de pé, incline o tronco um pouco para a frente, apoiando as mãos nas coxas um pouco acima dos joelhos.

B) Limpeza dos pulmões

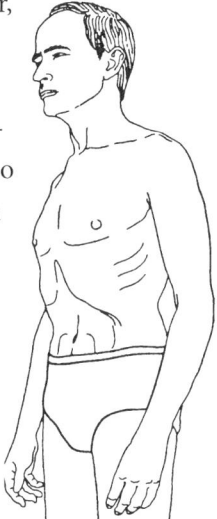

O pulmão é como uma esponja que se deve embeber, não de água, como a esponja comum, mas de ar. A cada inspiração se enche de ar que depois será lançado fora quando os músculos respiratórios relaxarem na expiração. Comumente, tanto a inspiração como a expiração não são feitas com todo o pulmão, mas apenas com um terço, assim a esponja só funciona numa terça parte. Que acontece com o restante? Uma coisa bem nociva: boa quantidade de ar fica estagnada, sem renovação, sujeita portanto a deteriorar-se e a deteriorar o próprio pulmão e, portanto, toda a saúde.

Precisamos, portanto, aprender esta prática higiênica tão pouco conhecida e tão útil, qual seja a de expulsar dos pulmões o ar residual e fermentado. Aprendamos a espremer ao máximo a esponja.

Figura 7: *Limpeza dos pulmões*

Suponhamos que você já aprendeu a movimentar o diafragma. Expul-se todo o ar, ajude com uma pequena tosse e complete puxando aquele músculo para cima e comprimindo a musculatura abdominal, o que será conseguido encolhendo ao máximo o abdômen, como que desejando en-costar o umbigo às costas. É prudente lembrar que isso não deve ser feito de estômago cheio. (Figura 7)

C) Exercício de respiração diafragmática

Tendo readquirido a natural movimentação diafragmática, graças a um exercício anterior, puramente mecânico, temos agora que a isto associar o mo-vimento da respiração, coisa que, à primeira vista, parece fácil, mas que não é, devido a uns tantos desnaturados automatismos respiratórios adquiridos, bem como pela interferência perturbadora de certos estados psicológicos.

Deite-se sobre as costas, em superfície dura (no assoalho forrado), enco-lha as pernas, conservando os joelhos altos e juntos, os pés afastados. Des-canse a mão sobre o abdômen, afrouxando todos os músculos. (Figura 8) Proceda à limpeza do pulmão. Desta forma, o abdômen deve estar retraído ao máximo e assim o conserve até que se sinta "impulsionado" a inspirar, quando então o abdômen tende a expandir-se. Agora *solte-o* e *deixe* o ar entrar. Concomitantemente, o abdômen se eleva, arrastando o diafragma, que por sua vez puxa a base do pulmão, e dessa forma o ar que entrou pelas narinas vem encher este órgão. Para a exalação, novamente o abdômen se abaixa, suspendendo o diafragma, enquanto para fora vai o ar.

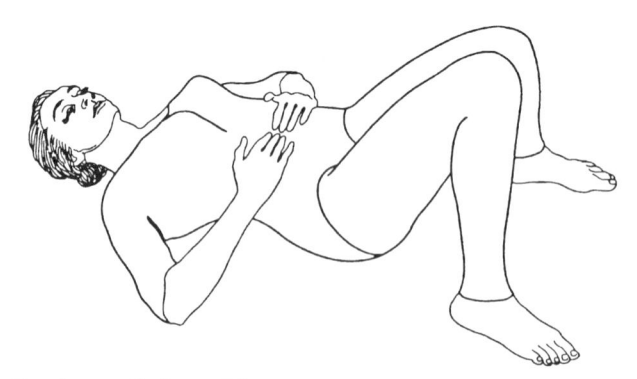

Figura 8: *Respiração diafragmática*

"Durante o processo, o abdômen é o único que se movimenta, já que o peito permanece praticamente imóvel. Mas este movimento do abdômen, repetimos, quando se consegue fazer corretamente o exercício, não é a própria pessoa (eu consciente) quem dirige e aciona. É obra exclusiva do diafragma (mente instintiva), o qual o praticante deve limitar-se a seguir com atenção em sua natural, livre e espontânea movimentação. *Em realidade, não é a pessoa quem faz o exercício respiratório, mas é a própria vida que nele respira, limitando-se a pessoa a permitir, observar e seguir com atenção o processo natural de respirar que em seu interior tem lugar.*"*

Esse exercício pode ser realizado sem restrições. Qualquer pessoa, sadia ou enferma, jovem ou idosa, pode praticá-lo, e na dosagem que desejar. Para os melhores resultados, deve o praticante observar que:

a) Às narinas não cabe puxar o ar. Se há alguma solicitação do ar, esta cabe àquela área posterior ao nariz e anterior à faringe, lugar aproximado da glândula pituitária. O nariz é a entrada natural do ar, pois está aparelhado para filtrá-lo, umedecê-lo, purificá-lo e aquecê-lo. A respiração pela boca, só em raros exercícios. Mas no exercício presente o nariz serve de passagem tão somente. A sua passagem, o ar fresco estimula e esfria a mucosa e ao ser expelido vem aquecê-la.

b) A respiração é calmíssima. Uma pessoa profundamente adormecida dá-nos uma ideia daquilo que devemos realizar.

c) Depois de certo progresso na técnica, as pernas podem ficar estendidas, e não mais flexionadas, aproximando-se daquilo que se denomina *relaxamento completo*, objeto de estudos adiante feitos.

d) Sua atenção alerta e ininterrupta deve *acompanhar* a suave ondulação do ventre, o entrar-e-sair do alento. Dizemos alento, e não ar atmosférico, pois, a partir daqui, cada vez que inspirarmos (*puraka*) devemos mentalizar o *prana*, que é vida, paz, saúde, energia, alegria, enfim, tudo de que precisamos para sermos felizes.

e) Bem dissemos que a atenção deve *acompanhar*, pois o praticante somente experimentará as sensações de descanso, liberdade, espontaneidade,

---

* Fonte: A. Blay, *Hatha Yoga*, Barcelona, Editorial Ibérica. S.A. [O grifo é nosso.]

leveza, alegria e paz se se *abandonar à vida que nele penetra*, sem interferir voluntariamente no processo. Deve deixar que a respiração, vinda do plano profundo do *eu*, chegue à superfície e se harmonize no plano consciente.

f) Esta prática lhe será proveitosa: 1) no *relaxamento*; 2) ao deitar--se para dormir; 3) nos momentos de tensões e conflitos emocionais; 4) quando se sentir mentalmente cansado; 5) na fase preparatória de qualquer trabalho intelectual.

g) As pessoas que se acham presas à cama podem e devem praticar a respiração abdominal. Isto só lhes prestará benefícios.

h) O bom êxito depende da correta posição do corpo, do relaxamento e da atitude mental.

Efeitos psicológicos: Tranquilização de crises emocionais, correção da habitual divagação mental, sensação de vivência deliciosa e profunda. Cura insônias.

Efeitos fisiológicos: Repouso geral, especialmente para os sistemas nervosos cerebrospinal e vagossimpático; perfeita irrigação sanguínea; regularização das funções vegetativas, com a mais profunda pranificação do corpo sutil.

Respiração completa

Estamos agora em condições de aprender e praticar a respiração completa, desde que já aprendemos a respiração abdominal automática. Naquela *deixamos* que a coisa acontecesse. Agora vamos dirigir o processo. Se até então apenas trabalhava um terço do pulmão, agora vamos forçar a ação de todo ele. Nesta forma de respirar, todos os níveis da personalidade participam, desde os planos mais profundos aos superficiais. Agora, voluntariamente atuando com os músculos respiratórios, o praticante vai fazer o pulmão trabalhar era sua total capacidade, o que não se deve entender como uma respiração forçada a ponto de quase arrebentar com a exagerada pressão interna causada pela superventilação — o que só tem acarretado distúrbios nervosos e pulmonares. Suavidade é uma das características marcantes de todo exercício yogue e este não é uma exceção. Posto que se conduza mentalmente a inspiração, não quer dizer que ela seja um bombeamento desmedido de ar. Ela é mais *o resultado de um impulso que vem do fundo de nós mesmos.*

Normalmente, isto é, respirando somente com um terço do pulmão, o homem não tem a saúde e a energia que teria se respirasse com o órgão todo. É isto que vamos ensinar aqui.

Aprendamos a *respiração completa*. Ela envolve a base, a parte média e o ápice pulmonares, segundo três fases, precedidas pela limpeza completa, isto é, com o "espremer-se" totalmente as esponjas pulmonares. Terminada a limpeza, o abdômen deve estar recuado e a massa pulmonar, sem qualquer ar. É como um vazio que pede para ser preenchido.

Execução: Pode ser descrita em três fases. Na primeira, é abdominal ou diafragmática, portanto, quando perfeita, deve ser automática, espontânea e nela a mente e a vontade apenas figuram como testemunhas. As duas outras, ao contrário, são fases voluntárias, quer dizer, claramente comandadas.

Deve-se praticar de pé ou sentado, com a coluna vertebral perfeitamente colocada em suas curvaturas naturais, o que se consegue mantendo o tronco ereto, sem constrangimento. Assim, com todo o corpo relaxado, limpe totalmente os pulmões. Permaneça sem ar por alguns segundos, como que *criando a necessidade de inspirar*. Depois comece.

É bom que evite excessos e dosagem além da que será prescrita. Nada faça sem estar bem *atento* para todos os movimentos. Não desanime com as naturais dificuldades de começo. Siga fielmente a descrição do exercício e... bom proveito!

1ª Fase — Respiração abdominal: Aproveite o impulso que vem de dentro, liberte o abdômen, que vai para a frente, deixe entrar o ar livremente, o que acentua o movimento abdominal. Com isto ficará cheia toda a base pulmonar. Os erros que se devem evitar são: 1) não simultaneidade entre o inspirar e o projetar do abdômen; 2) forçar demasiadamente a barriga para a frente, julgando que isto faz caber maior dose de ar. O avanço do abdômen se faz ao mesmo tempo que a inspiração e desta é a causa. (Figura 9)

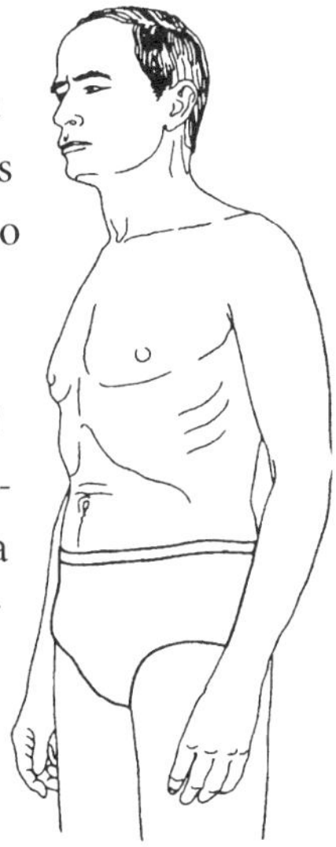

Figura 9: *Respiração completa — 1ª fase*

2ª *Fase — Respiração mediana*: Tendo o ar preenchido a base do pulmão, deverá encher-se agora a parte média, e isso será facilitado com o alargamento da parte mediana do tórax, num aumento lateral do volume torácico. É possível que o principiante sinta dificuldades, em virtude do estado de atrofia em que tem seus músculos respiratórios, depois de tantos anos de respiração mesquinha. Exercite-se colocando as mãos nas costelas e procure sentir que elas se alargam.

3ª *Fase — Respiração subclavicular*: Depois de bem alimentadas de ar a base e a parte média, resta fazer o mesmo com o ápice do pulmão, o que se consegue erguendo suavemente o tórax e não os ombros. (Figura 10)

A expiração faz-se de maneira inversa, como que espremendo a esponja pulmonar, a partir de cima até embaixo. Para isto, solte inicialmente a pressão reinante no ápice, depois na parte média e, finalmente, pela contração e sucção abdominal, expila todo o ar, igualzinho como faz na "limpeza dos pulmões".

Tanto a inspiração como a expiração se processam cada uma como um movimento único e uniforme, apesar de ser triplo, como vimos. Quando perfeita, a inspiração é uma lenta, uniforme, ininterrupta e harmoniosa ondulação que, a partir

Figura 10: *Respiração completa — Final*

do ventre, movimenta todo o tronco. O mesmo pode-se dizer da expiração.

Efeitos fisiológicos — Massageando o coração, rejuvenesce-o e o estimula; evita a prisão de ventre; equilibra o sistema endócrino; vitaliza o nervoso; desenvolve e tonifica todo o aparelho respiratório; melhora o funcionamento do estômago, vesícula, pâncreas, baço, rins e fígado. Melhora a qualidade do sangue pela maior eliminação do gás carbônico e absorção de oxigênio, beneficiando portanto o estado de todos os órgãos e tecidos, desenvolvendo sensivelmente a resistência e a defesa orgânica, aumentando notavelmente a energia. Somente os resultados colhidos e observados em si próprio indicarão ao praticante os lucros que auferiu. Destes, um interessa particularmente às pessoas gordas: emagrecimento sem fome, sem drogas nem torturas.

Na opinião de Yesudian, é uma garantia contra a tuberculose. E minha experiência com os enfermos do tórax da Santa Casa de Misericórdia (RJ) me autoriza a recomendar a respiração completa na prevenção de enfisemas, derrames e outras doenças pulmonares.

Efeitos psicológicos: Aumenta em muito a energia psíquica. Desenvolve autoconfiança, autodomínio e entusiasmo para viver. Proporciona qualidades psicológicas invulgares não só como decorrência das melhorias fisiológicas, como também porque proporciona uma assimilação muito maior de *prana*, com mais completo aproveitamento de suas riquíssimas possibilidades. Pela tranquilização da mente, pela purificação dos *naddis* e pela ativação dos *chakras*, é caminho para as mais sublimes conquistas espirituais.

Atitude mental: Ao tomar a posição para o exercício, esteja convencido de que vai harmonizar-se com a *Fonte de Vida*, com o *Alento Cósmico*, que tudo mantém. É um tesouro e é seu. Não pense, como o homem comum, que respirar é somente oxigenar o sangue. É muito mais que isto. É pranificar-se. Nas primeiras tentativas, concentre-se nos movimentos musculares acima descritos, mas, logo que estes se fizerem correta e espontaneamente, concentre-se no *prana* e naquilo de bom que a respiração lhe oferece. Durante a inspiração, *visualize* tão nitidamente quanto puder que é invadido por multidões de minúsculas bolinhas diamantinas e luminosas que lhe trarão benefícios mentais, psíquicos e fisiológicos; sinta-se como bebendo na *Fonte da Vida*. Terminada a inspiração, conceba na imaginação que todo aquele *prana* se espalha pelo corpo, fixando-se em toda a parte, vivificando tudo. Ao expirar, convença-se de que lança fora toda a impureza, toda a fraqueza, toda a causa de sofrimento e inferioridade, aliviando-se assim do que existia de mórbido, errado e deletério em sua unidade psicossomática.

Observações:

a) Nas primeiras semanas, comece com três respirações em cada sessão, não indo além de duas sessões diárias: uma ao amanhecer, outra ao anoitecer. Nas semanas subsequentes, em cada sessão acrescente uma respiração, até completar sete.

b) Em caso de ter tido uma afecção pulmonar ou cardíaca, convém consultar um médico. Esta respiração exige maior parcela de esforço muscular e envolve o pulmão inteiro.

c) A inspiração ou *puraka* deve:

   1) ser uniforme, isto é, manter a mesma velocidade na corrente de ar inalado;

   2) ser *silenciosa e suave;*

   3) fazer-se mediante discreta expansão do abdômen (é um engano pensar que a quantidade de ar é maior se o dilatar até não poder mais);

   4) ser completa, isto é, sem falta ou excesso de um dedal de ar, e terminar tranquilamente, sem arrancos.

d) expiração também se deve fazer segundo certas condições:

   1) ser uniforme (mesma velocidade) e sem sacudidelas;

   2) sempre silenciosa, salvo em alguns exercícios especiais;

   3) depender tão somente do relaxamento do diafragma e dos músculos respiratórios;

   4) chegar a seu termo natural, isto é, sem que reste qualquer quantidade de ar no interior, e sem que, para isto, seja preciso recorrer a esforços extras nem à solicitação de outra musculatura que não a já citada.

e) Neste tipo de respiração todo abuso é perigoso. Qualquer exagero deve ser evitado. Os melhores resultados são alcançados pelos que seguem o caminho da moderação, da suavidade e da correta atitude mental. Seja perseverante e comedido. Se notar excitação nervosa, é sinal de que está errando em algo. Deve então parar e, enquanto relaxa, entregar-se à respiração abdominal.

f) Este exercício deve ser praticado durante meses, a fim de que venha a firmar-se um mecanismo perfeito. Somente depois desse estágio preparatório poderá o praticante iniciar a respiração ritmada.

Vários exercícios

A) *Kumbhaka (Pranayama ritmado)*

Na opinião de Theos Bernard, *kumbhaka é o pranayama por excelência*, o que quer dizer a *suspensão do ato de respirar*, somente praticável por aqueles raros que têm o corpo perfeitamente purificado. É ela que nos dá o *domínio sobre o prana*, isto é, põe-nos à disposição dos inimagináveis poderes universais. Isentos de pretensões tão altas, vamos entender *kumbhaka* simplesmente como uma outra prática que, não sendo tão poderosa, pode, no entanto, oferecer-nos invejáveis compensações.

Respiração ritmada é o exercício que se segue naturalmente ao de *puraka* (inspiração) ou *rechaka* (expiração) completas. Chegou a vez de introduzirmos: a) o *kumbhaka*, ou suspensão do alento (apneia voluntária) e b) o ritmo. Em outras palavras, o presente exercício consiste em ritmicamente inspirar, prender o ar nos pulmões e expirar, recomeçando novo ciclo.

Sentado ou em pé, olhos fechados, depois da limpeza dos pulmões, inicie o *puraka* (inspiração), contando mentalmente (um, dois, três e quatro). Depois de ter os pulmões embebidos de ar, conte, no mesmo ritmo, até 16, quando então deverá começar o *rechaka* (expiração), que se completará quando você tiver contado até 8. Depois de esvaziados os pulmões, reinicie a inspiração. Resumindo: inspire, contando até 4; prenda o ar, contando até 16, e expire, contando até 8. Há também *kumbhaka* com os pulmões vazios.

Você precisa escolher uma certa unidade de tempo para que possa ter alguma significação esta contagem (4-16-8). Melhor do que tudo será o ritmo de seu próprio pulso. Segurando-o com a outra mão, sentirá que ele bate e, a cada batida, conte: um, dois, três...*

Observações:

1. Não é forçoso que seja 4-16-8. Poderá ser 3-12-6, qualquer outro ritmo, contanto que obedeça à proporção de 1 para *puraka*, 4 para *kumbhaka* e 2 para *rechaka*. Escolha o melhor para você, de modo que venha a evitar violência, sufocações, sacudidelas e fadigas. Comece com um *puraka* mais curto, para ir gradativamente aumentando. Evite, no princípio, *kumbhaka* com pulmões vazios.

2. Se não é perfeito o estado do coração, não convém reter a respiração por mais de trinta e dois segundos. É a opinião do autorizado Yesudian.

Efeito terapêutico: Equilíbrio das correntes *Ha* e *Tha*, com a consequente tranquilização do sistema nervoso e do ritmo cardíaco.

Efeito psíquico: Calma e desenvolvimento da força de vontade. Harmonização consigo mesmo e com o universo.

---

* É condição indispensável não estar excitado nem agitado por qualquer exercício físico. [*N. do A.*]

B) Respiração polarizada (*Sukha Purvak*)

Tudo o que foi dito sobre posição e ritmo é válido para o exercício de respiração polarizada. Acrescenta-se agora uma alternância, isto é, a utilização de uma narina, enquanto a outra fica bloqueada.

Inicia-se, como sempre, com a limpeza dos pulmões, após o que, inspira-se com a narina esquerda, onde termina o *naddi ida*. Depois do *kumbhaka*, faça a expiração (*rechaka*) pela narina direita, após o que, inspire pela narina direita, fechando-a depois e, a seguir, esvazie pela narina esquerda. Recomeça-se em seguida com a narina esquerda.

Esta respiração, ao mesmo tempo alternada e ritmada, é a mais própria para estabelecer o equilíbrio interno e com o meio. Nela, duas correntes energéticas polarizadas são conduzidas ao mais desejável grau de integração.

Para fechar uma narina, deixando aberta a outra, dobre o dedo indicador e o médio de sua mão direita. Leve a mão à altura do nariz e, quando quiser fechar a direita, faça-o com o polegar e, quando quiser vedar a esquerda, use o anelar que se acha unido com o mindinho. (Figura 11)

Segundo Yesudian, este exercício é muito poderoso e dele não se deve abusar. É bastante proveitoso para o desenvolvimento das faculdades mentais e, segundo o autor citado, na *Raja Yoga* tem significativo papel, pois facilita o êxtase. Para maior eficiência, conserve os olhos fechados.

Figura 11: *Respiração polarizada*

C) *Kapalabhati*

Exercícios destinados à purificação do corpo. Vejamos sua técnica.

A melhor posição do corpo é a *pose de lótus* (Figura 25), mas em qualquer das posturas sentadas ensinadas neste livro, e mesmo em pé, pode-se praticar, sendo indispensável que a coluna fique verticalizada e elegante. Como sempre, comece com a limpeza completa dos pulmões. Agora, relaxe o abdômen, permitindo que se encha de ar a base do órgão. Sem perda de tempo, por uma ação conjunta da musculatura abdominal e do diafragma, force bruscamente o ar a sair. A glote deve permanecer completamente aberta a fim de evitar-se atrito desagradável com a passagem violenta do ar. Novamente, com o afrouxamento do abdômen, volta o ar a entrar para outra vez ser explosivamente expulso. Como se vê, o exercício consiste, em última análise, numa série de *rechakas* enérgicas. Sem qualquer *kumbhaka* (retenção). Nele a *puraka* (inspiração) participa passiva e complementarmente. Visando à maior concentração mental, mantenha os olhos fechados.

Quanto à dosagem, Blay aconselha dividi-lo em "voltas" de 11 expirações, após as quais deve-se relaxar todo o aparelho respiratório. Depois deste repouso, dá-se outra "volta" com igual número. Uma sessão de principiante deverá constar de três "voltas", entremeadas por períodos de relaxamento.

Observações necessárias:

1. Este exercício é desaconselhável para quem sofre do aparelho respiratório, do circulatório e do sistema nervoso.

2. A série de *rechakas* deve ser rápida, mas a princípio o praticante deve preocupar-se com a aquisição da técnica, evitando violências contra a própria natureza.

3. A atenção deve ser focalizada no interior do nariz, por onde circulam as correntes de ar. A concentração mental é melhor se os olhos ficarem fechados.

Efeitos fisiológicos: Limpa as mucosidades do aparelho respiratório; tonifica-o; carrega sensivelmente o plexo solar com energia vital. Tonifica a circulação, aquecendo o corpo e melhorando o metabolismo. Revigora as cordas vocais.

Efeitos psicológicos: Aumenta a capacidade de autodomínio e de concentração.

Nota: Como variação, pode-se fazer *kapalabhati* alternadamente com uma e outra narina.

D) *Ujjáyi*

A melhor posição para este exercício é a do *lótus*. (Figura 25) Vale o que foi dito para o exemplo precedente. Ao fazer o *puraka* ou inspiração, durante a contagem mental até 6, tenha a glote parcialmente fechada, o que provocará um som doce, uniforme e de tom baixo. É melhor tentar seguir a técnica ensinada por Edward Lange (*Yoga pour Soi*, M.C.L., Paris): "Durante a inspiração, o pensamento e o movimento dos músculos necessários a pronunciar *hang* abrem a faringe sobre o *han*, enquanto a gutural *g* fecha o orifício do esôfago e bloqueia a base de vossa língua sobre as das amígdalas." Evite qualquer fricção desagradável do ar sobre a mucosa nasal.

Permaneça em *kumbhaka* igual tempo, fechando totalmente a glote, com a ajuda de *jalandhara-bandha* ou chave de queixo. (Figura 12) Depois disso, comece *rechaka*.

Desfaça o *jalandhara-bandha*, relaxando os músculos respiratórios e soltando a respiração, tendo a glote parcialmente fechada, mas formando na boca, mercê da posição dos dentes e da língua, um longo silvo sssss... uniforme e de tom baixo. Use toda a musculatura do abdômen a fim de expulsar todo o ar. Dura a expiração o dobro da inspiração. Novamente recorramos à descrição do supracitado Lange: "Durante a expiração... a parte superior da faringe — o *cavum* — se relaxa. Os orifícios dos *sinus*, esses bolsos permanentes de infecção, se abrem e são sifonados pelo ar expirado."

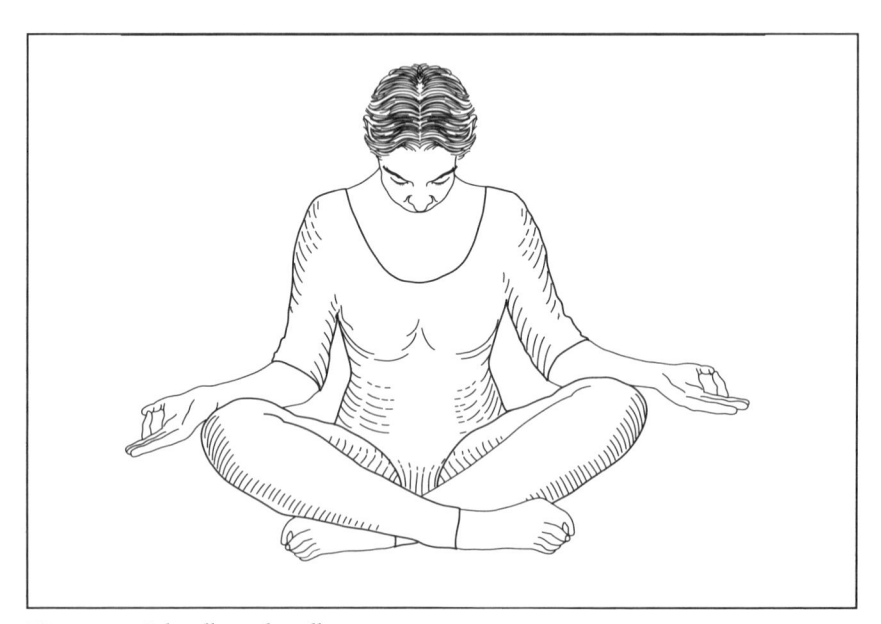

Figura 12: *Jalandhara-bandha.*

Faça a princípio seis e vá acrescendo uma por dia, até dez execuções.

Valem para este exercício todas as recomendações já feitas para os anteriores: nada de violências e exageros, nada de imprudências, principalmente por quem sofre de alguma enfermidade. Consulte seu médico em caso de dúvida.

Dirija a mente para a região da glândula tireoide. Olhos fechados facilitam a concentração.

Benefícios terapêuticos: Diminuição da catarreira incômoda, mercê da massagem nas mucosas, cujas secreções asseguram defesa contra a infecção. Estimulação das glândulas endócrinas provocada pela indução de uma forte corrente *Ha*, sendo seu efeito mais enérgico sobre a tireoide. Aumenta o calor do corpo e corrige hipotensão sanguínea. Acredita-se que defenda contra a tuberculose, que evite distúrbios digestivos, estados depressivos e resfriamentos. Devido a sua grande ação sobre a tireoide e tensão sanguínea, deve ser evitado pelos que sofrem de hipertireoidismo e hipertensão.

Efeitos psíquicos: Já que este exercício estimula a tireoide, a glândula mais influente sobre o temperamento, sobre a inteligência e o comportamento, sua prática propicia mais brilho à inteligência, maior vivacidade para o trabalho, finalmente, mais fulgor ao espírito.

E) *Bhastrika*

Seu nome, *bhastrika*, em sânscrito significa fole, que bem dá uma ideia de como se processa. As melhores posições para a prática são as sentadas — *padmásana* ou *lótus* e *siddhásana* (Figuras 25 e 26), podendo também ser feita em pé. Depois da limpeza pulmonar, faz-se *puraka* (inspiração) e a seguir uma explosiva *rechaka* (expiração), mediante a contração brusca da musculatura respiratória. Sem demora, outra *puraka* e imediatamente outra *rechaka*. E assim onze movimentos enérgicos do diafragma e do abdômen com seus respectivos *rechakas* e *purakas*. A última *puraka* é seguida de um *kumbhaka* que leva aproximadamente doze segundos, durante os quais mantém-se *jalandhara-bandha* ou *chave de queixo*. (Figura 12) Segue-se suave *rechaka* ao final de seis segundos.

Os músculos abdominais e o diafragma atuam energicamente, movimentando a base do pulmão. O exercício é muito semelhante ao *kapalabhati* (página 96), com a diferença de que lá apenas a expulsão do ar é enérgica. Aqui também a inspiração o é.

É boa dosagem para o principiante, em cada sessão, três "voltas" de onze movimentos cada.

Como se trata de um dos exercícios mais fortes, portanto capaz de provocar danos no praticante imprudente e abusado, é recomendável que o evitem: a) pessoas enfermas e fracas; b) jovens de menos de 18 anos; e c) pessoas além dos 50 anos. Para os que já têm grande prática, o limite de idade não será este, naturalmente. Todo abuso e violência devem ser evitados. Moderação, suavidade, gradação nunca são demasiados. Ao menor sinal de fadiga, pare e relaxe, fazendo a respiração abdominal.

Benefícios terapêuticos: Purifica todo o organismo e tem especial ação tônica sobre o sistema nervoso e o aparelho circulatório. Aumenta o apetite. Atenua irritação e inflamação das vias respiratórias. Moderada e corretamente usado, tem até curado asma. Com verdadeiro superabastecimento energético, corrige os efeitos do frio, levando calor a todo o corpo. Os que sofrem de pés e mãos frios lucrarão com a prática de *bhastrika*.

Benefícios psicológicos: "Psicologicamente, *bhastrika* produz um muito notável aprofundamento da consciência. Aumenta a serenidade e o sangue-frio ante qualquer situação e, em sumo grau, fortalece a vontade" (Blay, *op. cit.*).

F) Respiração de limpeza

Em pé, uns 30 cm de afastamento entre os pés, "limpe o pulmão" e faça uma *puraka* completo. A seguir, aperte os lábios de encontro aos dentes, deixando uma fresta estreita neles. Então, com movimentos enérgicos sacudidos e curtos dos músculos respiratórios (abdominais, esternoclidomastoideos e entrecostais), force o ar a escapar através da fenda formada com a boca. Se os músculos não fizerem bastante movimento para forçar a passagem do ar, o exercício será enfraquecido.

Benefícios terapêuticos: Na opinião de Yesudian, ataca as toxinas que se acham no sangue, curando as moléstias crônicas e reforçando nossa imunidade. O ar impuro das salas mal arejadas (cinemas, teatros, estações ferroviárias) é expulso dos pulmões e do sangue. Os males da cabeça, os catarros, a gripe são rapidamente curados. Em épocas de epidemias este exercício é indispensável pelo seu poder imunológico. Neste caso é recomendado praticar três sessões de cinco "voltas" cada dia. É uma bênção este exercício no caso de envenenamento por gás ou outro agente.

Benefícios mentais: Acresce-nos a autoconfiança e, segundo Yesudian, é um "triunfo sobre a hipocondria", isto é, sobre a obsedante sensação de estar doente.

G) O Sopro "Ha"

É exercício respiratório de finalidade específica. Seu nome não se refere, como poderia parecer, à corrente energética positiva (*Ha*) e sim à maneira de expirar.

Em pé, com as pernas afastadas, flexão para a frente, tocando o chão com as pontas dos dedos, olhos fechados, execute uma inspiração completa, levantando concomitantemente os braços esticados para a frente; continue elevando-os até o mais alto que puder. Mantenha um *kumbhaka* de uns poucos segundos e, a seguir, energicamente, abaixe o tronco e os braços relaxados, expulse bruscamente o ar pela boca, de forma a soltar uma quase explosiva sílaba *ha* (h aspirado, como no termo inglês *home*), não pelo aparelho fonador, mas pela passagem forçada e súbita da corrente de ar. Repetir a inspiração da mesma forma indicada, expirando em seguida lentamente pelo nariz. Conserve o pensamento firme sobre os efeitos terapêuticos abaixo indicados.

O mesmo exercício pode ser feito deitado.

Deitado sobre as costas, executar a *puraka* (inspiração completa) simultaneamente erguendo os braços esticados até atingir o solo para trás da cabeça. Após ligeira retenção, fazer a violenta expiração pela boca forçando o "*Ha*", enquanto, com energia, voltam os braços a sua posição inicial ao lado do corpo e as pernas flexionam bruscamente até as coxas tocarem o abdômen. Depois de ligeiro repouso, iniciar uma nova inspiração lenta, enquanto os braços estendidos voltam para trás da cabeça e as pernas se esticam verticalmente. O exercício termina com a lenta expiração nasal, com as pernas e os braços retornando a seus primitivos lugares.

Benefícios físicos: Limpando as vias respiratórias, refresca a circulação sanguínea. É bom remédio contra resfriados e contra extremidades (pés e mãos) frias.

Benefícios psicológicos: Oferece uma purificação para depois de termos estado em ambientes sórdidos, passionais, de baixa vibração, deprimentes, para depois de nos termos contagiado psiquicamente em companhia de pessoas confusas, pessimistas, viciadas, malévolas, finalmente, indivíduos "carregados" de impurezas astrais. Constitui-se "tiro e queda" contra a depressão e o desânimo.

H) Respiração que tonifica os nervos

De pé, pernas e pés juntos, olhos fechados, mente firme, depois de completa limpeza, inicie lenta *puraka*, levando os braços estendidos para a frente, com as palmas das mãos para cima, até atingir a linha dos ombros. Nesta altura deverá ter terminado a inspiração e, então, mantendo *kumbhaka* (retenção), traga as mãos com punhos cerrados aos ombros, flexionando enérgica e vivamente os braços. Ainda mantendo a retenção, devolva os braços à posição anterior, no entanto, use de uma força tal que os faça tremer, como se estivesse vencendo forte resistência. Tendo flexionado e esticado três vezes seguidas os braços, expire lentamente, deixando-os simultaneamente tombarem, enquanto o corpo relaxado flexiona um pouco para a frente.

I) *Sitkari*

Sentado ou em pé, olhos fechados, depois da limpeza, faça a inspiração completa, não pelo nariz, mas pela boca, tendo os dentes cerrados e a língua neles encostada. O ar varre as bochechas, o céu da boca e a língua, refrescando a mucosa e enxugando a saliva. Depois de curto *kumbhaka*, proceda à *rechaka*, pelo nariz. Uma "volta" consta de cinco respirações.

Benefícios fisiológicos: Concorre para melhorar a resistência ao calor e atenua a sensação de fome e de sede.

Efeito psíquico: Combate a insônia.

J) *Sitali*

Sentado ou em pé, olhos fechados para melhor concentração mental, feita a limpeza, inspire pela boca, tendo os dentes semicerrados e entre eles a língua formando uma calha; faça um curto *kumbhaka* e termine expirando normalmente pelas narinas. Depois de uma "volta" de dez respirações, você se terá livrado da desagradável sensação de garganta seca, melhorará de sua rouquidão e terá varrido a mucosidade das amígdalas.

L) *Suryabhada-kumbhaka*

Trata-se de um *sukha purvak* (página 96) modificado em proveito de resultados especiais. Depois de cada inspiração, passe a língua na parte posterior dos dentes, recolhendo a saliva que deve ser deglutida. Segundo Langue (*op. cit.*) "esta deglutição mobiliza a musculatura da laringe e, após a expiração, possibilita eliminar o ar estomacal". Conforme o mesmo autor, depois de "voltas" de seis exercícios, a temperatura do corpo sobe sensivelmente, por isso é este *pranayama* especialmente indicado para a luta contra o frio. É igualmente eficaz contra aerofagia (flatulência).

Contentemo-nos com a variedade de exercícios acima ensinados, já que nossa finalidade não é ainda o Yoga avançado. Alguns deles, com finalidades específicas, podem ser praticados fora da sessão diária de Hatha Yoga. Constituem uma espécie de farmácia e, como no caso de uma farmácia, devemos levar a sério a necessidade de usar sabiamente aquilo de que precisamos, para que não tomemos veneno pensando que se trata de remédio. Atenda às recomendações e jamais se esqueça de que suavidade é a característica principal do Yoga.

Não se aventure a fazer os exercícios finais sem que tenha antes atingido o completo domínio dos primeiros.

PARTE 3
ÁSANAS

Ásanas: O que são

SEGUNDO A TRADIÇÃO, FOI O DEUS *SHIVA* QUE,
num gesto de bondade, ensinou à sua esposa, a deusa *Parvati*, a *Hatha Yoga*, incluindo os *ásanas* em número igual ao de todas as espécies de seres vivos que existem na terra. Entre tantas, oitenta e quatro são as principais. Destas, apenas algumas têm sido usadas frequentemente.

A finalidade principal de um *ásana* é sempre de natureza mental. Vencendo a inquietude e a fragilidade da mente, facilitam a concentração criando condições de administrá-la. No entanto, as consequências benéficas sobre o *soma* ou corpo não são menos profundas. No psíquico como no físico, os *ásanas* melhoram os que os praticam. Doença, embotamento, dúvida, negligência, avoamento, indolência, ilusão e instabilidade emocionais, geradores de inquietação mental, não resistem à poderosa atuação dos vários *ásanas*, quando praticados com habilidade e assiduidade.

O homem normal, em suas ocupações, no repouso, nos divertimentos, em casa, na rua, na igreja, fazendo uma refeição ou dormindo, não sai de um ciclo reduzido e pouco variado de movimentos e posturas corporais. São sempre os mesmos conjuntos de músculos, de órgãos e de articulações que se movimentam. Há partes do corpo humano que ficam à margem destas ações rotineiras, portanto, relegadas ao esquecimento e, consequentemente, à atrofia. Os *ásanas* mexem com esses músculos, articulações e órgãos que raramente se movimentam. Disto resultam agradáveis sensações ao alcance daqueles que se dedicam à prática. É agradável e estimulante, por exemplo, o que sentimos ao pousarmos sobre a cabeça, uma posição oposta àquela em que durante toda a vida estivemos. Alguns *ásanas*, pressionando um conjunto de vísceras, provocam massagens naturais; outras, flexionando o que normalmente é rígido e reto, constituem verdadeiras fontes de prazer. Espreguiçar-se, depois de horas de trabalho sedentário, não é um autêntico prazer? Pois bem, os *ásanas* são uma espécie de espreguiçamento.

Agindo sobre a musculatura, interferindo no aparelho circulatório, no sistema nervoso, principalmente em determinados plexos, estimulando determinadas glândulas, massageando agora este, depois outro órgão, os *ásanas*, verdadeira farmacopeia mecânica, asseguram a saúde, a flexibilidade, o frescor característico de todo corpo jovem.

Ainda de maior significação é o que cada um deles determina sobre o corpo prânico, interferindo na circulação energética, que corre na rede dos *naddis*, ativando e desenvolvendo os *chakras*, suprindo um e drenando outro de *prana*.

A perfeição progressiva

Fazer *ásanas* naturalmente não é fácil a um homem ocidental de idade madura, que sempre se sentou sobre cadeiras altas, dormiu em colchões de mola, não se abaixando sequer para evacuar (pois são altas as privadas), de pobre movimentação monótona em seu dia a dia atarefado, que mesmo que pratique um esporte já perdeu a juvenil flexibilidade do corpo (principalmente a da coluna) e, ainda mais, que carrega uma respeitável "curva da prosperidade", isto é, uma volumosa barriga.

Se é este o seu caso, não desanime. Eu também fui assim e, hoje, aí estão as fotografias mostrando, triunfei sobre todos os obstáculos. Você fará o mesmo. Esteja certo.

Sempre que possa, não deixe de tentar readquirir a flexibilidade da coluna. Seja persistente. Mesmo fora da sessão planejada, que este livro preceitua, e mesmo em todas as sessões, faça um pequeno esforço. Estando em pé, incline-se para a frente tentando tocar o solo com as mãos, enquanto as pernas se mantêm esticadas. No início é possível que dê um gemido e não consiga. Os progressos, com o tempo, virão seguramente. Lá um dia, pronto: está a ponta do dedo médio atingindo o chão. Por favor, não faça concessões às pernas, que tendem a se flexionarem. Lembro mais uma vez: não é a violência o que vale e sim a persistência e a permanência na posição mais baixa que lograr atingir. Fique assim enquanto puder. Não se ponha a movimentar-se como uma molinha, abaixando e levantando. Abaixe até onde puder e fique assim. Verá que esse "ficar assim" lhe trará mais vantagens do que a repetição mecânica. Tente, igualmente, de forma sistemática e insistente, obter melhor flexibilidade nas inclinações para trás e para os lados.

Ásanas: arte divina

Quando um ser humano cria uma obra de arte, em última análise, exprime seu pensamento, seu sentimento, seu *élan* criador, sua inspiração, todo o seu *eu*, na matéria plasmável, nos sons ou nas cores. Uma obra de arte vale pelas qualidades do espírito que se exprimiu e também pela fidelidade com que a técnica possibilitou tal expressão.

Ao criar artisticamente, o homem assemelha-se ao Criador, e então experimenta infinitude, perfeição e intensa emoção. Algumas artes humanas mais do que outras são capazes de avizinhar o homem de Deus. As que mais se assemelham à divina arte de criar universos são: a) aquelas que consistem em transformar em *cosmos* aquilo que anteriormente era um *caos*, tal como Deus o fez; b) aquelas em que o artista está imanente na obra, pois Deus também é imanente no mundo; e c) aquelas em que o espírito criador não é diferente da matéria plasmável através da qual ele se expressa, pois, também Deus, por seu espírito (*Purusha*), modelou, ordenou e vivificou seu próprio corpo (*Prakriti*), a natureza.

A arte dos *ásanas* é por excelência uma das que nos fazem semelhantes ao Criador, pois consiste, quando perfeita, em plasmar 'com o corpo' o modelo que a mente concebe e o sentimento anima. Quando em *ásana*, o espírito, que é o obreiro, confunde-se com o corpo, que é a própria obra. O praticante é então causa material e simultaneamente causa eficiente.

Segundo o filósofo brasileiro Farias Brito, o universo é Deus pensando. Em verdade, as leis que regem os fenômenos e a ordem que sustenta sua multifária estrutura imensa nos revelam a mente de Deus. Tanto assim é que, se Ele deixasse de *pensar* no universo, este se extinguiria, retornando ao primitivo *caos*. Também sob este aspecto, o praticante de *ásanas* deve imitar seu Criador. Enquanto sustenta determinada pose, deve nela pensar. Deve pensar ou na disposição e estado de seus músculos, órgãos e articulações, ou no modelo mental que expressa, ou nas consequências psicossomáticas dela decorrentes.

Em resumo, um *ásana*, apesar de parecer simplesmente uma atitude do corpo, é muito mais do que isso, é uma expressão do homem holístico, manifestando-o em todos os seus níveis: no corpo, no pensamento, na emoção, na ação, no corpo sutil e no espírito.

Assim como um *ásana* expressa um determinado estado de alma, reciprocamente, com o aperfeiçoamento desta arte, ao assumir determinado *ásana*, o praticante é induzido ao estado psicológico a ela ligado, como se fosse um psicotrópico, isto é, algo capaz de mover (trópico) a alma (psiquê).

A arte dos *ásanas*, como já vimos, é uma imitação da cosmogênese, mas também pode assemelhar-se à dança clássica. Como no balé, seus movimentos são harmoniosos, bonitos, lentos, suaves e leves. Ao iniciar o aprendizado, o praticante não consegue naturalmente movimentação harmônica, devido à rigidez do corpo sem treino. Lentidão, suavidade e leveza também só com o progresso vão sendo alcançadas. Tais atributos dependem do grau de relaxamento a que se vai podendo submeter as partes anatômicas não envolvidas em cada postura.

Em virtude de admiravelmente afetar a vida orgânica, os *ásanas* são remédios para muitos males, mas, exatamente pelo mesmo motivo, podem também danificar o corpo e acarretar distúrbios, se incorretamente executados. Assim, é prudente que o praticante siga as instruções relativas a cada um e que atenda à exata dosagem, prevista nos programas semanais.

Suryanamaskar ou saudação ao sol

Entre os hindus, a "saudação ao sol (*Surya* é o sol)" é uma reverência ao astro-rei que nasce. Exercício de exótica beleza plástica, constitui preparo para os demais *ásanas*, em virtude de movimentar as várias seções da coluna, as pernas, os braços e os músculos abdominais. A descrição que dela vamos fazer, bem como de todos os outros *ásanas*, é a de uma execução quase perfeita, inatingível portanto para o principiante, mas que deve permanecer como o objetivo a alcançar:

a) De pé, olhos fechados, voltado para o nascente, pés unidos, junte as mãos à altura do peito, como em oração. Limpe os pulmões, exalando todo o ar e retraindo o abdômen. (Figura 13)

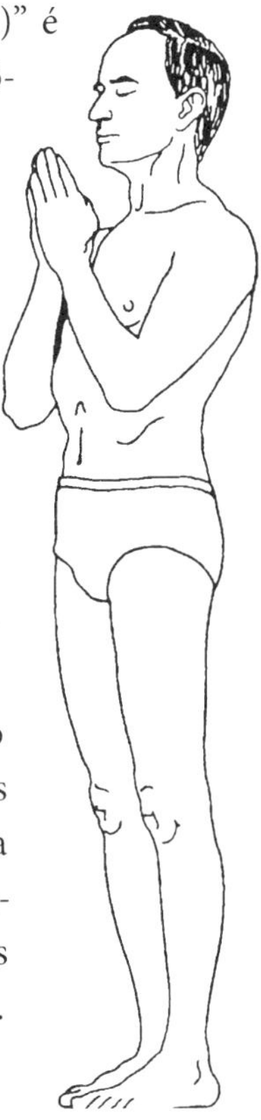

b) À medida que lentamente inspira (inspiração completa), eleve os braços acima e atrás da cabeça, como que procurando atingir com a ponta dos dedos o mais distante possível. Sentirá um estimulante alongamento nos músculos frontais. (Figura 14) Parada, com os pulmões cheios,

Figura 13: *Suryana-maskar — Posição inicial*

c) Enquanto expira, abaixe o tronco, braços alongados, com a cabeça entre eles, até atingir o solo com as palmas das mãos, as quais deverão chegar ao ponto mais próximo dos pés. A cabeça deverá ficar pendente e a respiração presa. Nos primeiros tempos sentirá uma dor forte na musculatura atrás dos joelhos — isso acontecerá até que os músculos se tornem vigorosos. (Figura 15) Breve parada, com os pulmões vazios.

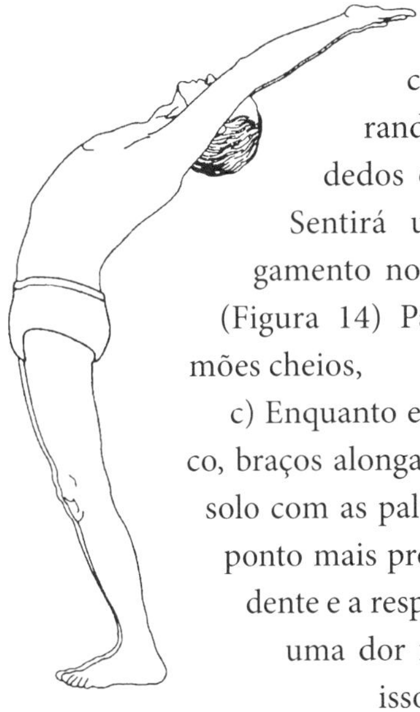

Figura 14: *Suryanamaskar — Fase 1*

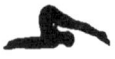

d) Inspirando, leve para trás a perna esquerda, com o joelho tocando o chão. Flexione a perna direita até que o joelho encoste no peito. Levante ao máximo o queixo. (Figura 16)

e) Ainda inspirando, leve para trás a outra perna até o corpo ficar reto, apoiado sobre as palmas das mãos e sobre as pontas dos pés, formando uma prancha. Braços alongados. (Figura 17) Breve parada com os pulmões cheios.

f) Expirando, flexione os braços e toque o solo com a fronte, o peito, os joelhos e as pontas dos pés, tendo as nádegas levantadas. (Figura 18) Breve parada, com os pulmões vazios.

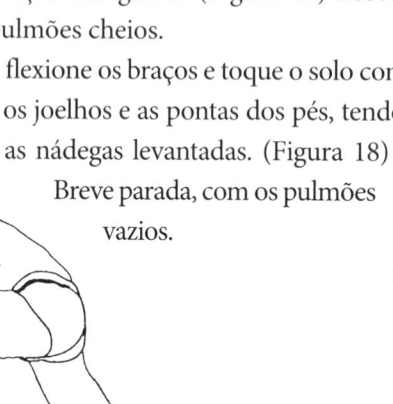

Figura 15: *Suryanamaskar — Fase 2*

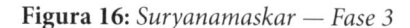

Figura 16: *Suryanamaskar — Fase 3*

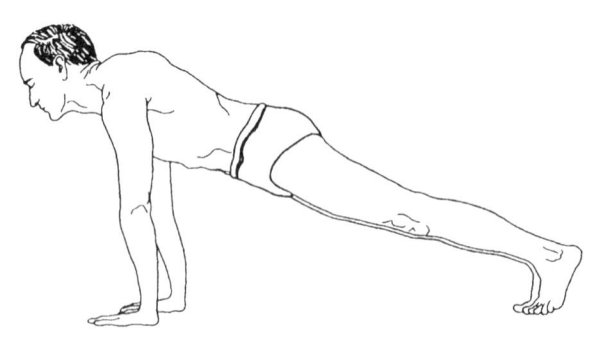

Figura 17: *Suryanamaskar — Fase 4*

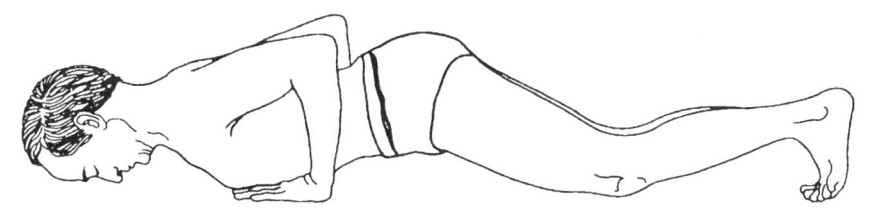

Figura 18: *Suryanamaskar — Fase 5*

g) Inspirando, abaixe o abdômen e as pernas, apoiando-as sobre o solo, enquanto os braços se esticam, mantendo o tronco quase na vertical. O queixo deve atingir o ponto mais alto possível. (Figura 19) Breve parada, com os pulmões cheios.

h) Expirando, sem descolar os pés e as mãos, eleve as nádegas, ficando a cabeça entre os braços. (Figura 20) Breve parada, com os pulmões vazios.

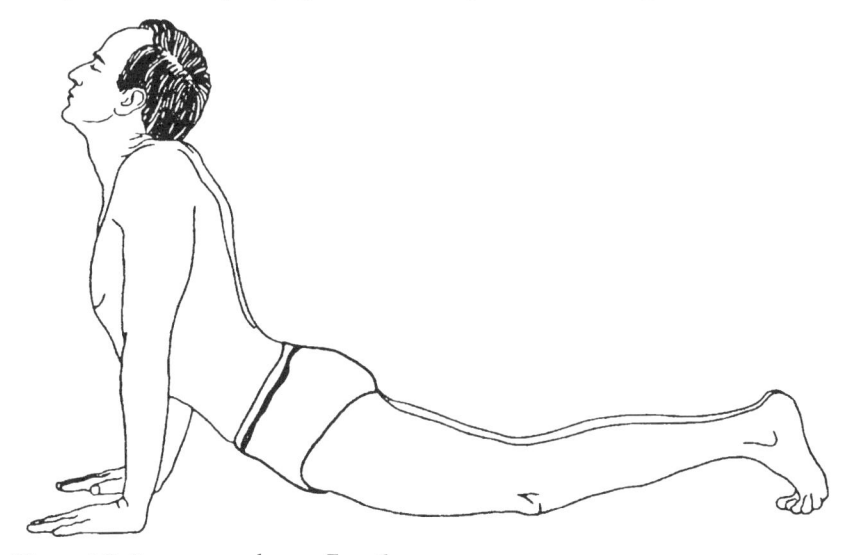

Figura 19: *Suryanamaskar — Fase 6*

i) Comece a inspirar, ao mesmo tempo que flexiona a perna direita e, sempre mantendo alto o queixo, o pé vai colocar-se próximo das mãos e entre elas. (Figura 16) Breve parada. Pulmões cheios.

j) Esvaziando os pulmões, leve o pé esquerdo para junto do direito e, com a cabeça o mais perto possível dos joelhos, estique as duas pernas, reproduzindo o movimento da Fase 2. (Figura 15) Breve parada. Pulmões vazios.

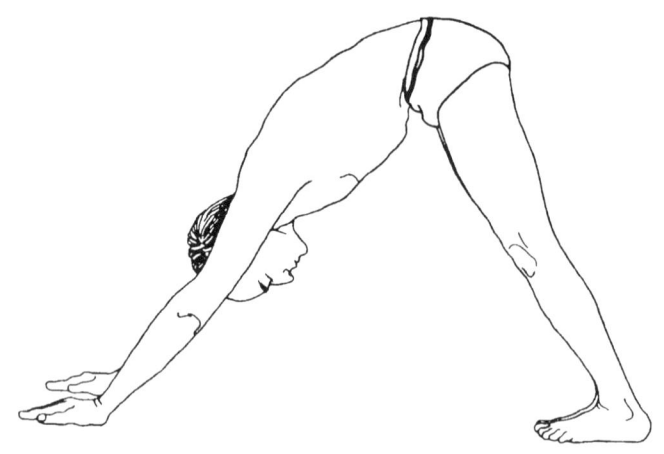

Figura 20: *Suryanamaskar — Posição final*

l) Faça nova inspiração lenta e profunda, levantando o tronco e condu-zindo as mãos para o alto e um pouco para trás da cabeça. Igual à Fase 1. (Figura 14) Breve parada. Pulmões cheios.

m) Novamente expirando, faça as mãos voltarem ao ponto inicial, re-produzindo portanto a postura da Figura 13.

Obs: Mantenha sempre os olhos fechados. Concentre-se.

Efeitos terapêuticos: Ativando a circulação, distribui melhor o sangue e a linfa por todos os órgãos. Propicia deliciosa massagem na coluna e, consequentemente, beneficia a medula e os nervos raquidianos. Swami Vishnudevânanda considera este o exercício mais completo e mais mira-culoso que pode existir, por combinar harmoniosamente a respiração e os principais *ásanas*. "O sistema nervoso é regularizado, o cérebro é desanu-viado e toda a face fica como iluminada de santidade", diz aquele yogue no livro *Yoga Ásanas* (Paris, Éditions J. Oliver).

Efeitos mentais: Equilíbrio emocional. Sentimento de paz e alegria.

A saudação ao sol é a melhor coisa a fazer para bem iniciar um dia feliz. Adiante lhe será apontado o conjunto de práticas para todas as manhãs. Pode ser também vantajoso repeti-las antes de deitar. Por agora, apenas diremos que a "saudação ao sol" deve começar com duas repetições, acres-centando uma sempre que vir que pode fazê-lo sem se sentir cansado. O máximo de repetições é dez, o que é muito raro.

Ásanas destinados à meditação e *Pranayama*

A maioria dos exercícios respiratórios deve ser feita em posição sentada, tendo em vista dar o máximo de liberdade de movimentos ao abdômen, sem o que a respiração diafragmática seria difícil. Da mesma forma, a concentração e a meditação exigem as posturas sentadas, que são aqueles que atendem às seguintes condições:

a) estabilidade física perfeita, automaticamente induzindo à harmonização psíquico-espiritual;

b) são posições em que, sem fadiga, sem esforço, a coluna assume seu alinhamento mais natural, indispensável ao funcionamento perfeito dos centros nervosos;

c) com as pernas configurando verdadeiras "chaves", o sangue fica mais concentrado da cintura para cima, principalmente nos órgãos da bacia;

d) a circulação prânica nessas posições sentadas atinge as condições mais proveitosas à concentração mental.

Quase todas lembram a bonita posição de Buda.

Para os orientais, não representam sacrifício, nem mesmo novidade, pois entre eles é hábito generalizado sentar-se no chão ou sobre assentos muito baixos. As cadeiras altas que usamos na cultura europeia enferrujam as articulações de maneira que, aos primeiros ensaios de um desses *ásanas*, padecemos fadiga e dores agudas nas pernas, a ponto de desencorajar os menos persistentes. Estou, com estas palavras, contando minha própria história. Eu dizia para mim mesmo: Se o sujeito sente tantas dores e dormência nas pernas, como pode meditar? Como pode desfrutar as sensações de tranquilidade que os autores prometem? Só com o tempo e com vontade persistente logrei entender o que tais autores diziam. Passei alguns meses fazendo todas as tentativas que podia. Assisti a diversos programas de televisão, li muitos livros, treinando, sentado no chão. Com o tempo, passei a resistir mais. A permanência foi sempre aumentando, à medida que as dores iam desaparecendo.

Da próxima vez que você for à praia, não sente mais desengonçadamente como fazem os outros. Tente um destes *ásanas*. Quando se fatigar, mude. Mas vá aproveitando todas as oportunidades.

Outra coisa que você vai sentir muito difícil é que os joelhos fiquem pousados no solo ou muito próximos dele. Vai achar tão duro obrigá-los a descer, que chegará a dizer que as articulações jamais foram feitas para tal extravagância, aparentemente antinatural. Novamente aqui minha experiência lhe será útil. Eis um segredinho: seus joelhos tanto mais abaixarão quanto mais você conseguir virar o pé, de maneira que, estando pousados sobre a coxa do lado oposto, você possa ver-lhe a sola. Quando vi que era isto, mesmo sem estar sentado no chão, às vezes sentado em cadeira alta e enquanto falava ao telefone, ia docemente forçando com as mãos esta torção do pé. Fui assim até conseguir o que queria. Tente você o mesmo. Até a posição mais difícil, *padmásana*, em que as pernas se cruzam e um pé vai descansar sobre a coxa do outro lado, até *padmásana*, como ia dizendo, você chegará a executar com tranquilidade. Vá! Tente!

Até tornar-se um perito em *ásanas* sentados, faça seus exercícios respiratórios e de meditação assentado em degrau ou banco baixinho. Sente e cruze as pernas como puder. Isto já dará maior liberdade ao abdômen e uma posição razoável para a espinha dorsal.*

Vejamos as descrições de vários *ásanas*, mas, repito, vou descrevê-los quando perfeitos, quer dizer, um tanto inalcançável para principiantes.

Ásanas sentados

A) *Sukhásana* ou postura fácil

Sente-se no solo com as pernas unidas e esticadas. Com o auxílio das mãos, flexionando a perna, leve o pé esquerdo para baixo da perna direita. Leve o pé direito, então, para baixo da perna esquerda. Conserve o tronco ereto, mas sem rigidez. Os joelhos próximos do chão. As mãos apoiam-se nos joelhos. Estes devem ficar na mesma altura. Para isto, deslize o pé do lado do joelho mais alto, procurando nivelá-lo com o outro.

---

* Aos idosos e aos que, por qualquer motivo, não conseguem os *ásanas* sentados, aconselhamos que meditem sentados numa cadeira sem reclinar-se, isto é, conservando a verticalidade das costas. [*N. do A.*]

Tenha os olhos fechados sem rigidez, isto é, com as pálpebras caídas como sob o efeito da gravidade. Face descontraída e atitude mental de repouso, tranquilidade e concentração. (Figura 21)

B) *Vajrásana* ou pose do diamante

Ajoelhe-se conservando os joelhos juntos e os pés estendidos, de forma que a perna inteira se apoie no solo. Os dedos dos pés ficam apontados para dentro e quase se tocam. Suavemente desça as nádegas,

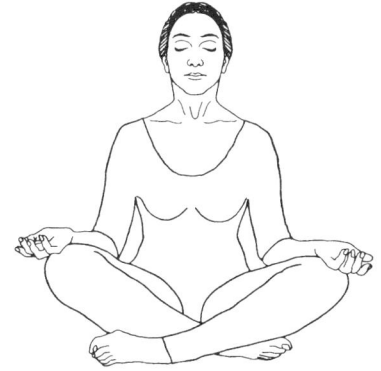

Figura 21: *Sukhásana*

acomodando-as sobre a concha que os pés formaram. Conserve o busto bem erguido e a cabeça alinhada, sem rigidez.

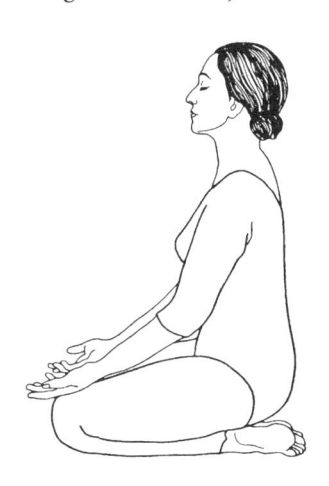

Figura 22: *Vajrásana*

Olhos docemente cerrados, musculatura da face relaxada. As mãos a descansar sem esforço sobre os joelhos. Permita-se ficar o tempo que puder. No início será menos, depois, com as articulações rejuvenescidas, aguentará muito mais. (Figura 22)

Efeitos — Excelente para tonificar a musculatura e os nervos das pernas. Oferece as melhores condições para uma digestão fácil, pelo que é aconselhável depois das refeições. Cura dores ciáticas.

C) *Virásana* ou pose do herói

Sente-se de forma que um dos tornozelos fique ao lado da nádega oposta. Cruze a outra perna até que o outro pé vá descansar no chão, ao lado da coxa. As mãos repousando sobre o joelho, conserve o busto e a cabeça o mais verticalmente possível. No restante, processa como nos exercícios supradescritos. (Figura 23)

D) *Swastikásana* ou pose auspiciosa

Seu nome liga-se ao fato de que, entre os árias, cruzar as pernas era símbolo de prosperidade, do que era auspicioso.

Sente-se com as duas pernas esticadas e juntas. Flexionando a direita, faça com que a planta do pé fique sob e colada à coxa esquerda, com o calcanhar no nascimento da coxa. Dobre agora a perna esquerda, a ponto de vir o pé colocar-se sobre a direita, já flexionada e em posição, de forma que o

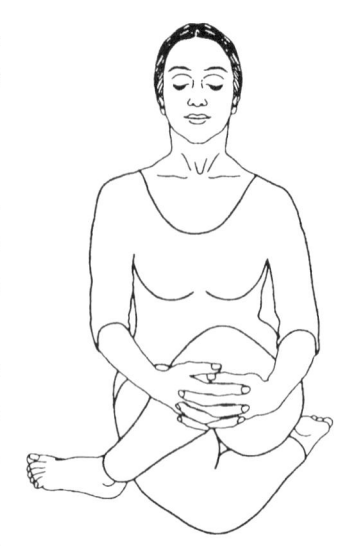

Figura 23: *Virásana*

calcanhar toque a virilha e que o peito do pé se acomode na goteira configurada pela barriga da perna e a coxa direita.

Acomode as pernas o melhor que puder, procurando evitar algum incômodo pela pressão dos ossos na altura dos tornozelos.

Se preferir fazer com a perna direita o que foi dito para a esquerda e vice-versa, tem toda a liberdade.

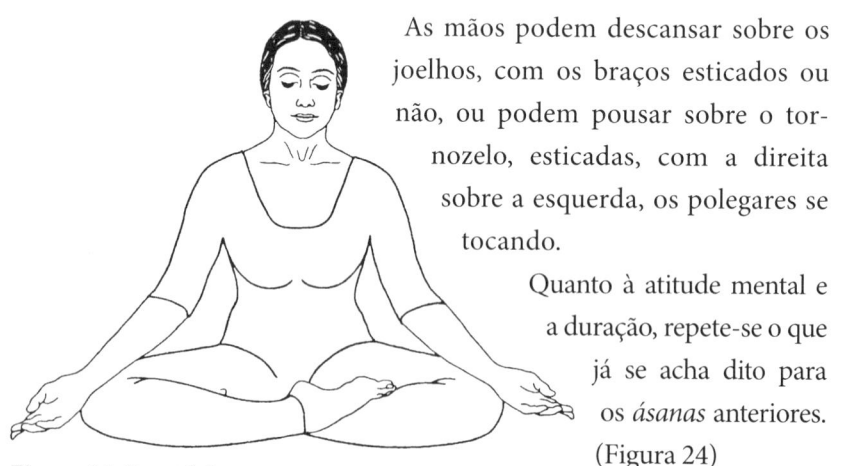

As mãos podem descansar sobre os joelhos, com os braços esticados ou não, ou podem pousar sobre o tornozelo, esticadas, com a direita sobre a esquerda, os polegares se tocando.

Quanto à atitude mental e a duração, repete-se o que já se acha dito para os *ásanas* anteriores. (Figura 24)

Figura 24: *Swastikásana*

E) *Padmásana* ou postura do lótus

Padma, em sânscrito, é lótus, a flor que na Índia representa a pureza e o pleno desenvolvimento da consciência. Do que pude apurar em autores vários, esta postura tem o nome de lótus não só pela bela configuração plástica tomada pelo corpo, bem lembrando a flor de lótus, como também pela pureza e paz psicológica que induz. Também conhecida como *kama-lásana** é considerada a mais eficiente para a meditação e o *pranayama*, sendo também etapa inicial para outros importantes *ásanas*.

"Tanto como o lótus", diz Yesudian (*op. cit.*), "em sua pureza de neve, imaculado, intocado, flutua sobre as águas do pântano, da mesma forma, sem ser atingido pelos desejos carnais, o espírito puro do *yoguin* plana além das tentações dos instintos físicos inferiores. Esta postura é comparável ao equilíbrio total e ao isolamento da flor do lótus."

Execução: Sente-se no solo com as pernas juntas e estendidas. Leve o peito do pé direito a pousar sobre a coxa esquerda, de forma que a sola do pé fique voltada para cima. Agora faça o pé esquerdo pousar sobre a coxa direita. Ambos os joelhos ficarão assentados no chão. Mantenha a correta posição do tronco e da cabeça, pondo as mãos em igual posição à descrita no exercício anterior. Olhos suavemente cerrados. (Figura 25)

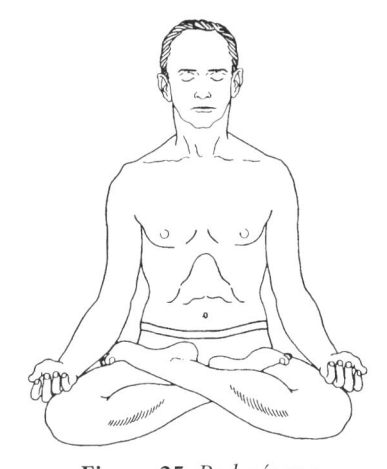

Figura 25: *Padmásana*

Como variação, a cabeça pode pender para a frente até que o queixo comprima o tórax (*jalandhara-bandha*, Figura 12).

Concentre-se com doçura e firmeza sobre o coração, deixando-se levar por uma vaga de amor universal sem objeto definido.

---

* *Kamalásana* também significa *ásana* da flor de *lótus*. [*N. do A.*]

Efeitos terapêuticos: A chave de pernas dá lugar à abundante irrigação sanguínea na região pélvica, o que vitaliza os nervos sacros e os do cóccix, tonificando e facilitando a absorção das secreções das gônadas (glândulas sexuais). Acredita-se que esta absorção das secreções gonádicas contribui para a pacificação da sensualidade e para melhor harmonização do físico.

Efeitos psíquicos: Diz-se que sentar-se por algum tempo imóvel em *padmásana* é a maneira mais eficiente de elevar-se à Consciência Divina. Este *ásana*, como os outros destinados à meditação, suaviza os fenômenos metabólicos, reduzindo ao mínimo a atividade orgânica, o que possibilita um estado de recolhimento e paz. Neste *ásana*, mais do que em qualquer outro, os *chakras* inferiores, ligados ao psiquismo primitivo, são anulados, o que concorre para maior tranquilidade.

Como *padmásana* é postura destinada também ao *pranayma*, seus efeitos são modificados de acordo com o *pranayama* que se praticar.

F) *Siddhásana* ou postura perfeita

Siddha significa adepto ou sábio, seu nome indica ser a preferida pelos grandes *yoguins* em suas meditações.

Execução — Sentado no chão, pernas estendidas e juntas, flexione a perna direita, de forma que o calcanhar vá colocar-se entre os órgãos genitais e o ânus. A seguir, flexione a perna esquerda até que o calcanhar fique tocando o osso pubiano. Para garantir ligeira pressão do calcanhar sobre a região, a ponta do pé deverá ser encaixada entre a perna e a coxa. Completada a disposição dos pés, os órgãos genitais ficam entre os dois calcanhares. Ambos os joelhos no solo. O tronco e a cabeça permanecem na vertical, sem nenhuma rigidez (Figura 26).

Tudo que se disse a respeito de *padmásana*, quanto à atitude mental, a concentração e aos efeitos, é válido no caso da *siddhásana*.

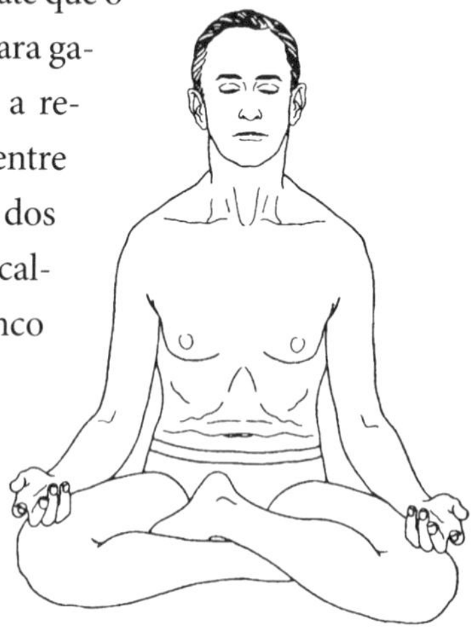

Figura 26: *Siddhásana*

Práticas preparatórias:

1) Fique o tempo que puder sentado no chão com um dos pés na posição acima descrita para o pé direito, conservando a outra perna estendida. Faça isto enquanto conversa, lê etc.

2) Sentado no chão, junte os pés sola a sola e, sem deixar vergar o tronco para frente nem erguer os joelhos, vá trazendo paulatinamente os pés, assim juntos, para próximo do períneo. Isto lhe beneficiará a musculatura e as articulações e, dentro de algum tempo, já não é impossível ou doloroso fazer *siddhásana*.

3) Com os pés juntos, sola a sola, próximos do períneo, empurre suavemente com as mãos os joelhos que, naturalmente, ficam muito afastados do chão, com as pernas imite as asas de uma borboleta voando.

Ásanas de flexão da coluna

Uma coluna, quando flexível em toda a sua extensão, garante saúde e mocidade. Mesmo entre atletas, o homem ocidental, mais cedo ou mais tarde, acaba por perdê-la, porque a movimentação da maioria dos esportes raramente exercita a coluna cm toda a sua extensão ou em várias direções. Somente a Hatha Yoga o faz, havendo até uma — *ardha-matsyendrásana* — em que se obtém uma considerável torção. (Figura 56)

A) *Yoga-mudra* ou símbolo do Yoga

Quer dizer o "Símbolo do Yoga", pois a palavra *mudra* significa símbolo, exemplo ou expressão.

Execução: Execute a *vajrásana* ou pose do diamante (Figura 22), ou *padmásana*. (Figura 25) Os braços para trás, as mãos juntas com os dedos entrelaçados. Faça uma inspiração completa. Prenda por segundos a respiração, inicie uma lenta expiração e, simultaneamente, vá dobrando o tronco até que a cabeça se aproxime do solo à frente dos joelhos. Fique assim enquanto não sentir desconforto e, inspirando, volte lentamente à posição primitiva. Manter longamente a posição enquanto respira espontaneamente

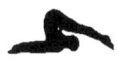

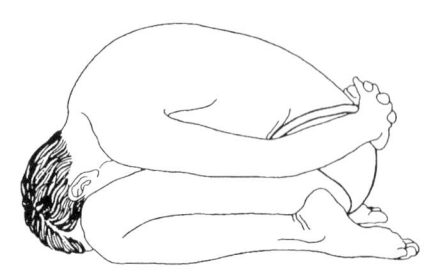

Figura 27: *Yoga-mudra — Variação 1*

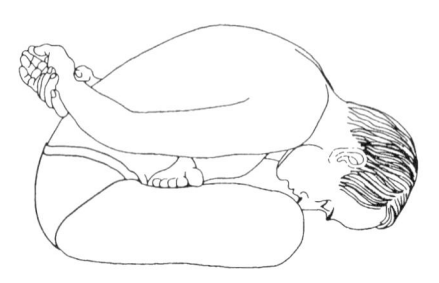

Figura 28: *Yoga-mudra — Variação 2*

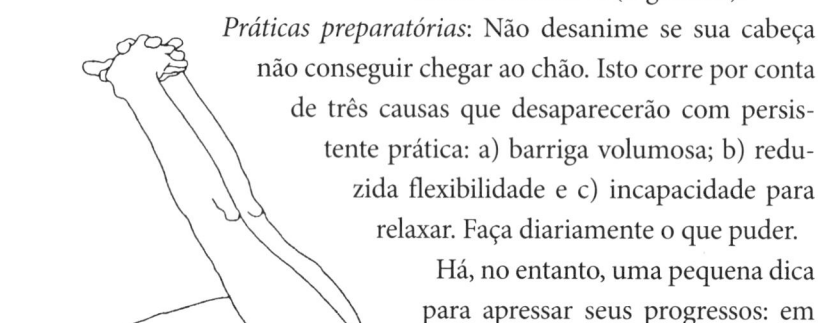

Figura 29: *Yoga-mudra — Variação 3*

é aconselhado como exercício tranquilizante. (Figura 27)

Variações: A posição inicial pode ser uma das anteriores e também *sukhásana* (pose fácil). Braços às costas com as mãos juntas como em prece. (Figura 30) Podem as mãos tomar posições diversas: 1) com os dedos entrelaçados e os braços estendidos para o alto, no instante em que a fronte estiver encostada no solo (Figura 29); 2) para acentuar os efeitos benéficos sobre os órgãos abdominais, feche as mãos de modo que os dedos anular e mínimo repousem sobre o calcanhar correspondente, aumentando a pressão sobre o abdômen (Figura 31).

Práticas preparatórias: Não desanime se sua cabeça não conseguir chegar ao chão. Isto corre por conta de três causas que desaparecerão com persistente prática: a) barriga volumosa; b) reduzida flexibilidade e c) incapacidade para relaxar. Faça diariamente o que puder.

Há, no entanto, uma pequena dica para apressar seus progressos: em vez de colocar as mãos das maneiras acima descritas, estenda seus braços, sem rigidez, fazendo-os acompanhar o movimento da cabeça que vai baixando (Figura 32). O peso dos braços facilita e aprofunda a flexão. Pode,

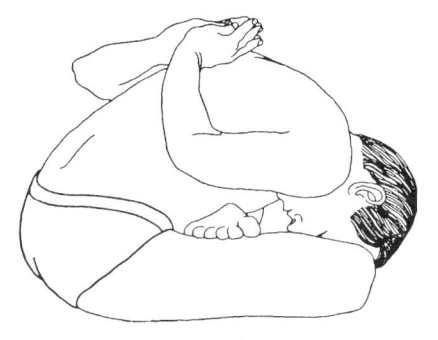

também, segurando os joelhos (que se não descolaram do chão), puxar o tronco para baixo, evitando, no entanto, qualquer violência.

Observação: Quando você tiver adquirido a perfeição, à custa de muita prática, vai constatar que pode manter respiração normal enquanto curvado. No início, isto só é possível sem qualquer ar nos pulmões.

Figura 30: *Yoga-mudra — Variação 4*

Atitude mental: Deve dirigir a atenção para um ponto entre as sobrancelhas e conservar-se em humildade, adoração e submissão ao Onipresente. É esta a atitude mental dos muçulmanos ao tocarem o solo com a cabeça.

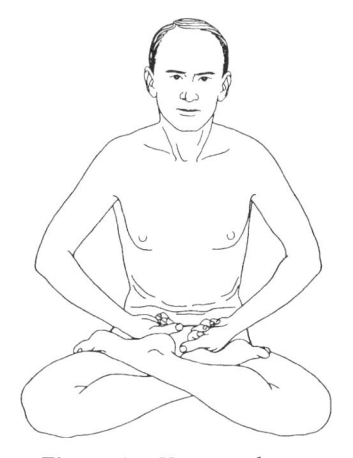

Figura 31: *Yoga-mudra — Variação 5*

Efeitos terapêuticos: Tonifica os tecidos da região lombar e os músculos abdominais. Corrige a visceroptose e cura a prisão de ventre graças ao amassamento das vísceras. Produzindo massagens naturais, é altamente restauradora da saúde do estômago, fígado, baço, intestinos, vesícula e finalmente de todos os órgãos já comprometidos pelo envelhecimento e pela flacidez da parede abdominal. Contribui para a redução da cintura. Tem virtudes neurolépticas, isto é, exerce efeito calmante sobre o sistema nervoso.

Efeitos psicológicos: Ao praticarmos *yoga-mudra* sentimos o mundo todo e nós mesmos reduzidos a um ponto, a um zero espacial

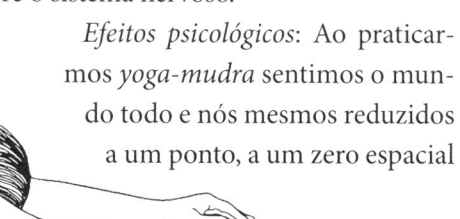

Figura 32: *Yoga-mudra — Variação 6*

e existencial. Em consequência, experimentamos a grandeza de sermos pequenos e humildes. Dessa forma, é muito indicado para os que tendem para o orgulho, a vaidade e o egoísmo. Nela sentimo-nos como filhos submissos e reverentes diante do Pai. Tal vivência tem, naturalmente, virtudes psicoterápicas consideráveis.

B) *Maha-mudra* ou grande símbolo

Execução: Sente-se de forma que o calcanhar esquerdo pressione o períneo e estique lateralmente a perna direita. Expirando lentamente, incline-se para o lado até poder segurar o artelho maior ou o pé direito. Exale e, na medida em que puder, retenha a respiração; ao mesmo tempo, realize *jalandhara-bandha* (Figura 12), isto é, comprima o queixo contra o peito; e *uddiyana-bandha*, isto é, a sucção abdominal (Figura 83). Fixe os olhos no ponto que fica entre as sobrancelhas, *trikuti*. Retorne à pose inicial, ao mesmo tempo que lentamente inspira. Repita três vezes para cada lado (Figura 33).

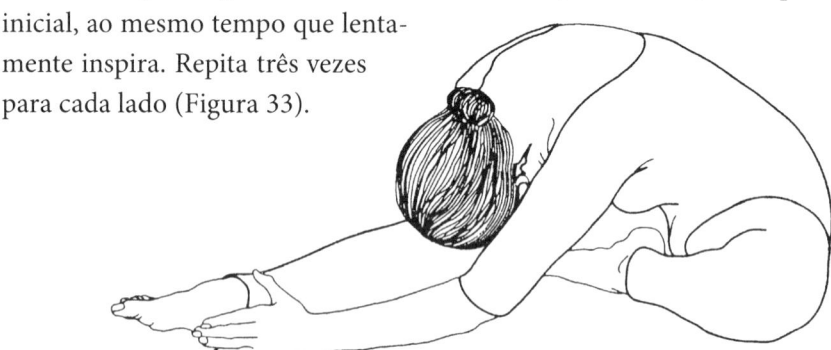

Figura 33: *Maha-mudra*

Efeitos terapêuticos: Combate dispepsia, prisão de ventre, dilatação do baço, hemorroidas e faz baixar a febre. Prolonga a vida.

Efeitos psicológicos: Faz despertar *sidhis* (poderes parapsicológicos).

C) *Paschimotanásana* ou pose da pinça

Execução: Deitado sobre as costas, olhos fechados, as pernas juntas e esticadas com as palmas das mãos no chão, ao lado das coxas, pulmões vazios. Comece uma inspiração profunda; ao mesmo tempo, lentamente erga o tronco até a posição sentada. A partir daí, sem qualquer parada, inicie a expiração e simultaneamente incline o tronco para a frente até que possa segurar com as mãos os pés ou artelhos e encoste a fronte nos joelhos, os quais durante todo o movimento não se flexionam (Figura 34).

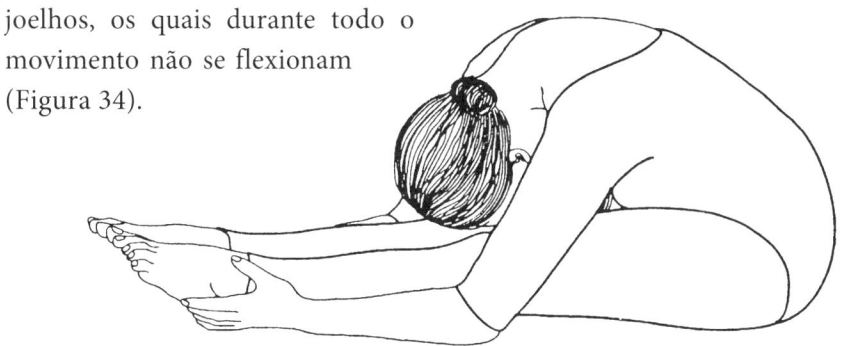

Figura 34: *Paschimotanásana*

Conserve a posição durante três ou cinco segundos, após os quais comece a erguer-se, ao mesmo tempo que inspira, até voltar à posição sentada. Agora, novamente expire até atingir a posição inicial, deitado. Relaxe. Repita três vezes. Concentre-se no plexo solar, isto é, na conhecida "boca do estômago".

Quando a prática tiver reduzido o volume do abdômen, desenferrujado as anfiartroses lombares e fortalecido a musculatura que fica por trás dos joelhos, você segurará os artelhos, enquanto, sem dificuldade, tocará o solo com os cotovelos. Mas, enquanto tal coisa não acontecer, aprenda os seguintes truques preparatórios:

a) inicie o movimento a partir da posição sentada; b) com as mãos segurando as pernas, diariamente procure diminuir a distância entre a testa e os joelhos; c) relaxe todos os músculos que nada têm a ver com o *ásana*; d) aprenda a sugar o abdômen, diminuindo assim seu volume. Não force.

Efeitos terapêuticos: No corpo prânico, este *ásana* atua no sentido de despertar *kundalini* e abrir o *naddi sushumna* (*naddi* central). A contração dos músculos abdominais estimula as vísceras, por amassamento, e reduz a adiposidade e a obesidade em geral. É considerável seu efeito sobre baço e rins. Vitalizando os centros nervosos lombares e sacros, beneficia todos os órgãos por eles enervados (sexuais, bexiga, próstata e reto). É de excepcional eficácia contra os distúrbios do estômago, onde estimula a produção de suco gástrico. Normaliza fígado, rins e intestinos, varrendo destes o catarro, curando também a prisão de ventre. Para melhor efeito contra hemorroidas, pode-se associar a este abençoado *ásana* o que os *yoguins* chamam de *aswini-mudra* — contrair e descontrair o esfíncter. É especificamente indicado para vencer a dilatação do baço e do fígado. Controla e estabiliza o diabete e polução noturna. Vence insuficiência hepática e restaura o apetite. Tem sido constatada, por médicos de institutos *yogues* da Índia, a cura do lumbago crônico e das dores ciáticas. Incomparável para rejuvenescimento e emagrecimento. É indicado para restaurar as forças das senhoras depois de seus trabalhos diários. Tantos são seus benefícios que os *yoguins* o chamam "a fonte de energia vital".

Efeitos psíquicos: Aumenta a autoconfiança e a sensação de autodomínio, de leveza e de energia.

D) *Padahasthásana* ou pose da cegonha

Pada significa pé, e *hastha*, mão. Esta pose é igual à anterior, porém praticada de pé. Faz parte da *saudação ao sol*, quando as palmas das mãos encostam no chão.

Estando de pé, olhos fechados, inspire profundamente, levantando os braços. A seguir, expirando lentamente, incline o corpo para a frente até que as mãos toquem os pés, e a cabeça, os joelhos. Procure segurar o artelho maior de cada pé com o indicador da mão correspondente ou, se não puder, segure os tornozelos. Permaneça assim até sentir desconforto, desfazendo então a *ásana* ao mesmo tempo que inspira (Figura 35).

Vale o que foi dito quanto à dosagem da "pose da pinça". Não exagere.

Além de ser igualmente benéfica como a *paschimotanásana*, é indicada para o aumento de estatura e para o embelezamento do corpo feminino, dando-lhe esbeltez e graça.

Todos os ásanas até agora apresentados consistiram em flexões para a frente. A seguir, descrevemos ásanas ditos complementares destes,

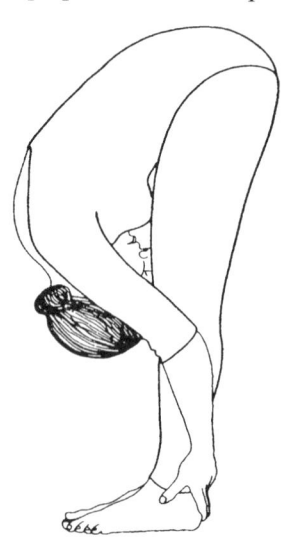

Figura 35:
Padahasthásana

exatamente por implicarem flexionamentos para trás. É sempre conveniente fazer seguir um ásana por sua complementar.

E) *Ardha-bhujangásana* ou meia pose da cobra

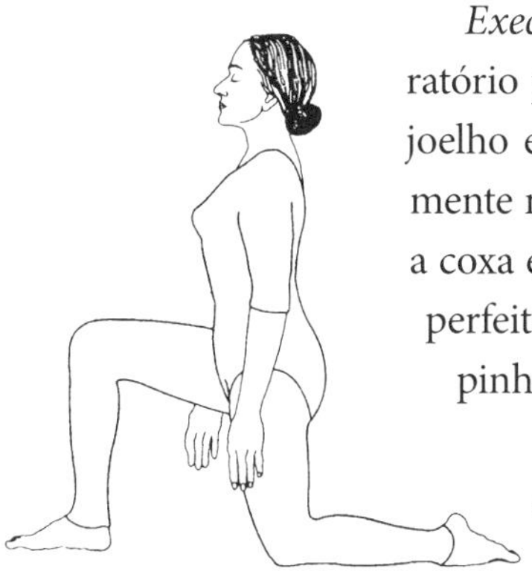

Execução: Este *ásana* serve de exercício preparatório para a "pose da cobra". Ajoelhe-se sobre o joelho esquerdo, tendo o pé direito aproximadamente meio metro à frente, de maneira que tanto a coxa esquerda como a perna direita estejam em perfeita verticalidade. O tronco ereto, cabeça e espinha dorsal alinhadas. (Figura 36)

Faça uma inspiração lenta e completa e, ao começar a expirar, flexione a perna direita o mais que puder, de forma que o tronco, abaixando-se, mas mantendo perfeita verticalidade, leve as pontas dos dedos da mão a tocarem o solo. Os braços devem ficar pendentes ao lado do tronco. (Figura 37)

Figura 36: *Ardha-bhujangásana — Fase inicial*

Mantenha-se, assim, a respiração presa, de três a sete segundos. Comece o movimento de retorno à posição inicial, simultaneamente inspirando. Repita três vezes e alterne a posição das pernas.

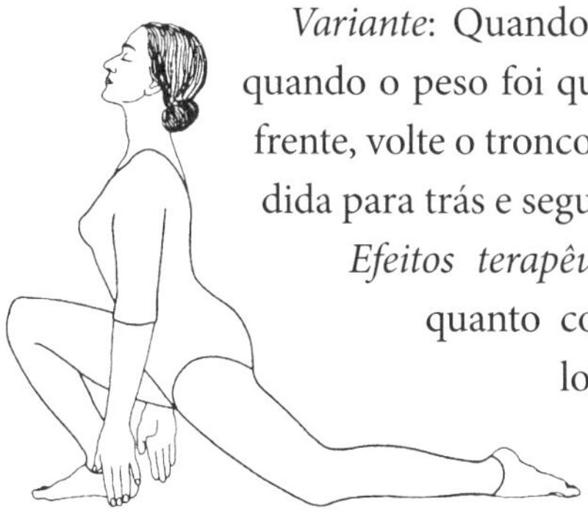

Variante: Quando chegar ao ponto mais baixo, isto é, quando o peso foi quase todo transferido para a perna da frente, volte o tronco para o lado da perna que ficou estendida para trás e segure o tornozelo, fitando-o. (Figura 38)

Efeitos terapêuticos: Aumenta a flexibilidade. Enquanto comprime agradavelmente os músculos lombares, distende com energia os abdominais. Estimula os órgãos da pélvis. Desenvolve a capacidade de equilíbrio e a autoconfiança.

Figura 37: *Ardha-bhujangásana — Fase final*

Observação: Outra versão da "meia postura da cobra" (*ardha bhujangásana)* é uma que dá ao corpo o aspecto de uma esfinge. (Figura 39)

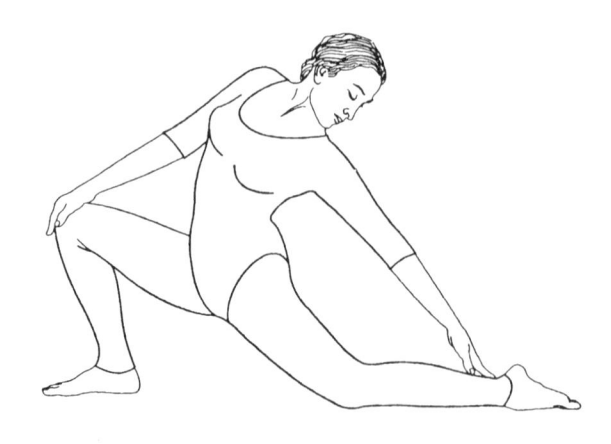

Figura 38: *Ardha-bhujangásana —*
Variação 1

Comece deitado sobre o ventre, corpo esticado sem tensão, pernas unidas. Assente as palmas das mãos um pouco à frente dos ombros, alinhando pela cabeça, que se acha com a fronte pousada no chão. Paulatinamente, enquanto inspira, levante primeiro a cabeça e depois, aos poucos, o tronco, até que o corpo fique semelhante à esfinge. A esta altura, não é preciso esticar os braços. Ficam flexionados. Mantenha a posição em *kumbhaka*. De olhos fechados para mais profundamente sentir a postura. Volte à posição inicial, afrouxando o *kumbhaka* assim como o esforço muscular que mantinha o corpo vergado. Ao chegar ao ponto final, amoleça no solo.

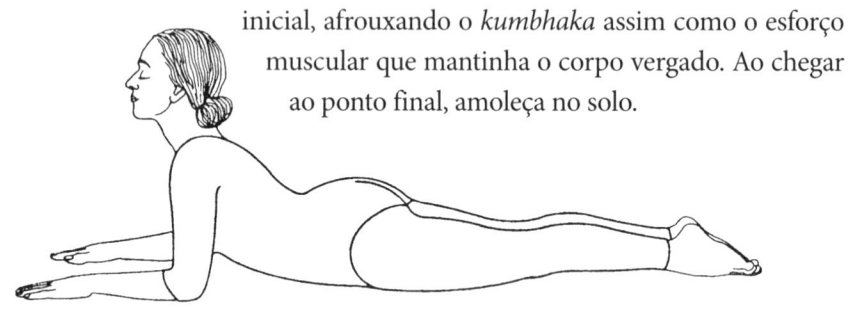

Figura 39: *Ardha-bhujangásana — Variação 2 (esfinge)*

F) *Bhujangásana* ou pose da cobra

O nome deste *ásana* decorre de o corpo ficar muito semelhante a uma cobra em posição de ataque.

Execução: Deite-se no chão de barriga para baixo, colocando as palmas das mãos na altura das axilas. Simultaneamente, com uma inspiração profunda, vá levantando a cabeça e a seguir, vagarosamente, o restante do tronco, sem no entanto deslocar do chão a parte que vai da pélvis aos pés. No princípio do movimento não se valha das mãos, mas somente dos músculos das costas. Apenas depois de certo ponto, a partir do qual já não possam ajudar, empurre o solo com as mãos até completar o movimento. Não permita que os pés se afastem um do outro. Devem ficar estendidos para trás. À medida que sua flexibilidade for aumentando, você vai conseguindo olhar para o zênite, o que implicará num forte estímulo à tireoide. O mais importante é acentuar a curva imposta à espinha e mantê-la o maior tempo que puder — no mínimo cinco segundos. Para descer, proceda de modo inverso. A princípio, apoiando-se nas mãos e, finalmente, apenas com a ajuda dos músculos dorsais e lombares, até que a fronte toque o solo. Enquanto durar o *ásana*, mantenha o *kumbhaka* (Figura 40). Desfeita a posição, relaxe, deixando a cabeça rolar para o lado.

Atitude mental: Concentre-se sobre as vértebras que, uma a uma, vão sendo solicitadas nos movimentos de erguer-se — cervicais, dorsais, lombares e sacras — e inversamente ao desfazer a postura.

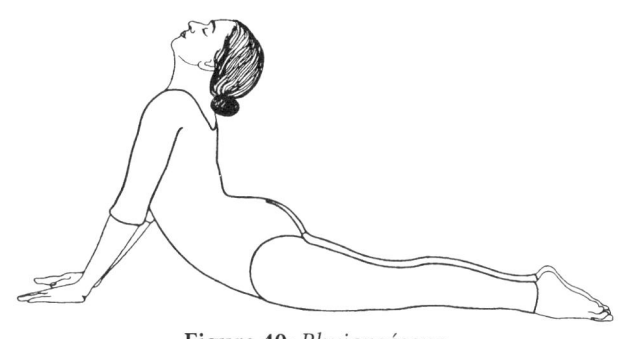

Figura 40: *Bhujangásana*

Efeitos terapêuticos: Promove abundante irrigação sanguínea na musculatura das costas, que é eficazmente desenvolvida. Os músculos mais energicamente solicitados são o trapézio, os dorsais, o sacrolombar e os glúteos — daí se pode inferir seu papel de modelador de um corpo elegante. Restaura a flexibilidade da coluna. Proporciona saúde, vigor e juventude. Aumenta o calor do corpo e corrige a inapetência. As mulheres têm muito a lucrar, pois, como tonificante do útero e dos ovários, é uma garantia contra leucorreia, amenorreia, dismenorreia e outros distúrbios. Os rins são particularmente beneficiados, não obstante também o serem todos os órgãos abdominais, mercê do aumento da pressão intra-abdominal que determina. É indicada especialmente na prevenção dos cálculos nefríticos. A tal ponto estimula as tireoides, que é contraindicado aos hipertireoidicos. É de efeito fulminante contra as dores nas costas, tão frequentes nos que têm ocupações sedentárias. Combate a prisão de ventre. Beneficia os trinta e um pares de nervos raquidianos que saem pelos espaços invertebrais, bem como a cadeia de gânglios do sistema vagossimpático. Quem conhece a fisiologia do sistema nervoso em geral desde logo conclui o valor extraordinário deste *ásana*.

Efeitos psicológicos: Desenvolve a confiança em si mesmo, afastando sentimentos de inferioridade.

G) *Ardha-shalabhásana* ou meia pose do gafanhoto

Por ser muito difícil a "pose do gafanhoto" ou *shalabhásana*, que abaixo descreveremos, o principiante deve fazer antes um estágio neste *ásana* preparatório, até que tenha adquirido a força e a flexibilidade suficientes.

Execução: Olhos fechados, deite-se no solo de barriga para baixo, tendo os braços esticados ao lado do corpo, palmas das mãos no solo. Inicie uma inspiração e vá levantando a perna direita tão alto quanto puder, com o cuidado de não deixá-la flexionar-se, conservando a esquerda na posição inicial, isto é, no chão. Sustente a posição com a respiração presa, de dois a dez segundos, findos os quais deixe a perna lentamente voltar à posição primitiva e, simultaneamente, exale o ar. Relaxe. Repita com a perna esquerda. Evite rolar o corpo. Concentre o pensamento sobre as áreas lombar e coccígea (Figura 41). Relaxe.

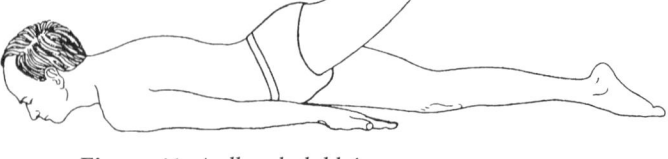

Figura 41: *Ardha-shalabhásana*

H) *Shalabhásana* ou pose do gafanhoto

Execução: Tome a mesma posição inicial acima descrita e, simultane-amente com uma inspiração, por um impulso vigoroso, com as mãos cal-cando o solo e contraindo a musculatura das costas, erga ambas as pernas o mais alto que puder, sem flexioná-las no entanto. Sustente a posição em *kumbhakha* de dois a dez segundos, quando então, expirando, abaixe lentamente as pernas. A posição das mãos fica à sua escolha. Veja qual a melhor: a) palmas apoiadas no chão; b) fechadas, com os punhos servin-do de apoio; c) viradas para cima e fechadas. Em vez de braços estendidos, pode tê-los um pouco flexionados, com as mãos perto da cintura, o que facilita sobremaneira o esforço de elevar e manter as pernas. Podem ainda as mãos ficar sob o corpo, na altura da região pubiana. (Figura 42)

Atitude mental: Enderece a consciência para a pélvis e a região lombar (rins).

Nota: Diferente de todos os outros, este *ásana* não é lento e suave. Du-rante sua execução, a respiração deve ficar retida.

Efeitos terapêuticos: Melhora grandemente os pulmões, pro-movendo maior elasticidade aos alvéolos, distendendo e ati-vando o tecido pulmonar. É o mais potente *ásana* para curar prisão de ventre. Revigora o diafragma assim como o músculo cardíaco. Graças à grande pressão intra-abdominal, massageia as vísceras. Tem especial efeito benéfico sobre os rins, limpan-do-os e normalizando-lhes o desempenho específico. For-talece os músculos abdominais, lombares, sacros e glú-teos, reduzindo a cintura, aprimorando portanto a figura.

Efeitos mentais: Esti-mula a mente e acrescenta firmeza ao caráter.

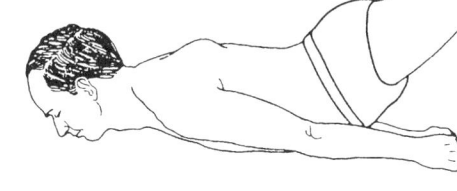

Figura 42: *Shalabhásana*

I) *Dhanurásana* ou pose do arco

Dhanus significa arco. Realmente, o corpo toma o aspecto de um arco. Entretanto, a modalidade aqui descrita lembra mais um buvar.

Execução: Deitado de bruços, olhos fechados, dobre as pernas e com as mãos segure os tornozelos. Inspirando, levante o tronco com a ajuda da tensão entre os braços e as pernas que tendem mutuamente a se afastarem — os braços puxando para a frente, as pernas, para trás. Respire livremente e tome

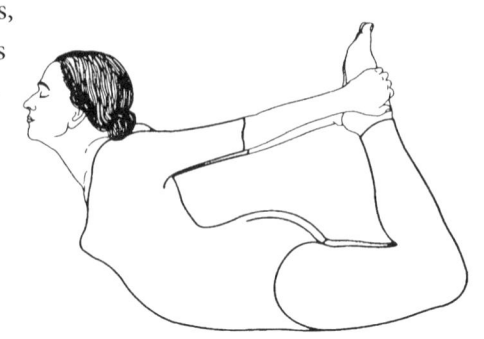

Figura 43: *Dhanurásana*

o cuidado para não permitir que as pernas se afastem uma da outra. Devem ficar unidas todo o tempo. Para desfazer a posição, relaxe lentamente a tensão, deixando o tronco, as pernas e os braços retornarem à posição inicial e relaxe. (Figura 43)

Atitude mental: Dirija a consciência para a região sacrolombar.

Nota: É um exercício que também implica impulso e certa rapidez. Mesmo assim, ainda é cabível lembrar o inconveniente de exageros e violências.

Efeitos terapêuticos: Não tendo qualquer contraindicação, é benéfico a pessoas de ambos os sexos e de quaisquer idades, mesmo àquelas de compleição franzina. As mulheres são especialmente beneficiadas, não só pelo embelezamento da figura como, e principalmente, por corrigir irregularidades menstruais. Excelente contra a obesidade. Otimiza toda a atividade endócrina, com surpreendentes proveitos para a saúde psicossomática em geral. Elimina as dores costais derivadas de atividades sedentárias.

Efeitos psicológicos: Enriquece a personalidade, dando vivacidade à mente. É psicoestimulante.

J) *Chakrásana* ou pose da roda

Execução: Deite sobre as costas. De olhos fechados, encolha as pernas, de forma que os calcanhares fiquem encostados às nádegas. Encolha os braços, fazendo as mãos se colocarem atrás dos ombros, com as palmas apoiadas no solo e a ponta dos dedos encostando nos ombros, inspire profundamente e, mediante impulso, eleve o corpo o mais que puder, formando com ele um arco. Durante alguns segundos, mantenha a postura e a respiração, quando então, lentamente inspirando, vá desfazendo simultaneamente a posição, flexionando primeiro os braços, até a cabeça e os ombros repousarem no chão, e em seguida as nádegas (Figura 44). Relaxe. Os novatos podem achar difícil esta postura por isso, nada de pressa.

Efeitos terapêuticos: Além dos efeitos de *dhanurásana* ou postura do arco, já descritos, estimula as tireoides e cura desarranjos da traqueia e da laringe, graças à abundante irrigação local. É uma das técnicas de maiores virtudes neuroanalépticas, isto é, capaz de levantar o tono nervoso.

Efeitos psíquicos: Dá vivacidade intelectual e melhora a memória. É um psicoestimulante.

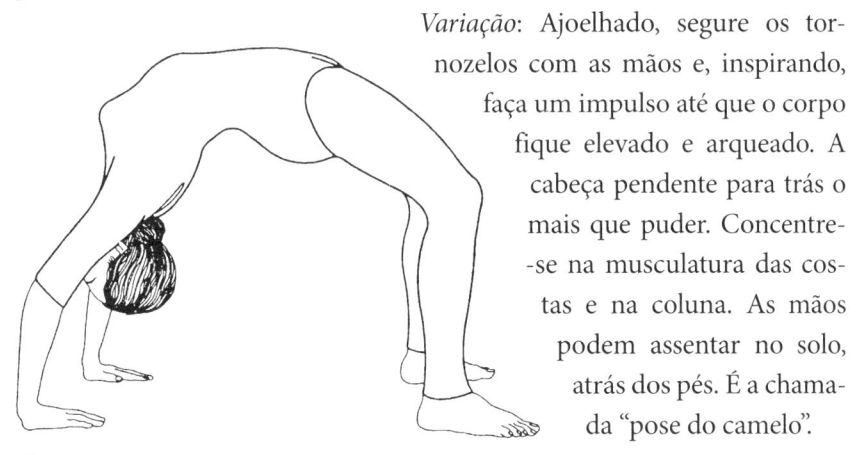

Variação: Ajoelhado, segure os tornozelos com as mãos e, inspirando, faça um impulso até que o corpo fique elevado e arqueado. A cabeça pendente para trás o mais que puder. Concentre-se na musculatura das costas e na coluna. As mãos podem assentar no solo, atrás dos pés. É a chamada "pose do camelo".

Figura 44: *Chakrásana*

L) *Pristhásana* ou pose revirada

Execução: De pé, olhos fechados, com os pés afastados um do outro e os braços pendentes ao lado do corpo, inspire e lentamente vergue para trás, arqueando um pouco as pernas, até que as mãos alcancem a barriga das pernas. Permaneça assim, de respiração presa durante poucos segundos, após o que, expirando, retorne à posição inicial. Concentre-se na coluna e nos músculos das costas. (Figuras 45 e 46) Se sentir vertigem, desfaça logo e experimente fazê-la sem retenção respiratória.

Os efeitos são equivalentes aos de todos os *ásanas* que implicam flexão da coluna para trás. A ligeira vertigem ocasional é consequência da forte hiperemia (afluência sanguínea) na cabeça. Não tem qualquer perigo.

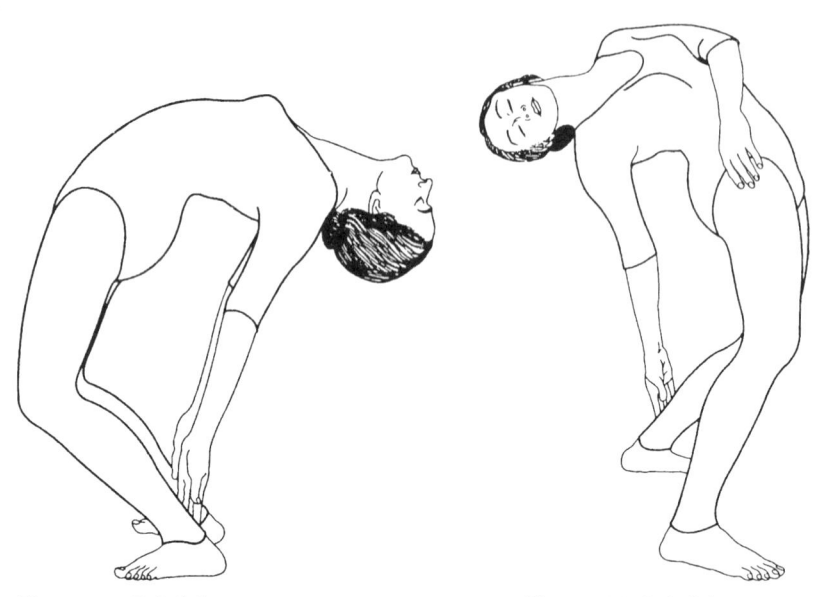

Figura 45: *Pristhásana*   **Figura 46:** *Pristhásana*
— *Variação 1*

M) *Matsyásana* ou pose do peixe

Execução: Partindo de *padmásana* ou postura de lótus, olhos fechados, deite-se para trás, até que costas e cabeça descansem no solo naturalmente. Automaticamente, as pernas, que se acham cruzadas, levantam-se ficando na vertical. (Figura 47) Mediante suave impulso das mãos, que ficam ao lado da cabeça, erga o tórax do chão, fazendo com que o alto da cabeça, apoiado no solo, mantenha a elevação. Simultaneamente, os joelhos voltarão à posição normal. O pescoço sofrerá um forçamento suportável e estimulante. As mãos ficam segurando os artelhos. (Figura 48) Respiração abdominal enquanto se sustenta o *ásana*, que deve durar até ao ponto em que os primeiros sinais de fadiga e desconforto sejam percebidos. Se depois da execução sentir-se fatigado, relaxe deitado.

Figura 47: *Matsyásana — Fase inicial*

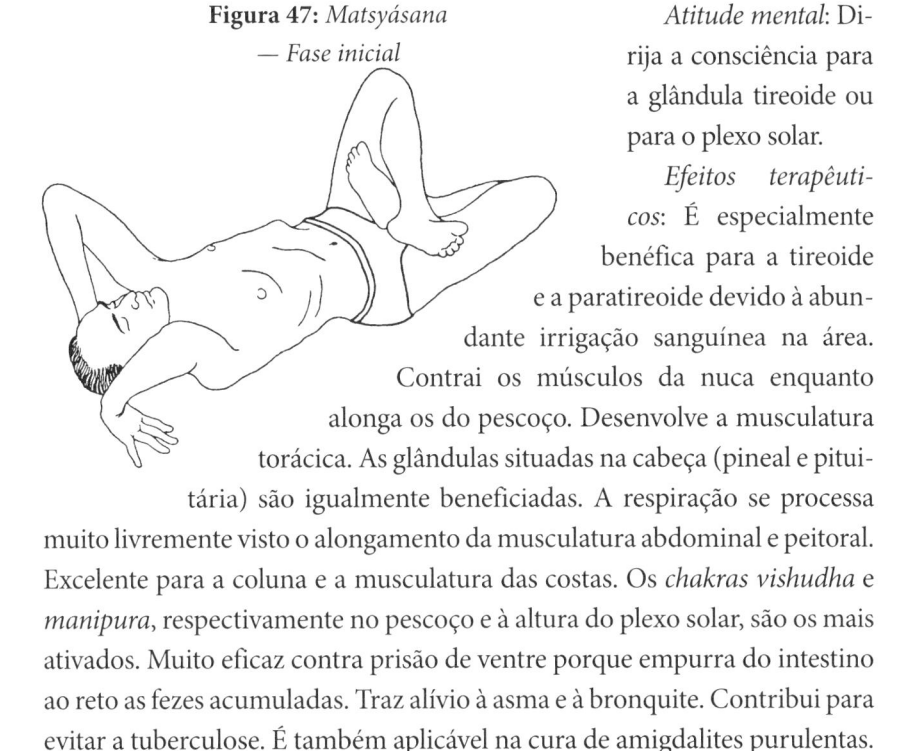

Atitude mental: Dirija a consciência para a glândula tireoide ou para o plexo solar.

Efeitos terapêuticos: É especialmente benéfica para a tireoide e a paratireoide devido à abundante irrigação sanguínea na área. Contrai os músculos da nuca enquanto alonga os do pescoço. Desenvolve a musculatura torácica. As glândulas situadas na cabeça (pineal e pituitária) são igualmente beneficiadas. A respiração se processa muito livremente visto o alongamento da musculatura abdominal e peitoral. Excelente para a coluna e a musculatura das costas. Os *chakras vishudha* e *manipura*, respectivamente no pescoço e à altura do plexo solar, são os mais ativados. Muito eficaz contra prisão de ventre porque empurra do intestino ao reto as fezes acumuladas. Traz alívio à asma e à bronquite. Contribui para evitar a tuberculose. É também aplicável na cura de amigdalites purulentas. É um neuroestimulante poderoso, indicado portanto para os neurastênicos.

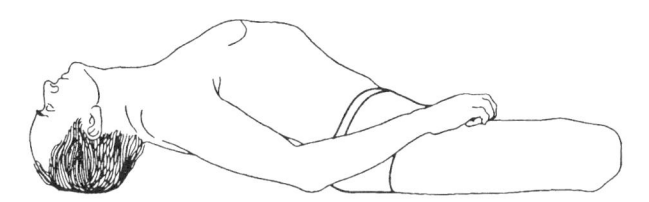

Figura 48: *Matsyásana — Fase final*

Efeitos mentais: Propicia otimismo, autoconfiança, paz, clareza na inteligência e desenvolve a sensação de energia e resistência à fadiga. Ao executá-la, é intensa a euforia e a segurança psicológica que momentaneamente se experimentam. Pessoas apáticas, melancólicas, psicastênicas têm muito a receber deste *ásana*.

Observação: É complementar de uma outra, chamada *sarvangásana*, da qual nos ocuparemos adiante. Os músculos que uma contrai, a outra distende, e vice-versa. Depois de executar uma há que executar a outra, sendo aconselhável que a duração da *matsyásana* seja um terço da de sua complementar *sarvangásana*.

Variações: a) Se você ainda não consegue fazer a "chave de pernas, que de fato é difícil, não faz mal. Execute esta variação: deitado, pernas juntas e esticadas, force a curvatura da coluna, firmando no chão o alto da cabeça, com a ajuda dos antebraços que assentam desde as mãos até aos cotovelos, tal como a figura indica. Esta postura é *ardha-matsyásana*. (Figura 49)

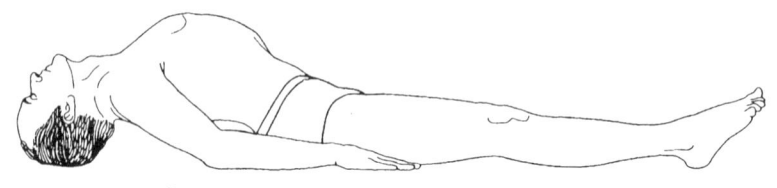

Figura 49: *Ardha-matsyásana*

b) Parta de *padmásana*. Procure reclinar para trás até que as costas colem no chão. Não permita que as pernas cruzadas se elevem. Para aumentar a deliciosa sensação de alongamento muscular, deite os braços para trás da cabeça e os estique até não poder mais. (Figura 50) Pode também cruzar as mãos atrás da cabeça. Diz-se que nesta pose, e praticando o *yoguin* um tipo especial da respiração — *plavini pranayama* —, poderá flutuar na água, daí a denominação "pose do peixe". (Figura 51)

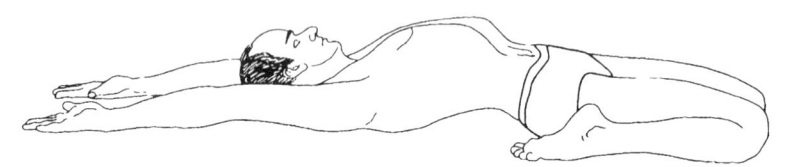

Figura 50: *Suptavajrásana*

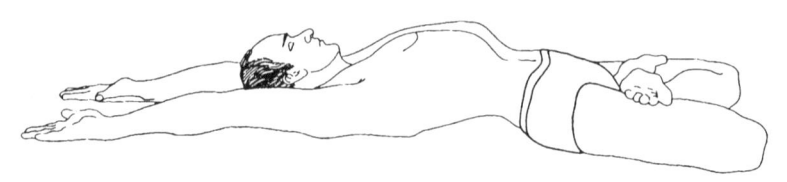

Figura 51: *Matsyásana — Variação 1*

N) *Suptavajrásana* ou alongamento sobre o solo

Ajoelhe-se no solo, de forma que os pés fiquem com as solas para cima. De olhos fechados, deixe as nádegas se assentarem no espaço entre os calcanhares. A seguir, apoiando o peso do corpo sobre os cotovelos e antebraços, vá apoiando as costas no chão até sentir-se completamente deitado. Agora, estique o mais que puder os braços para trás da cabeça, como se quisesse alcançar o ponto mais afastado. Permaneça o tempo que puder, respirando livremente. Desfaça ao sentir desconforto. Para tanto, segure os tornozelos e apoie-se novamente nos antebraços. Repita três vezes. (Figura 50) Uma bela variação é obtida juntando ao peito as mãos em prece, palma contra palma. Outra variação é começar de *padmásana*. (Figura 25)

Efeitos terapêuticos: Fortalece a musculatura dos membros inferiores. Estimula os nervos cutâneos e os vasos capilares das pernas. Beneficia acentuadamente os órgãos da pélvis. É por alguns considerado um dos mais deliciosos modos de vencer a fadiga. Corrige deformações das espáduas.

Efeitos psíquicos: Aumenta a sensação de bem-estar, tranquilidade e mesmo prazer. Melhora o estado das pessoas de nervos frágeis.

Observação: Convém fazer em seguida *paschimotanásana* (Figura 34), sua complementar.

Até esta altura foram descritos ásanas implicando flexões da coluna para a frente, para trás e alongamento sobre o chão. Chega a vez de tratarmos das que a flexionam lateralmente.

O) *Trikonásana* ou pose triangular

Execução: De pé, olhos fechados, as pernas afastadas (três palmos de distância, entre os pés paralelos). Enquanto inspira profundamente, levante lateralmente os braços até a horizontal, palmas das mãos para baixo. Expirando lentamente, flexione o tronco para a direita, conservando os braços alinhados pelos ombros, até que os dedos toquem o chão ao lado dos artelhos. Neste ponto vire o rosto para cima. Permaneça assim, com os pulmões vazios e ventre recolhido, por uns cinco segundos, quando então deve iniciar a inspiração e simultaneamente o retorno à posição inicial. Agora, enquanto expira, deixe os braços caírem lateralmente. (Figura 52) Repita, desta vez, para a esquerda. Consciência concentrada na coluna vertebral. A dosagem adequada é de três repetições de um lado e de outro.

Observação: Evite os efeitos de execução que poderiam comprometer a eficácia do exercício: a) os joelhos não devem dobrar; b) os braços não devem perder o alinhamento. Não importa que a princípio não consiga encostar os dedos no chão. O que mais interessa é a execução correta. Veja na Figura 53 uma interessante variação.

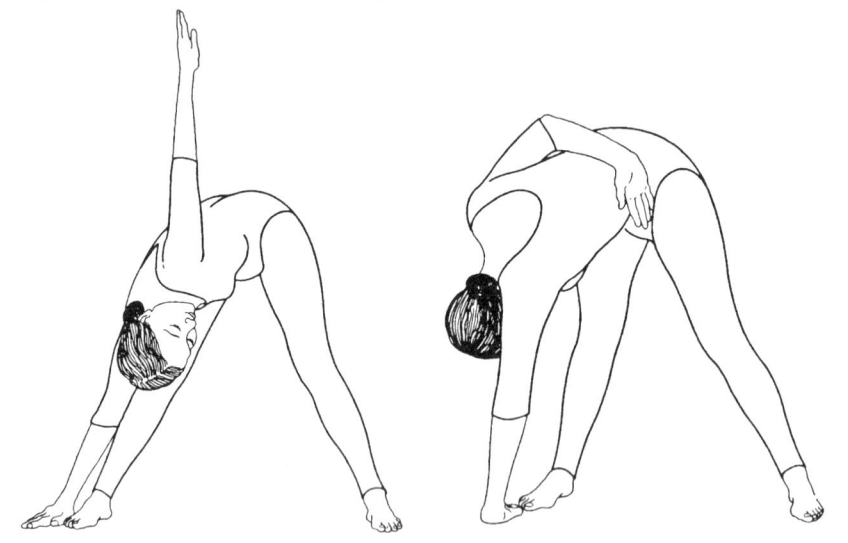

Figura 52: *Trikonásana*   **Figura 53:** *Trikonásana — Variação*

Efeitos terapêuticos: Trabalha intensamente os músculos dorsais e laterais, assim como a coluna vertebral, assegurando-lhes rejuvenescimento. Estimula a movimentação peristáltica intestinal. Tonifica os nervos raquidianos e os gânglios nervosos. Massageia os rins. Reequilibra o apetite e previne a prisão de ventre. Reduz as graxas laterais na cintura, aformoseando a silhueta.

Efeitos psicológicos: Acentua a autoconfiança. É estimulante.

P) *Chandrásana* ou postura lunar

Execução: Em pé, olhos fechados, pés paralelos a três palmos de distância, inicie uma flexão do tronco para a direita, até que a mão segure o

tornozelo ou a perna. O braço esquerdo, relaxado e pendente sobre a cabeça, concorre-
rá, com o seu peso, para acentuar a flexão
desejada. Sustente o *ásana* respirando
livremente, até sentir desconforto. Retorne à posição inicial, verticalizando o
tronco. (Figura 54)

O que foi dito quanto a precauções,
dosagem, atitude mental e efeitos da
trikonásana vale para esta.

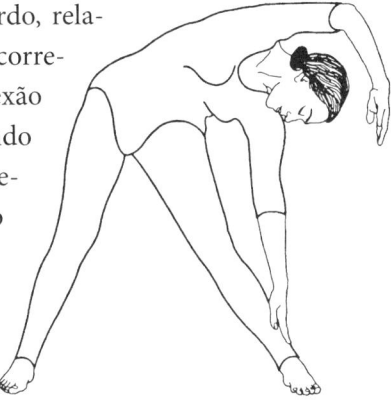

Figura 54: *Chandrásana*

Ásanas de torção

Os *ásanas* que até aqui estudamos imprimem à coluna vertebral flexões em vários níveis, para a frente, para trás e para o lado. Na cultura
física ocidental, de modo muito menos intenso e perfeito, certos movimentos ginásticos também conseguem tais flexões. Só na Hatha Yoga,
porém, existem exercícios que implicam torção da coluna em torno de
seu próprio eixo.

Considerando que o praticante não tem executado torções, consequentemente tem as estruturas enrijecidas — é normal encontrar dificuldades iniciais.

A) *Vakrásana* ou pose de torção

Execução: Sente-se com as pernas juntas e estendidas. Puxe a perna
direita para si, de forma que a coxa fortemente se apoie contra o abdômen e o joelho contra o peito. Agora levante o pé direito e faça-o pousar
do lado externo da coxa esquerda. O tronco e a cabeça mantêm-se ergui-
dos, sem constrangimento. Gire para a direita o conjunto tronco-cabeça
até poder colocar a mão direita no solo, atrás do corpo, e a esquerda,
tendo passado sobre a perna levantada, vem apoiar-se no solo do lado interno do joelho esquerdo. A pressão do braço esquerdo mantém para trás
o joelho levantado. Cabeça voltada para trás. Olhos fechados. Mantenha

a posição até intuir que deve mudar. Enquanto isto, não obstante os pulmões estarem semibloqueados, mantenha respiração superficial em ritmo normal. (Figura 55)

Faça a torção para o lado oposto, mudando a posição das pernas.

Concentre-se mentalmente na coluna vertebral.

Tome cuidado para não deixar que o tronco e a cabeça percam a verticalidade.

Efeitos terapêuticos: Provocando maior afluxo sanguíneo sobre a coluna, esta posição tonifica os nervos raquidianos e os gânglios do simpático, proporcionando rejuvenescimento geral a todo o corpo e, de certa forma, contribuindo para corrigir distonias do simpático.

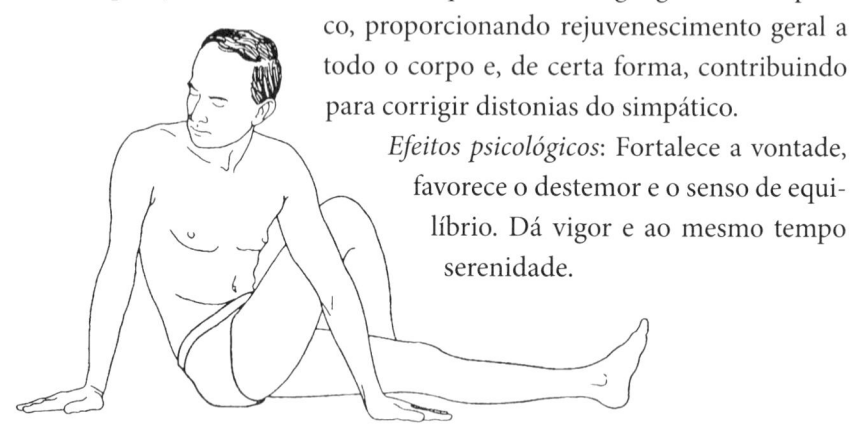

Efeitos psicológicos: Fortalece a vontade, favorece o destemor e o senso de equilíbrio. Dá vigor e ao mesmo tempo serenidade.

Figura 55: *Vakrásana*

B) *Ardha-matsyendrásana*

Seu nome lembra o de seu criador, o *Bhagavân Matsyendra*. Por ser de execução muito difícil, é precedida desta que se chama *ardha-matsyendrásana* e que quer dizer "meio" *ásana*, com a qual nos contentaremos, pois, além de mais exequível, oferece resultados semelhantes.

Execução: Sentado no solo, olhos fechados, acomode o calcanhar direito sob a coxa esquerda e a seguir, fazendo o pé esquerdo ultrapassar a coxa direita, assente-o no solo, mantendo a verticalidade do sistema cabeça-tronco. Agora, gire o ombro direito de maneira que o joelho levantado passe por baixo da axila direita. Estique o braço direito apoiando o tríceps contra o lado interno do joelho e segure firmemente os artelhos ou apenas o "dedão" do pé esquerdo. A fim de completar a torção, dobre o braço esquerdo para trás das costas, segurando com a mão os músculos laterais da cintura (Figura 56), ou apoiando sua palma no solo, atrás do corpo. (Figura 57) Por fim, virando a cabeça, encare, por cima do ombro, o que se acha atrás de você, embora de olhos fechados.

Nas primeiras vezes, verá que só de pulmões vazios será possível a torção completa. Com o treinamento, entretanto, poderá chegar a uma respiração superficial e em ritmo normal, quando então poderá manter por mais tempo a postura. Mantenha

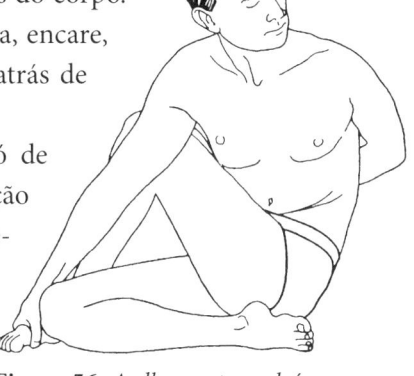

Figura 56: *Ardha-matsyendrásana*

a consciência concentrada sobre a coluna vertebral. Não desanime com as dificuldades iniciais, insista. Quando suas pernas se tornarem mais delgadas, o ventre menos volumoso e as articulações menos rígidas, executará a contento este precioso *ásana*. Procure não perder a verticalidade do tronco.

Efeitos terapêuticos: Corrige desvios da coluna. Atua sobre as suprarrenais. Combate dispepsia e prisão de ventre. Regulariza as funções do fígado, pâncreas e rins. Aguça o apetite. Cura lumbago e reumatismo muscular do tronco. Tem poderoso efeito contra a asma. Graça ao afluxo de sangue que provoca nas vértebras, nos nervos raquidianos, no plexo e nos gânglios, combate como nenhuma outra o envelhecimento precoce. É indicada para os distúrbios gastrointestinais e correção das distonias do simpático. Em resumo, é um dos *ásanas* mais benéficos.

Efeitos psicológicos: Aumenta o sentido de equilíbrio, de autodomínio e de segurança. Desenvolve o poder da vontade e a alegria interior.

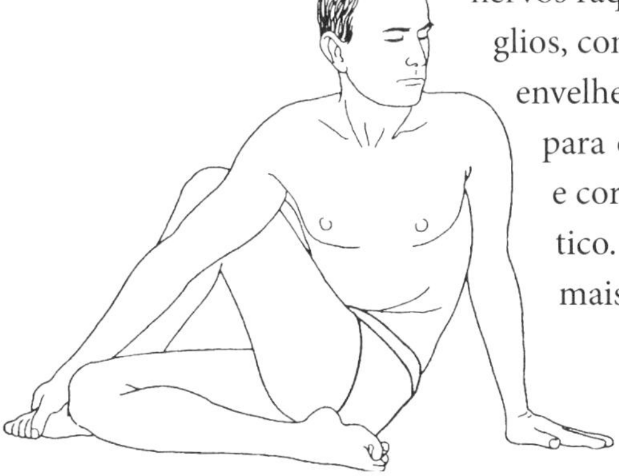

Figura 57: *Ardha-matsyendrásana — Variação*

Ásanas de equilíbrio

Alguns dos *ásanas* têm objetivamente a finalidade de desenvolver o equilíbrio do corpo, mas, simultaneamente, também visam ao equilíbrio mental. Em outras palavras, ao executar-se uma delas, logra-se o aprumo psicofísico.

A) *Ardha-vrikhásana* ou meia postura da árvore

Execução: Em pé, olhos abertos, os braços naturalmente caídos, passe o peso do corpo para a perna esquerda e, com a ajuda das mãos, leve o pé direito a apoiar-se sobre a coxa esquerda, o mais alto possível, de forma que a planta fique voltada para cima, enquanto o joelho aponta para baixo. Agora, junte as palmas das mãos acima da cabeça. Permaneça assim, respirando naturalmente, até sentir fadiga. É hora de alternar. (Figura 58)

Dificuldades: a) Na posição correta, o joelho dobrado não deve ficar para o lado e sim para baixo. Quem não tem prática terá dificuldades de fazer esta correção. Nas primeiras vezes, até que adquira flexibilidade no joelho, pode-se colocar o pé com a planta apoiada ao longo da face interna da coxa, ficando o calcanhar bem alto.

b) Nas primeiras tentativas, visto que o equilíbrio ainda é precário, você ficará saltando como um saci. Não desanime. Insista. Evite no entanto soluções instintivas, mas errôneas, como a de curvar-se para a frente projetando para trás as nádegas, ou de flexionar a perna de apoio. A melhor forma de adquirir equilíbrio é mirar um ponto à sua frente. Isto tranquiliza a mente.

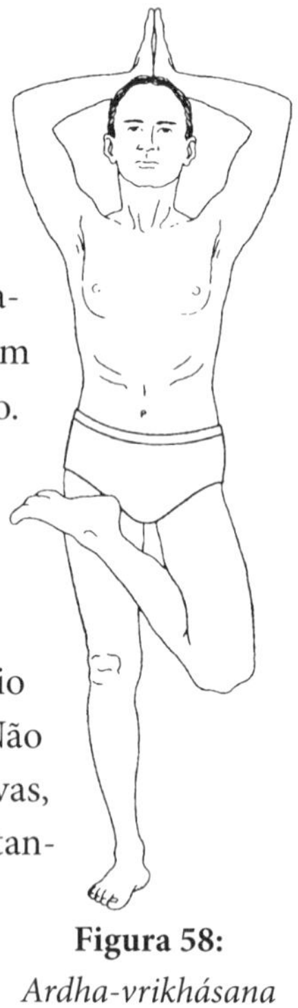

Figura 58:
Ardha-vrikhásana

Variação: As mãos podem ficar unidas à altura do peito ou os braços podem ficar estendidos e um tanto inclinados em relação ao corpo. Em qualquer uma destas variações, a beleza plástica do *ásana* é reconhecida por pessoas de sensibilidade.

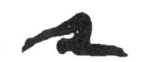

Efeitos terapêuticos: Excelente para consumir a gordura abdominal. Vitaliza os órgãos digestivos e os rins. Vitaliza a articulação coxo-femural.

Efeitos psíquicos: Predomina como benefício de natureza psíquica o senso geral de equilíbrio emocional e mental. Desenvolve em alto grau o controle do sistema nervoso, ao mesmo tempo que contribui para uma vida mental cheia de paz. Induz o sentimento de autoexpansão.

B) *Vrikhásana* ou postura da árvore

Execução: Atingida a posição anterior, isto é, pousado sobre uma das pernas e as mãos unidas ao alto da cabeça, estique os braços para o alto. (Figura 59) Simultaneamente com a expiração, incline-se para a frente até que as pontas dos dedos atinjam o solo. (Figura 60) Tendo os pulmões vazios, mantenha a posição por alguns segundos e em seguida, inspirando, retorne à posição acima descrita. Repita o exercício alternando a posição das pernas. Naturalmente que este exercício, sendo muito mais difícil, não deve ser tentado a não ser depois de perfeita execução do anterior. Para diminuir o desequilíbrio durante a inclinação para a frente, concentre a atenção na região do abdômen. Todo o tempo, os olhos abertos.

Figura 59: *Vrikhásana — Postura inicial*

Efeitos: Além de todos os do *ásana* preparatório, naturalmente reforçados, muito facilita a respiração profunda.

C) *Padangusthásana* ou pose sobre a ponta do pé

Execução: De cócoras, com o calcanhar direito no períneo, dobre a perna esquerda apoiando-a sobre a direita. Junte as palmas das mãos à altura do peito ou estenda os braços um pouco para a frente e para o lado. Mantenha o equilíbrio uns poucos segundos, tendo a mente

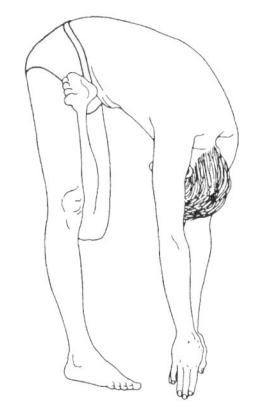

Figura 60: *Vrikhásana — Fase final*

143

fixa nas mãos e olhando firme e sereno para a frente, respirando profunda e lentamente. Mude a posição do pé, a seguir. (Figura 61)

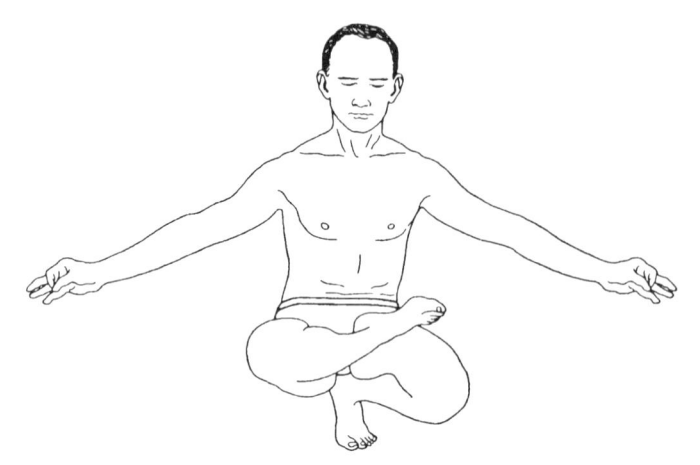

Figura 61: *Padangusthásana*

Efeitos terapêuticos: Beneficia os órgãos da pélvis, desenvolve a musculatura e melhora as articulações das pernas. Seus efeitos mentais são, no entanto, muito mais relevantes.

Efeitos mentais: É o mais eficiente *ásana* no sentido de fixação e concentração mentais, devido ao alto grau de controle do sistema nervoso que implica. Acalma. Desenvolve segurança psicológica e autodomínio.

Observação: Eis uma variação muito interessante e proveitosa: estenda para a frente a perna que no *ásana* anterior ficava sobre a outra e, para facilitar a execução, segure com a mão os artelhos do pé da perna esticada. A outra mão fica dobrada para trás das costas. Olhar fixamente para a ponta do pé ajuda na manutenção do equilíbrio.

D) *Mayurásana* ou pose do pavão-real

Este *ásana* é bastante difícil para as pessoas não habituadas à ginástica. Quando iniciei o treinamento yogue, eu a olhava como coisa bastante fora de meu alcance. As tentativas eram até de fazer rir a quem a assistisse. Por isso mesmo nunca proporcionei este ridículo espetáculo a ninguém. Estava gordo, portanto muito pesado, e a energia muscular nos braços era

144

a de qualquer pessoa de vida sedentária, isto é, quase nenhuma. Mas eu fiz o que você vai fazer: aceitei o desafio. Com a prática do Yoga, fui alegremente vendo desaparecer a gordura ao mesmo tempo que os músculos do braço e do corpo inteiro começaram a crescer debaixo da pele. Lá um dia, com satisfação, consegui resultado animador. Daí por diante a coisa foi-se tornando fácil.

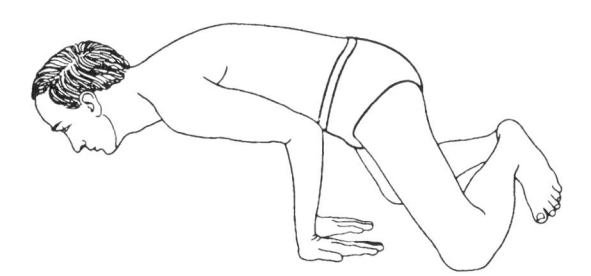

Figura 62: *Mayurásana — Fase inicial*

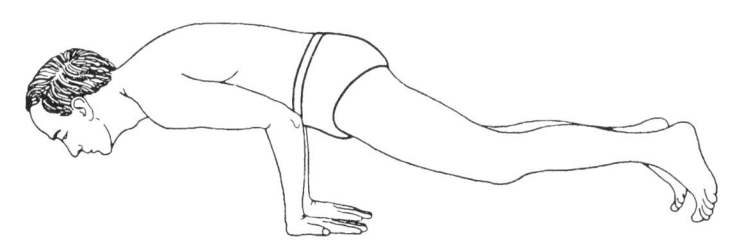

Figura 63: *Mayurásana — Fase intermediária*

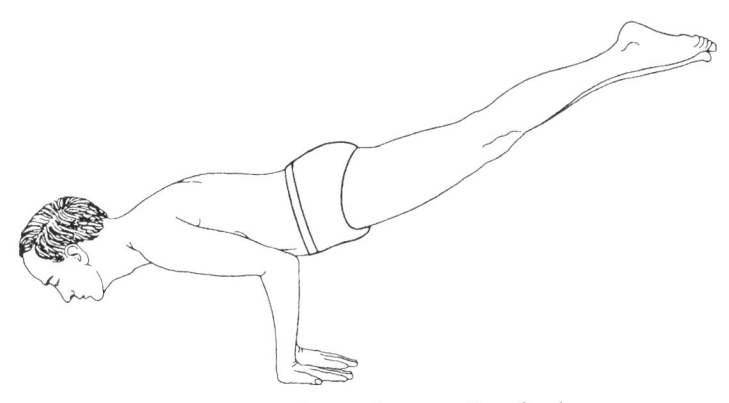

Figura 64: *Mayurásana — Fase final*

Execução: Ajoelhe-se no solo com os joelhos separados. Apoie as mãos entre eles de maneira que os dedos das mãos apontem para os pés. Sente-se sobre os calcanhares e encoste a barriga nos cotovelos, tendo estes uma distância entre si que só a prática lhe dirá, devendo não estar nem muito juntos nem muito afastados, a fim de não comprometer o equilíbrio. Agora, incline o tronco até atingir o chão com a fronte. Levantando do chão joelhos e pernas, o corpo fica apoiado sobre os cotovelos e a fronte. Continue levantando e esticando lentamente as pernas, mediante um considerável esforço muscular. Procure agora o equilíbrio entre o tronco e as pernas, que se comportam como braços de uma balança, cujo fulcro são os braços, que sustentam agora todo o sistema. Se você levantar o rosto, olhando para um ponto em frente, suas pernas ficarão mais facilmente em posição horizontal. (Figura 64)

Não é apenas nos braços que se tem de fazer força. Não é pequena a que se deve fazer com um vasto conjunto muscular abdominal e lombar a fim de que o corpo fique como uma tábua. Isto causará fadiga e desânimo ao principiante, convidando-o a desistir. Não se deixe vencer pelo desânimo.

Concentre a consciência sobre o abdômen, no ponto em que se apoia sobre os cotovelos.

Nas primeiras vezes vai sentir dificuldade em respirar normalmente. Terá, portanto, de fazê-lo de respiração presa. Mais tarde, contudo, sua perícia aumentará e você poderá fazê-lo com naturalidade.

A permanência na posição irá progressivamente aumentando, sendo de dois minutos a máxima aconselhável.

Efeitos terapêuticos: É uma das posturas mais fecundas em resultados. Tonifica energicamente estômago, fígado, intestinos, rins e pâncreas, devido à pressão intra-abdominal que implica. Fortalece a musculatura dos braços e das costas. Beneficia de maneira espantosa os processos digestivos. Devido à pressão sobre o abdômen, o fluxo sanguíneo na parte descendente da aorta é dificultado e, depois de desfeito o represamento, isto é, ao terminar o exercício, uma enxurrada de sangue fresco invade os órgãos da digestão. Por isso é que *mayarásana* cura gastrite crônica e insuficiência hepática. Sua ação sobre o pâncreas dá-lhe virtude curativa sobre o diabetes. Vence a prisão de ventre, mas sua capacidade terapêutica mais importante é a cura de hemorroidas. Alivia o excesso de gases no estômago, assim como o de secreção biliar. É também um dos exercícios mais revigorantes para todo o corpo, equivalendo a uma dose hipodérmica de adrenalina ou digitalina.

Efeitos psicológicos: Contribui para incrementar o equilíbrio mental e afetivo. Estimulante para todo o psiquismo, gera imediatamente uma sensação de força e autoconfiança. Equilibra as correntes *Ha* e *Tha* e pode facilitar o despertar do *kundalini*.

Observação: a) Por sua beleza plástica, é muito apreciada pelos atletas, não se devendo no entanto cometer exageros. As pessoas que apresentem estágios avançados de dispepsia nem sequer poderão tirar proveito do poder curador deste *ásana* em virtude de tornar-se dolorosa; b) Uma variação, chamada *lolásana*, consiste em combiná-la com a "chave de pernas" da *padmásana*. (Figura 65)

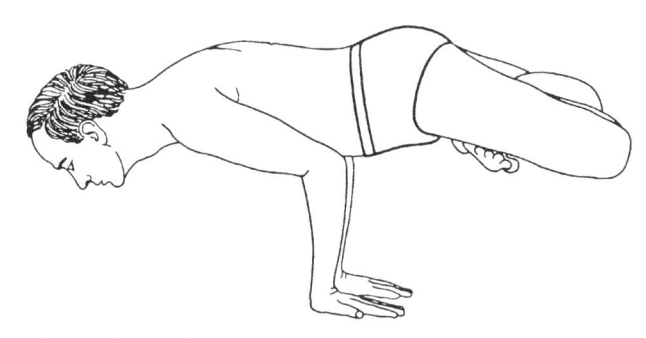

Figura 65: *Lolásana*

Para executá-la, primeiro forme a "chave de pernas" e depois, para atingir a horizontalidade do corpo, proceda da maneira já indicada.

Outros *ásanas* de equilíbrio existem, mas os que descrevemos são os mais exequíveis e suficientemente eficazes. Preferimos tratar de modo especial dos que, exigindo e criando equilíbrio, consistem em posições invertidas (cabeça para baixo).

Ásanas de inversão

A não ser quando deitado, o homem vive com a cabeça no ponto mais alto do corpo. Nunca inverte esta posição. Algumas crianças felizes ainda saboreiam estimulantes cambalhotas, mas os austeros adultos jamais. Não sabem o que estão perdendo. Os *ásanas* invertidos propiciam agradáveis sensações inusitadas aos que as praticam. Não somente deliciosas sensações passageiras, mas principalmente saúde permanente e rejuvenescimento seguro.

Invertendo o sentido do corpo, a normal posição ortostática contrabalança os tributos que o homem paga por sua condição de bípede. Estes tributos realmente existem, não os percebemos, entretanto, porque nos achamos, desde a infância, como que anestesiados em relação a eles. Pagamo-los sem os sentir. Nossa posição ereta é a responsável pela insuficiência normal de nossa respiração, pela deficitária irrigação sanguínea no cérebro, pela deficiência dos processos de assimilação e do dinamismo neuroendócrino. Somente depois que avançamos na prática destes *ásanas* e nos surpreendemos com as mudanças benéficas em todos esses aspectos de nossa vida, podemos então constatar que vínhamos vivendo errado e não plenamente.

Ao tratar de rejuvenescimento, em capítulo anterior, procurei mostrar que o envelhecimento precoce do homem em relação ao dos mamíferos corre por conta da situação de bípede conquistada pelo bicho-homem. Ali assinalei como e quanto a força da gravidade age contra a juventude, puxando para baixo o esqueleto, os músculos, as vísceras, a pele, enfim, simbolicamente arrastando o homem para baixo, em direção à terra (Figuras 1 e 2).

Tirando partido da própria gravidade, fazendo-a trabalhar a favor da preservação da juventude e da vida, os mestres yogues ensinam os *ásanas* invertidos. Pela atração da gravidade, o sangue flui beneficamente; o sistema nervoso se fortalece; as vísceras retomam suas posições primitivas; o coração repousa; a mente se aclara; o organismo rejuvenesce. Dizem os hindus que, quando nos achamos pousados sobre a cabeça, os ponteiros do relógio, para nós, rodam em sentido contrário. É como se o tempo desandasse para o passado.

Era eu cadete da Escola Militar de Realengo quando senti o desmaio em minha vida. Naquele dia já tomara duas doses de uma sulfa, tendo a recomendação médica de evitar qualquer esforço físico. Deveres escolares, no entanto, me levaram ao estádio e, depois de exercício de certa vivacidade, veio a "coisa". Náusea, suor frio, vista escura, tonteira, languidez irresistível. Quando eu já me sentia indo... alguém teve a ideia de me dar um remédio milagroso: deitou-me com a cabeça mais baixa. Imediatamente percebi que a vida, a energia, a consciência me invadiam como que trazidas pelo fluxo de sangue que fui sentindo lentamente descer. Concluí, desde então, por experiência, que um fraco suprimento sanguíneo no cérebro compromete todo o funcionamento vital. No homem comum, que não pratica *ásanas* invertidos, é normal esta insuficiência sanguínea na cabeça, donde podemos inferir que o homem chamado "normal" vive em pobres condições biológicas, por mais forte e bem disposto que se sinta.

Vejamos como e por que a gravidade passa a ser nossa aliada quando praticamos as posturas invertidas.

Quando a cabeça fica embaixo e os pés em cima, o fluxo sanguíneo logo se altera. Por seu próprio peso, aliviado portanto o bombeamento do coração, o sangue arterial rico e fresco invade o cérebro em quantidade maior do que o normal, dilatando os vasos, excitando-lhes a musculatura, fortificando-os, tornando-os mais resistentes à arteriosclerose. O sangue venoso, que comumente forma verdadeiras cisternas na região abdomino-pélvica, danificando a saúde de vísceras e glândulas, pela ação da gravidade, portanto sem ônus para o coração, é drenado para este órgão. A drenagem do sangue venoso pela ação da gravidade impede também a formação de varizes nas pernas.

O sangue arterial, que em torrente desce à cabeça, não beneficia somente o cérebro e suas funções, mas também as glândulas mais nobres do sistema endócrino — a hipófise e a epífise — cuja importância procuramos ressaltar em capítulo especial. Mesmo no que tange ao cérebro, a irrigação por gravidade vai levar suprimento de vida e energia às partes mais elevadas, correspondentes ao *chakra sahasrara*, onde, segundo ensinamentos yogues e constatações recentes da medicina ocidental, residem imensas e misteriosas faculdades paranormais, tais como telepatia, clarividência, premonição, enfim, os falados poderes ocultos. Nas pessoas normais esses poderes dormem em estado de latência. Só à custa de exercícios e merecimento vêm a se manifestar.

Não são só os órgãos da cabeça os beneficiários.

Sob a ação da gravidade, o diafragma verga-se para baixo. Acompanhando-o, também descem estômago, fígado, rins, intestinos, enfim, todas as vísceras, assim como a parede muscular do abdômen. Esta é a maneira mais eficaz, e talvez a única, de corrigir esta anomalia própria do envelhecimento, que consiste no aumento de volume e nos deslocamentos dos órgãos.

Se bem que ao tratar de cada postura invertida em particular estudaremos seus efeitos psicossomáticos, podemos agora inventariar alguns dos benefícios comuns a todas elas:

1) Curam alguns tipos de dores de cabeça.
2) Aliviam o coração.
3) Curam varizes.
4) Evitam as poluções noturnas.
5) Aumentam a resistência ao frio.
6) Afastam imediatamente a sensação de fadiga.
7) Curam transtornos hepáticos, pulmonares, genito-urinários e renais, assim como o diabetes, a surdez, a piorreia (no início) e a prisão de ventre.
8) Contribuem para a normalização de distúrbios nos ovários e do útero.
9) Aumentam o poder de digestão, curando a dispepsia, decorrente da má irrigação e da degenerescência dos órgãos digestivos.
10) Vigorosos tônicos dos nervos, agem também como sedativos e curam neurastenia, que é produzida pela degeneração nervosa, o que produz fadiga rápida, sensações de peso na cabeça, abatimento, preguiça, insônia, perda de memória e de capacidade de concentração. Curam a melancolia, a histeria, depressões e distonias do simpático.
11) Seguro remédio contra uma hérnia que ainda esteja começando.
12) Constituem a melhor terapia contra a visceroptose.

13) Vencem a asma e as congestões da garganta.

14) Tonificam a glândula tireoide, uma das mais importantes na manutenção da saúde física e mental.

15) Proporcionam sensível melhora na vida afetiva, trazendo paz e vivências superiores.

16) Aclaram os processos mentais e facilitam a concentração.

17) Contribuem para o desenvolvimento de faculdades psíquicas paranormais.

18) Vencem timidez, sentimento de inferioridade, preguiça mental, insegurança, irritabilidade, fobias e manias.

19) São úteis para a manutenção do *brahamacharya*, ou castidade. A energia seminal, com elas, transubstancia-se em *ojas shakti*, isto é, em espiritual energia criadora. Em linguagem ocidental, podemos dizer, segundo Swami Sivananda, que a postura sobre a cabeça é uma forma eficiente de sublimação sexual, pois transforma a energia erótica em luz espiritual.

20) Constituem verdadeiro tesouro para intelectuais, artistas, cientistas e místicos.

Passemos às práticas.

De antemão devo recomendar muita cautela, pois quanto mais enérgico é um remédio, mais necessário se faz atender à bula. Não vá o leitor atirar-se a uma imprudente tentativa de "plantar bananeira" logo após a leitura de seus sedutores benefícios. O treinamento há de ser gradativo, a não ser que você tenha condições de atleta. Em caso contrário, principalmente se você é pessoa gorda e de meia-idade, insisto: atenda à dosagem, à progressividade e às contraindicações.

A primeira coisa que você talvez tenha a fazer será corrigir o modo de deitar para dormir. As pessoas que dormem com a cabeça calçada por uma torre de travesseiros evidentemente estão se prejudicando com o bloqueio que o sangue sofre no pescoço, não podendo, portanto, irrigar francamente a cabeça. Quantos transtornos podem resultar desse mau hábito! Uma coisa tão simples como livrar-se dos travesseiros, por si só, pode trazer formidável alívio. Que tal ir diminuindo gradativamente a altura dos travesseiros? Ficando sua cabeça mais baixa durante toda a noite, o fluxo do sangue arterial irá aliviar-lhe tensões mentais, repousá--lo muito mais. Tente. Mas faça-o progressivamente. Não exagere. Pode ressentir-se com isso. Mais uma vez eu lembro: yoga é suavidade. Naturalmente os cardíacos não devem abandonar a recomendação do médico quanto aos travesseiros.

Desculpe, mas tenho ainda que meter o bedelho em seus hábitos. Seu colchão é desses bem cômodos, bem enlanguescedores, desses colchões de mola que o comerciante insinuante anuncia como o que proporciona "sonhos maravilhosos"? Se é, troque-o por outro menos maravilhoso. Defenda-se de transtornos da coluna vertebral, dos "bicos de papagaio". Acautele-se contra as deformações de coluna e a má circulação sanguínea durante o sono. O leito bom para a saúde é o consistente, sem ser — não exageremos — um meio de suplício.

Deite-se de barriga para cima, os braços largados aos lados do corpo e as mãos molemente abandonadas. É esta a maneira de melhor repousar.

A) *Pranali* ou prancha yogue

No início do livro ficou dito que a prática de yoga dispensa aparelhos especiais. Aqui temos a única exceção. Incluo neste livro o *pranali* ou *prancha yogue* pensando atender àqueles que, por condições de idade ou saúde, não possam executar os *ásanas*.

É uma tábua de aproximadamente 60 cm de largura por 2 m de comprimento, que deve ser apoiada por uma das extremidades em uma banqueta, mesinha, mureta, cavalete ou em qualquer objeto resistente mas que tenha uns 30 cm de altura, a ponto de proporcionar uma boa inclinação.

Deite-se na prancha, com os pés mais altos do que a cabeça, com os braços abandonados ao lado do corpo, vindo naturalmente descansar no chão. Deixe que os olhos se fechem. Entregue-se ao exercício de respiração abdominal. (Figura 9) Aproveite o repouso e a milagrosa recuperação que lhe são oferecidos.

Não fique mais de três minutos da primeira vez. Realize três sessões diárias ou quando se sentir fatigado. Mas nunca logo após uma refeição pesada. Somente com um intervalo de três horas. Se praticar antes de alimentar-se, verá como será mais fácil a digestão. Quando tiver acostumado o organismo, pode ficar em *pranali* o quanto deseje.

Os cardíacos geralmente não devem praticar *pranali*. Podem, no entanto, aliviar seus males e desfrutar da agradável respiração abdominal e do relaxamento em posição horizontal. Não obstante, conheço pessoas que já foram vítimas de enfarte e que tiram partido de *pranali*.

"Na posição inclinada", diz Gayelord Hauser no livro *Pareça mais jovem... Viva mais tempo*, ao aconselhar o *pranali*, "a espinha dorsal se endireita e as costas se aplainam. Os músculos que comumente estão tensos, tanto em posição sentada como em pé, ficam relaxados à vontade. As pernas e os pés, libertos do peso que suportam habitualmente, e da força da gravidade, têm oportunidade de se descongestionarem. Os músculos abdominais ficam relaxados e o sangue flui mais livremente para os músculos do queixo, da garganta, das faces, tornando-os firmes, e beneficiando igualmente a pele, os cabelos e o couro cabeludo." É ainda o mesmo livro que refere a presença da prancha yogue em institutos de beleza na América do Norte.

B) *Viparita-karani* ou pose da foice

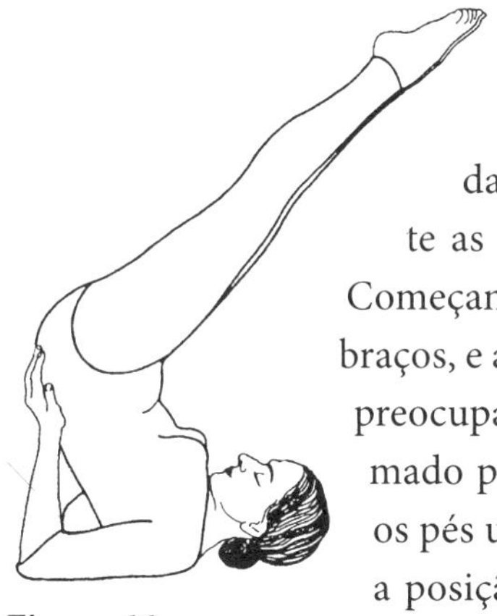

Figura 66:
Viparita-karani

Execução: Deite-se de costas, pernas unidas, olhos fechados, mãos ao lado das coxas com as palmas assentadas no chão. Inspirando, levante lentamente as pernas (esticadas e unidas) até a vertical. Começando a expirar, a partir daí, com a força dos braços, e apoiando-se nos cotovelos, erga os quadris, preocupando-se em não desfazer o ângulo reto formado pelas pernas e o tronco. Faça assim até que os pés ultrapassem um pouco a cabeça. Mantenha a posição com a ajuda dos cotovelos e das mãos. Aqueles, apoiados no solo e estas, aplicadas na região pélvica posterior. Respiração livre. Pense em sua tireoide. Mantenha a posição até que sinta os primeiros sinais de cansaço. Desfaça-a, procedendo de maneira inversa. Relaxe. (Figura 66)

Observações: a) Não se preocupe se nos primeiros ensaios não conseguir levantar as pernas conforme descrito. Atinja a posição final da maneira que puder, mas em sua fase estática o exercício deve ser perfeito. Com a prática tudo será fácil; b) Para maior facilidade em levantar o tronco e as pernas, evite que os cotovelos se afastem muito um do outro; c) É importante que o peso fique igualmente distribuído pelos omoplatas, nuca e antebraços, sendo que estes funcionam como estacas; d) As pessoas flácidas podem atingir a posição se derem um impulso para trás, rolando sobre a curvatura das costas, imitando uma cadeira de balanço; e) Com o aperfeiçoamento, você deverá atingir um ponto em que raros músculos interferem para manter a postura. Em outras palavras, deverá aprender a relaxar-se enquanto executar *viparita-karani*; f) *viparita* significa invertido (sânscrito), e *karani* quer dizer efeito. O nome deste *ásana* indica três coisas: 1) que recebemos, como no caso dos outros *ásanas* de inversão, as radiações terrestres e cósmicas em sentido inverso; 2) que nosso corpo se acha em posição invertida; 3) que o tempo atua em sentido inverso, isto é, que ficamos mais jovens. Em pé, nossa posição normal, envelhecemos, enquanto, estando nosso corpo em *viparita-karani*, rejuvenescemos.

Efeitos terapêuticos: Seus efeitos são os comuns às outras posições de inversão, porém mais uniformes, mais gerais e harmônicos em virtude da maneira como o sangue circula. Tem sido utilizada, na Índia, na cura de crianças retardadas por insuficiência tireoidiana. Cura também o bócio e a moléstia de Basedow, assim como outras disfunções da tireoide. Muito útil para os habitantes de zonas do interior, principalmente das montanhas, onde rareia o iodo, e onde portanto a carência tireoidiana é endêmica. É um grande aliado da beleza feminina. Dá cor bela e natural, como também serenidade ao rosto. Embeleza a epiderme, suavizando as rugas. Evita amigdalite e catarro. É contraindicada a hipertireoidicos e em certos casos de hipertensão.

Efeitos psíquicos: Segurança e autocontrole emocional. Simultaneamente estimula e tranquiliza.

C) *Sarvangásana* ou pose sobre os ombros

Ao pé da letra, significa (em sânscrito) postura do corpo inteiro.

Execução: Tendo executado *viparita-karani*, diligencie em erguer o tronco na vertical, de forma que os pés atinjam o ponto mais alto possível.

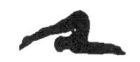

Naturalmente isto terá que ser feito com o auxílio das mãos, que se deslocam da posição anterior para um ponto mais baixo nas costas, isto é, dos quadris para as espáduas. Quando o corpo estiver formando uma perpendicular com o solo, seu peso estará distribuído sobre as estacas formadas pelos antebraços, sobre os ombros, sobre a nuca a e cabeça; o queixo pressionará fortemente o peito. Na posição, respirar pelo nariz, com a movimentação diafragmática. Concentre-se mentalmente na tireoide. Permaneça assim até precisar de repouso. Desça primeiro o tronco, colando ao solo as costas inteiras e só então as pernas começarão a descer retas. Muito cuidado com a descida brusca. Lentidão. Muita lentidão. Quando se encontrar de volta estirado no solo, fique relaxado por algum tempo. Não se ponha em pé precipitadamente depois do exercício, pois a inversão do fluxo sanguíneo pode afetar o coração. (Figura 67) As figuras seguintes (Figuras 68, 69, 70 e 71) sugerem as variações a serem tentadas.

Figura 67:
Sarvangásana

Observações: a) Os principiantes têm liberdade para atingir a posição vertical da maneira que puderem, inclusive com a ajuda de uma parede. Deite-se próximo da parede e vá subindo com os pés, "caminhando" parede acima, enquanto as omoplatas e a nuca permanecerem no chão; b) Não devem os principiantes querer prolongar a prática e a dosagem, entusiasmados pelos efeitos prodigiosos do exercício. Prudência; c) Nas primeiras vezes, a duração deve ser de alguns segundos, mas quando, meses após, for um perito, pode ficar até vinte minutos na posição; d) Qualquer pessoa que não apresente problemas cardíacos ou da

Figura 68:
Sarvangásana
— Variação 1

155

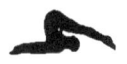

coluna vertebral pode praticá-lo; e) Evite movimentos enquanto manter a posição.

Efeitos terapêuticos: Realmente fabulosos os efeitos deste *ásana*, "muito maiores do que os obtidos com tratamentos de ondas curtas e outras radiações... Dois meses deste exercício fazem mais bem à circulação, ao metabolismo e à vivacidade mental que os medicamentos mais caros e as viagens de férias" (Yesudian, *op. cit.*). Dele podemos dizer tudo quanto foi dito do exercício anterior e muito mais. O sangue que desce é retido sobre a tireoide, mediante a "chave

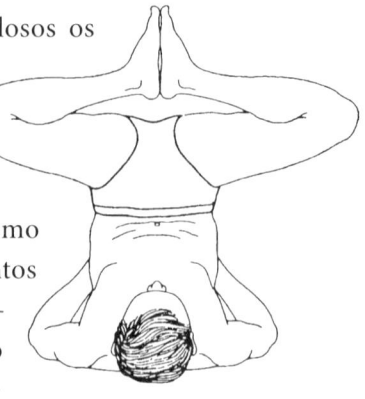

Figura 69: *Sarvangásana — Variação 2*

de queixo", estimulando energicamente esta glândula. Cura e corrige hemorroidas, prisão de ventre, congestão hepática, visceroptose, dispepsia, varizes e varicela, amigdalites, hérnias, tremores e contrações nervosas. É o mais potente rejuvenescedor do organismo, pois restaura as glândulas, devolvendo-lhes a saúde e a normalidade juvenil. Detém a marcha para a impotência masculina, característica da idade. Restaura a normalidade de peso às glândulas masculinas que os excessos eróticos atrofiaram. "Este resultado", diz S. Muzumdar (*Ejercicios de Yoga para el Sano y Enfermo*, Aguilar, Madri, 1960), "é verdadeiramente assombroso. Restabelece o vigor perdido pela excessiva atividade sexual. Corrige a insuficiência ovariana e elimina as anomalias da menstruação, suprimindo também as varizes decorrentes dos incômodos menstruais. Diminui menstruações prematuras." É uma eficiente amiga da menopausa. Ao mesmo tempo que

Figura 70: *Sarvangásana — Variação 3*

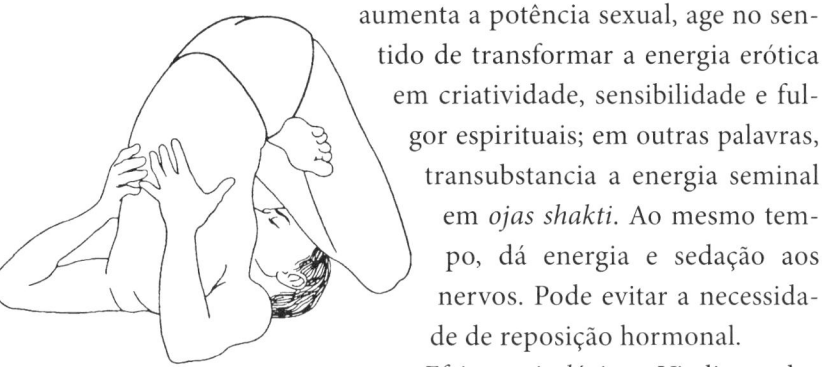

aumenta a potência sexual, age no sentido de transformar a energia erótica em criatividade, sensibilidade e fulgor espirituais; em outras palavras, transubstancia a energia seminal em *ojas shakti*. Ao mesmo tempo, dá energia e sedação aos nervos. Pode evitar a necessidade de reposição hormonal.

Efeitos psicológicos: Vitaliza todos os poderes da alma, dando maior brilho à inteligência, maior poder cria-

Figura 71: *Sarvangásana — Variação 4*

dor, sublima o sexo. Ao mesmo tempo que lhe dá a vivacidade própria da juventude, tranquiliza-o, não permitindo que se transforme num tirânico perturbador do psiquismo. Propicia, portanto, o vigor erótico e erétil do jovem e a transcendência sexual do homem evoluído. O *yoguin* é um ser humano sexualmente superpotente, sem inquietudes sexuais no entanto. É senhor do sexo e não seu cativo. Facilita o efeito tranquilizante de técnicas yogues psicossomáticas especiais. Alivia ansiedades.

D) *Halásana* ou pose do arado

Em sânscrito *hala* quer dizer arado. Realmente a postura lembra o perfil de um arado.

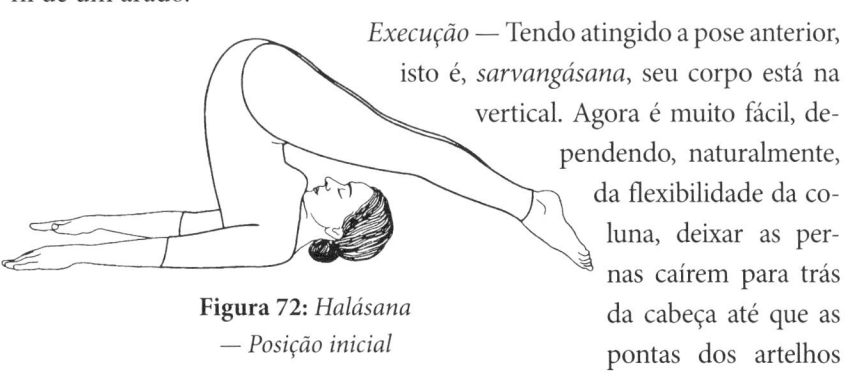

Execução — Tendo atingido a pose anterior, isto é, *sarvangásana*, seu corpo está na vertical. Agora é muito fácil, dependendo, naturalmente, da flexibilidade da coluna, deixar as pernas caírem para trás da cabeça até que as pontas dos artelhos

Figura 72: *Halásana — Posição inicial*

toquem o chão. Braços e mãos ficam pousados no solo. Este é o primeiro estágio de *halásana*. (Figura 72) O principiante deve ficar assim por uns quinze

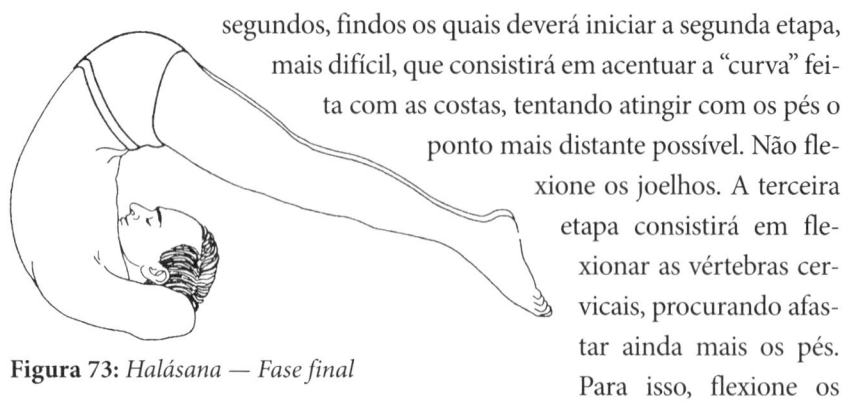

Figura 73: *Halásana — Fase final*

segundos, findos os quais deverá iniciar a segunda etapa, mais difícil, que consistirá em acentuar a "curva" feita com as costas, tentando atingir com os pés o ponto mais distante possível. Não flexione os joelhos. A terceira etapa consistirá em flexionar as vértebras cervicais, procurando afastar ainda mais os pés. Para isso, flexione os braços e traga as mãos à nuca, onde ficarão cruzadas. (Figura 73) Fique aí o tempo que puder, mas sem querer bancar o campeão de resistência. Comece a "desenrolar", executando tudo ao inverso e usando os mesmos movimentos descritos nos dois *ásanas* anteriores. Concentre a atenção em todas as diferentes vértebras que se forem "dobrando" e "desdobrando", respectivamente, na ida e na volta. As figuras mostram a postura e suas variações usuais (Figuras 74 e 75). Mantenha a respiração discreta, ajustada às necessidades e às restrições decorrentes da postura.

Observações: a) As pessoas de idade madura ou as que mesmo jovens já perderam, por ocupações sedentárias, a flexibilidade da coluna *não devem tentar logo atingir a posição final*. Arriscam-se a deslocar uma vértebra ou distender um músculo. Yoga é suavidade, progressividade e lentidão, insistimos; b) É importante aprender a relaxar toda a musculatura que nada tem a ver com o exercício; c) A "chave de queixo" (do *ásana* anterior) nesta

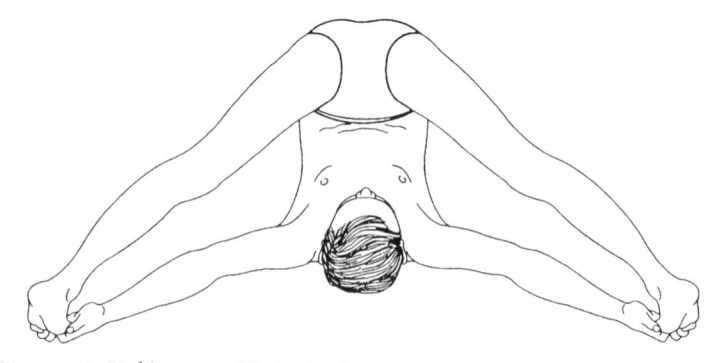

Figura 74: *Halásana — Variação 1*

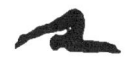

aumenta em muito sua pressão; d) Este é o *ásana* complementar da *matsyásana* (pose do peixe — Figuras 47 e 48). O que quer dizer que, depois de uma, convém praticar a outra.

Efeitos terapêuticos: Ao atingir o ponto máximo de flexão, isto é, quando você estiver pousado sobre a região cervical e mesmo um pouco antes, sentirá uma corrente calorífica altamen-

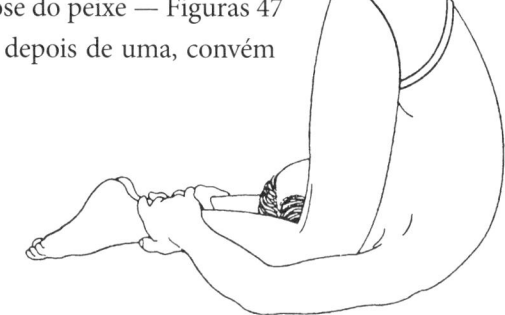

Figura 75: *Halásana — Variação 2*

te estimulante e agradável subir ao longo da linha central das costas; isto lhe transmitirá uma sensação de intensa vida e energia. *Halásana* é uma completa massagem natural em todas as vértebras e discos intervertebrais, acrescentando flexibilidade e elasticidade à coluna vertebral inteira. Ainda que atue sobre a tireoide, sua influência é menor do que a dos dois *ásanas* precedentes. Tonifica os nervos raquidianos e o sistema simpático. Fortalece os músculos das costas e do abdômen e, o que é muito importante, beneficia os músculos do coração. Graças à ação exercida sobre os músculos abdominais, fortalecendo-os, reduz dilatações do fígado e do baço, quando estas não sejam muito graves. Diminui a adiposidade e atenua a prisão de ventre. Admite-se que possa curar alguns tipos de diabetes pelos benefícios que leva ao pâncreas. Suaviza dores do baço e do fígado. Desenvolve o apetite. Faça uma experiência: quando se sentir cansado, execute *halásana*. Ficará convencido de seu poder desfatigante. Exerce considerável influência sobre o chakra vishudha. "Aqueles cujas vértebras foram deslocadas em consequência de uma vida sedentária podem curar-se com este exercício. Os desvios e malformações vertebrais nas crianças podem miraculosamente ser corrigidos (Yesudian, *op. cit.*). Corrige desordens menstruais, inclusive a TPM, assim como cura diabetes, sem tratamento de insulina — é ainda Yesudian quem o diz. Estimula todo o sistema glandular, que é rejuvenescido. Estimula a atividade cerebral, em virtude da farta irrigação que atinge os centros nervosos superiores".

Efeitos psíquicos: Autodomínio, superação de sentimento de inferioridade, aumento de autoconfiança, agilidade mental e alívio de estados angustiosos.

E) *Shirshásana* ou pouso sobre a cabeça

Em sânscrito *shirsh* quer dizer cabeça.

Considerada pelos *yoguins* como o rei dos *ásanas,* para os leigos parece um malabarismo exótico e apenas exequível para uns raros atletas. Não obstante sua aparência de exercício dificílimo, é mais fácil do que se avalia, podendo ser executado por criaturas normais de meia-idade. Antes porém de descrevê-lo, vamos tentar desfazer opiniões estereotipadas e errôneas acerca dos perigos que sua prática ofereceria.

Algumas pessoas imaginam que algum vaso sanguíneo poderia vir a romper-se no cérebro. Tal derrame poderá acontecer com ou sem o *ásana,* caso já existam condições precárias anteriores, predisponentes ao derrame. Nenhum acidente se tem registrado em pessoas normais que confirme a esta vã suspeita. Não é verdade também que apenas os jovens podem realizá-la. Os autores por mim consultados, todos eles citam casos de alunos seus que, sexagenários, tiram proveito deste *ásana.* Yesudian refere-se a um macróbio de 80 anos e "plantando bananeiras". Eu mesmo tenho um aluno que começou a executá-la aos 75 anos. Eu consegui chegar aos 82 anos e tenho me exibido em programas de TV.

Há sem dúvida algum perigo de prática por parte de pessoas vítimas de certos estados e de certas más condições de saúde. Tais casos serão enumerados e, espero, evitarão aborrecimentos aos imprudentes.

Efeitos terapêuticos: Em virtude da maior concentração de sangue e *prana* nos centros nervosos cerebrais, este *ásana* oferece todos os benefícios dos anteriores, porém bastante acentuados. Gastrites, prisão de ventre, visceroptose, distúrbios do baço e do fígado, hérnia, asma, alguns distúrbios genitais femininos, varizes venosas, certas anomalias linfáticas são algumas entre as muitas enfermidades que este *ásana* evita e, a experiência tem revelado, cura. O benefício que exerce sobre as mais importantes glândulas endócrinas — pineal, pituitária, tireoide e paratireoide — transfere-se amplificado, a todo o organismo e à mente, pois estas glândulas são as maiores responsáveis pelo funcionamento orgânico e psíquico, já o sabemos. Ajuda a desenvolver faculdades paranormais ainda latentes no homem comum, melhorando-lhes as faculdades comuns. De todos as *ásanas,* este é o mais poderosamente rejuvenescedor e o que mais prontamente alivia a sensação de fadiga. Quando você tiver aprendido a executar *shirshásana* se sentirá como dono de uma riqueza. Em poucos minutos lhe devolverá: alegria, se você estiver deprimido; energia, se se encontrar exausto; paz, se se achar aflito; confiança, que o livra da desorientação e do niilismo; ajudá-lo-á a manter-se bem disposto e sereno; livrá-lo-á de fobias e instabilidades emocionais.

Contraindicações: É preciso conhecer os casos em que este *ásana* deve ser evitado. Naturalmente, pelos mesmos motivos por que é tão potente e versátil, pode também ser, em determinadas circunstâncias e para alguns indivíduos, de alguma periculosidade. Fosse inócua, nada se teria a recear. Assim como todo remédio potente, seu uso deve ser prudente. As contraindicações abaixo citadas constam das obras indicadas na bibliografia. Segundo a opinião de *Kauwalayânanda*, citado por Muzumdar (*op. cit.*), deve ser evitada quando ocorrer:

a) Dor e zumbido nos ouvidos. Os exercícios só devem recomeçar quando os transtornos tenham desaparecido;

b) Debilidade nos capilares dos olhos. Da mesma forma, os exercícios devem ser interrompidos enquanto não se tenha curado o mal;

c) Quando a tensão sanguínea constante esteja "acima de 150 ou abaixo de 100 mm Hg";

d) Anomalias cardíacas ou debilidade do coração, que não sejam psicogênicas;

e) Catarro nasal crônico. Em fase inicial, o *ásana* é uma boa forma de o curar;

f) Prisão de ventre aguda, com fezes empedradas.

Shirshásana é contraindicada para aqueles que sentem palpitações quando de cabeça baixa, assim como para quem sente dores de dente. Neste caso é conveniente primeiro procurar o dentista. Se você deita sangue pelo nariz, também não deve praticar, enquanto não resolver esse problema. É contraindicada a quem tenha sofrido traumatismo craniano, a quem sofra de piorreia e aos portadores de desvios em vértebras cervicais. Os desvios de vértebras lombares, ao contrário, podem ser corrigidos. Quem sofre de nevralgia facial deve primeiro tratar de curá-la.

Autores como Harvey Day, Sivananda e Blay são omissos relativamente a contraindicações de *shirshásana*.

Se você tem praticado os outros ásanas invertidos sem qualquer prejuízo, por certo não terá o que recear. Por outro lado, é aconselhável fazer a tentativa mantendo uma gradação, de forma que ao longo de semanas consiga adaptar o corpo à pose final. Vejamos como realizar este treinamento progressivo.

F) *Ardha-shirshásana* ou pose do delfim

Execução: Ajoelhe-se, sentado sobre os calcanhares. Incline-se para a frente, deitando os antebraços no solo, à frente dos joelhos, de forma que os joelhos toquem os cotovelos e o alto da cabeça pouse entre os antebraços. Para tanto, as nádegas se levantarão. As mãos, dedos trançados, abarcam o occipital. Estique as pernas, alteando ainda mais as nádegas. Agora, uma pressão se exerce sobre o ângulo formado pelos antebraços. Para conseguir verdadeira simetria, mire por entre os tornozelos, que devem ficar unidos. Repita três vezes. Respiração espontânea. Demore uns vinte segundos de cada vez. Desfaça a posição lentamente, visando a acomodar a circulação. (Figura 76)

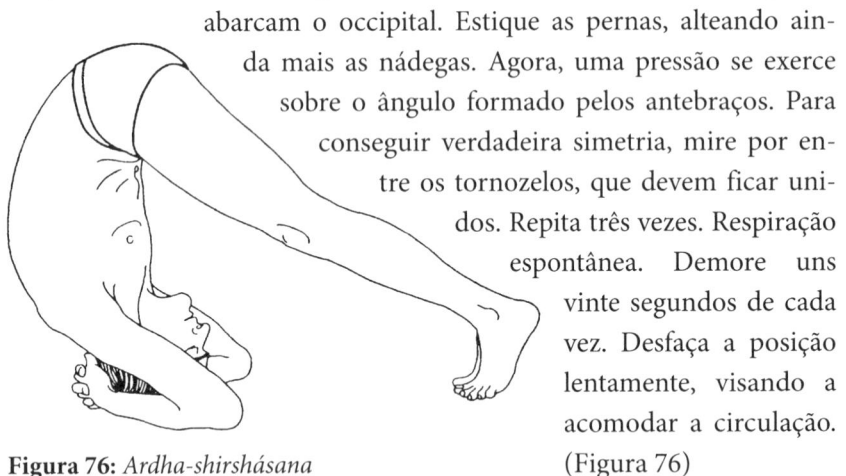

Figura 76: *Ardha-shirshásana*

G) *Shirshásana* ou pose completa

Antes de descrever a técnica, quero afirmar uma vez mais: você vai conseguir realizar este *ásana*. Ainda lhe digo: a satisfação que vai sentir, à medida que for vencendo as pseudodificuldades, será um bom prêmio e, ainda mais, um bom remédio para sentimentos de inferioridade. Você dirá para si mesmo, admirado e feliz: quem foi que disse que não sou capaz?!... Para isto, uma coisa é necessária: imite em obstinação uma criança aprendendo a andar, isto é, indiferente a todos os fracassos iniciais.

Execução: A uns trinta centímetros de um canto de parede, tome a "postura do delfim" (parede é para evitar uma queda para trás), dê o máximo de verticalidade ao tronco. Neste ponto, descole os pés do chão, encolhendo as pernas. (Figura 77) Estas ficarão penduradas, exigindo esforços equilibrantes dos braços, cabeça e músculos das costas. Agora vá, simultânea e lentamente, erguendo e esticando as pernas, até que os pés atinjam o ponto mais alto. As figuras mostram os movimentos intermediários, a pose completa e as variações, estas indicadas para alunos adiantados. (Figuras 78, 79 e 80)

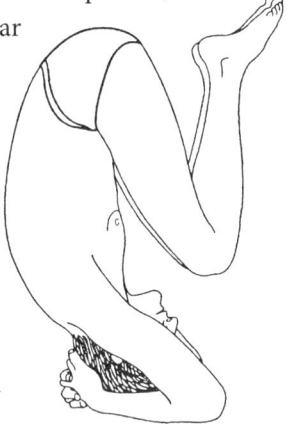

Figura 77: *Shirshásana — Fase intermediária*

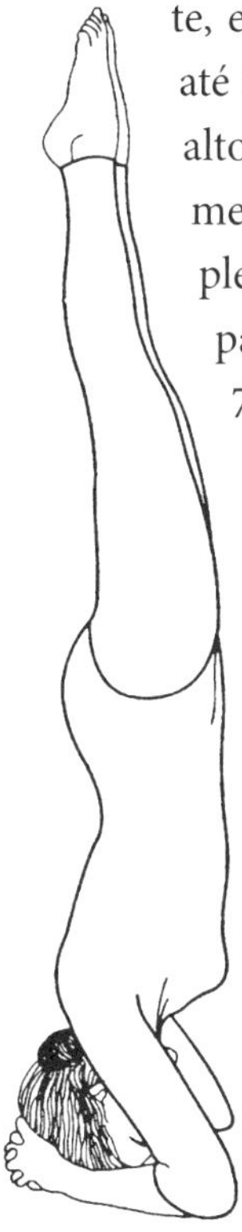

Observações: a) Se perder o equilíbrio para a frente, tome cuidado para não aparar o tombo nas pontas dos dedos. Chutar o chão com os dedos é um mau esporte. Se o desequilíbrio o levar para trás, apoie os pés na parede. Simplesmente isto. Não desmorone por mera afobação. Depois de restaurar o equilíbrio, volte à posição.

b) Não deixe a espinha vergar sob o peso das pernas. Na posição perfeita, o corpo aprumado, a verticalidade é a tal ponto impecável, que nenhuma oscilação se nota e nenhum peso excêntrico se faz sentir, caindo todo ele sobre a base triangular.

c) A rigidez do iniciante requer múltiplos pequenos esforços reequilibrantes, cansando o praticante. No entanto quando aprender a relaxar na posição, o esforço será mínimo. Isto é o que não compreendem os

Figura 78:
Shirshásana — Fase final

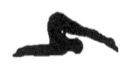

profanos, que até riem incrédulos quando os informamos de que, "plantando bananeira", o praticante de Yoga consegue um repouso recuperador e ao mesmo tempo estimulante. E como se admiram de um *yoguin* "aguentar" tanto tempo numa posição tão fatigante e incômoda!

d) Alguns autores desaconselham que se dê impulso para cima a fim de atingir o ponto mais alto com as pernas. Pessoalmente, não tenho restrições a fazer. Foi exatamente assim que consegui vencer as dificuldades de principiante. Somente depois, quando a perícia foi se desenvolvendo, segui os modelos clássicos. A partir da "pose do delfim", os pés bem próximos da cabeça, com um impulso, jogava grotescamente as pernas para o alto e elas logo procuravam a parede prestimosa. Com o tempo, fui ousando desgrudar os pés. Consegui ficar uns segundinhos em equilíbrio. Determinado dia, mais confiante, audaciosamente tentei dispensar a parede amiga e, zás,

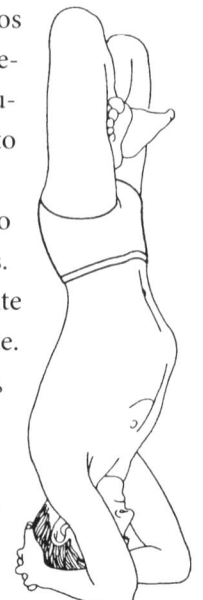

Figura 79:
*Shirshásana
— Variação 1*

virei para trás. Não me machuquei, graças a um precioso recurso: curvar a espinha, transformando as costas em buvar. Foi um rolar suave, sem traumatismos. Novas tentativas e novas conquistas. O aperfeiçoamento foi uma consequência da certeza de não mais "desmoronar".

e) Nas primeiras vezes é possível sentir a cabeça quente, com o sangue querendo romper a pele. Isto é mais uma consequência do estado nervoso do apavorado praticante. Muzumdar, no entanto, alerta que se o praticante "sente excessivo calor durante a execução, deve interromper imediatamente e relaxar". (Figura 87) Em realidade, nas primeiras vezes, todos sentem calor no rosto, mas nada que possa assustar.

f) Para desfazer a postura, proceder com lentidão, para reintegrar a circulação e a pressão sanguínea às suas condições naturais.

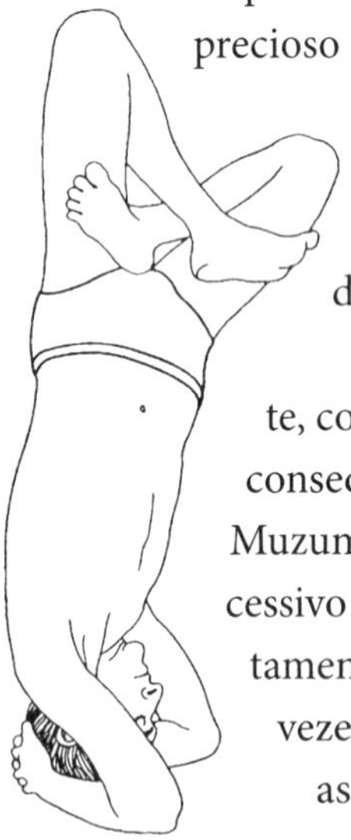

Figura 80:
*Shirshásana
— Variação 2*

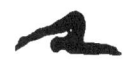

g) Para melhores resultados, recomenda Sivananda, o praticante deve tomar um copo de leite após o exercício; ter antes livrado intestinos e bexiga; tomar previamente seu banho e não depois (evitá-lo depois do exercício violento); segui--lo imediatamente de uma curta permanência em pé e depois em *shavásana* (pose do cadáver, Figura 87).

h) Não se utilize de fofas almofadas. Tem que fazê-lo em solo firme e forrado.

i) Acreditam certos autores hindus que o envelhecimento começa simultaneamente na glândula hipófise e nas articulações dos tarsos.

Figura 81:
Shirshásana
— Variação 3

A hipófise em degenerescência provoca a de todo o corpo — foi o que vimos em capítulo anterior. Os tarsos anquilosados pela idade dificultam a circulação energética sanguínea e linfática, determinando os detestados primeiros sinais de velhice. Gordura excessiva, desvios da coluna vertebral e pés chatos parece que apressam a anquilose dos tarsos. O automóvel, negando ao homem o exercício natural — andar —, também tem concorrido para o envelhecimento dos tarsos. O pobre coração trabalha e se cansa mais do que deve para vencer a barreira que aquelas articulações oferecem à circulação arterial. É por tudo isto que, para aumentar o efeito rejuvenescedor da *shirshásana,* o praticante deve massagear os tarsos, girando suavemente os pés, enquanto estiver pousado sobre a cabeça.

Exercícios vários

A) *Simhásana* ou pose do leão

Tanto tem de feia como de benéfica. Como alguns outros exercícios, revela que o Yoga não menospreza nenhuma parte do corpo. Esta técnica destina-se especificamente à língua e aos órgãos da fonação.

Execução: Ajoelhado, sente-se sobre os calcanhares e apoie as mãos nos joelhos. Execute uma inspiração completa. Escancare a boca e ponha

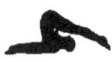

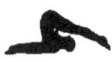

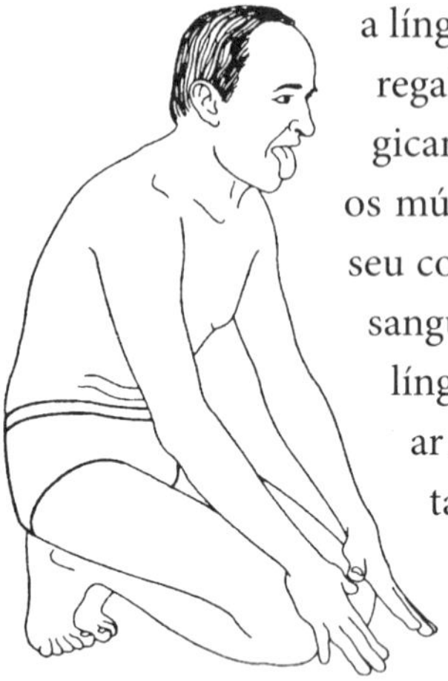

Figura 82:
Simhásana

a língua para fora, o máximo. Ao mesmo tempo, arregale desmesuradamente os olhos e estique energicamente as mãos e os dedos, enrijecendo todos os músculos que puder. Seu rosto ficará vermelho e seu corpo, quente. As raízes da língua se enchem de sangue e de vida. Afrouxe a tensão geral e recolha a língua, ao mesmo tempo que expira. Agora, com ar nos pulmões, aperte o véu palatino com a ponta da língua. Repita três vezes. (Figura 82)

Efeito: Excelente para revigorar os músculos e órgãos do tórax, bem como o rosto e a coluna vertebral. Segundo Yesudian, pesquisas de *Shrimad Kavalayânanda de Lonavla* têm demonstrado os efeitos terapêuticos seguintes: é um bom exercício por meio do qual os músculos do pescoço são mais fartamente alimentados de sangue. Os nervos e as glândulas do pescoço se robustecem. A garganta e a laringe lucram massagem especial. A tireoide e suas glândulas auxiliares são vivificadas. O ouvido melhora e a secreção salivar se torna completa. Limpa a garganta e cura amigdalites nascentes (*op. cit.*).

Quando sentir os primeiros sinais de uma inflamação de garganta, antessala de algumas gripes, pratique *simhásana* e provavelmente ficará satisfeito com a receita. Locutores, comentaristas de rádio, professores e oradores têm tirado grandes proveitos desta técnica. A voz se aclara imediatamente.

Observação: Seus efeitos são consideravelmente amplificados se praticada em *viparita-karani* (Figura 66) ou em *matsyásana*. (Figuras 47 e 48)

B) *Uddiyana-bandha* ou sucção abdominal

Este exercício consiste em sugar o abdômen para trás e para cima. À primeira vista, parece muito difícil e mesmo impossível. Entretanto, à medida que outros exercícios melhoram as condições da musculatura abdominal e tonificam o diafragma, vai-se tornando acessível. Aconselhamos aos principiantes que observem como isto é muito mais simples quando nos deitamos sobre as costas. Nessa posição, a gravidade colabora e o praticante, tendo expulsado dos pulmões todo o ar, repuxa fortemente a parede abdominal contra a coluna, agindo sobre o diafragma, que então se arqueia. Depois de sentir-se dono da técnica, experimente fazer o mesmo, estando "de quatro" no solo.

Achando-se "de quatro", isto é, apoiado sobre os joelhos e sobre as mãos, limpe os pulmões inteiramente e tente elevar o abdômen. Depois de ter praticado bem nessa posição, deve tentá-lo na posição final, o que agora já não vai ser difícil.

Em pé, pernas afastadas, incline um pouco o tronco enquanto as mãos pressionam as coxas, limpe os pulmões, mantenha-os vazios e proceda à sucção, como se a barriga tivesse de colar-se às costas. (Figura 83)

A dificuldade inicial deste exercício é que ele depende de músculos normalmente fora de nosso controle, mas, depois que os submetemos, nenhuma dificuldade resta.

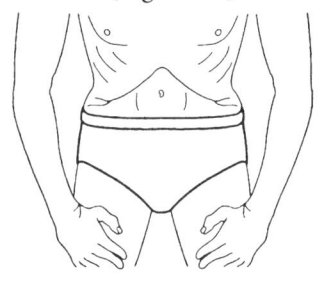

Observações: a) Só deve ser praticado de estômago vazio; b) Pode ser praticado também em *padmásana* ou em qualquer outra postura de meditação.

Figura 83: *Uddiyana-bandha*

Efeitos terapêuticos: Reduz a gordura abdominal e a dilatação estomacal. Cura dispepsia. Beneficia o plexo solar, importante centro regulador da vida vegetativa. Massageia os intestinos, sendo muito eficaz na cura da prisão de ventre. Diminui a preguiça hepática.

Contraindicação: Cardíacos e tuberculosos, conforme o grau da lesão, devem tomar cuidado e evitar exageros.

c) *Nauli* ou dança do ventre

É um dos exercícios mais difíceis e mais espetaculares da Hatha Yoga, também um dos mais úteis. Não pense você que em pouco tempo dominará a técnica. Talvez tenha de levar muitos meses, mas finalmente vai conseguir. Dedique uma boa dose de paciência e decisão às tentativas.

Execução: a) Estando em pé, joelhos afastados, execute *uddiyana* e então, com as duas mãos empurrando as coxas, projete para a frente os

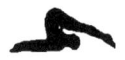

dois músculos retos abdominais no centro. (Figura 84) Isto é o que se chama *madhyama-nauli*. Mantenha a pressão e os músculos ficarão destacados. Quando sentir desconforto, afrouxe, inspirando profundamente.

b) Quando você estiver perito na fase anterior, tente o isolamento dos retos, mas agora à esquerda e à direita. Proceda da mesma forma que acabamos de descrever. Dessa vez, porém, pressione apenas uma das mãos, digamos a direita, e ao mesmo tempo incline-se um pouco para o mesmo lado. O músculo destaca-se. (Figuras 85 e 86) Por certo nas primeiras vezes você não aguentará muito tempo, então solte tudo e inspire profundamente.

c) Nesta terceira fase, você tentará, alternando a pressão de uma e outra mão, fazer os músculos bailarem de um lado para outro, numa viva e estimulante "hula-hula".

Observações: a) Este exercício tem o nome genérico de *kriya*, isto é, pertence à categoria das purificações;

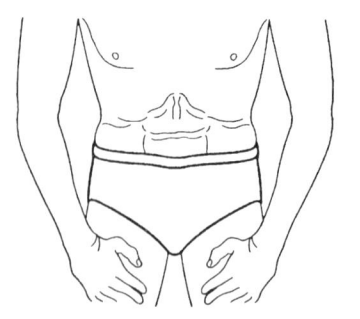

Figura 84: *Nauli 1*

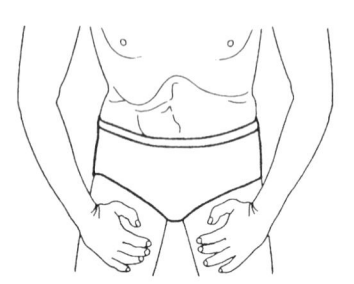

Figura 85: *Nauli 2*

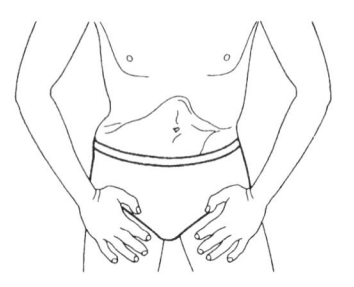

Figura 86: *Nauli 3*

b) Não pode ser praticado de estômago cheio;

c) Seus efeitos podem ser amplificados se antes se beber um bom copo de água fresca;

d) Habitue-se a incluí-lo em sua higiene matinal.

Efeitos terapêuticos: É uma garantia contra gastrites e prisão de ventre. Cura quase instantaneamente moléstias dos órgãos do abdômen e da pélvis, graças à enérgica massagem natural que faz nas vísceras. Beneficia o plexo solar. Reduz a gordura abdominal. Evita poluções noturnas. Vence a insuficiência ovariana. Por provocar voluntariamente o peristaltismo intestinal, é infalível contra prisão de ventre.

Efeitos mentais: É talvez o exercício físico que mais requer concentração mental, constituindo, por isso mesmo, um meio de desenvolver esta faculdade indispensável à saúde psíquica.

Contraindicações: Não devem praticá-lo (sem antes consultar o médico) os de pressão alta e os que sofram de apendicite crônica ou distúrbios cardíacos. Também aos ainda impúberes é aconselhável evitá-lo.

D) Exercícios para os olhos

São destinados a tonificar os músculos dos olhos e os nervos ópticos.

Execução: Estando em qualquer uma das posições de meditação (lótus, pose auspiciosa, de herói e do diamante), dirija o olhar para o ponto mais alto que puder, sem no entanto inclinar a cabeça. Permaneça alguns segundos e mude. Olhe para o ponto mais baixo possível, quase para dentro da própria face. A seguir, sem virar o rosto, faça o mesmo para a direita e depois para a esquerda.

Quando estiver bastante prático, realize o rolamento dos olhos do alto para a direita, daí para baixo e depois para a esquerda e, novamente, para o alto.

Os bons efeitos dos exercícios, que concorrerão para a saúde dos olhos, podem ser enormemente acentuados. Para tanto, concentre a atenção, enviando mentalmente uma corrente de *prana* ao local. O *ásana* que mais reforça os benefícios é *viparita-karani*. (Figura 66)

E) *Aswini-mudra*

Pode ser praticado em *halásana* (arado), na postura "da pinça" (*paschimotanásana*) ou em qualquer outro *ásana*, em que as pernas fiquem muito unidas.

Execução: Depois de inspirar, comece a expirar e, ao mesmo tempo, lentamente, contraia com suavidade a musculatura do ânus (o esfíncter). Se a execução for bem feita, deve irradiar-se uma vibração pela área toda, acentuadamente no períneo. Novamente inspire, ao mesmo tempo que relaxa a contração. Em resumo: inspirando, afrouxe; expirando, contraia.

Efeitos fisiológicos: Melhora o estado das fibras musculares da próstata e dos órgãos erectores no homem. Nas mulheres, beneficia a musculatura da região genito-urinária. Ativa a circulação sanguínea na região. Ajuda aos que sofrem de hemorroidas ou de anomalias nos órgãos de reprodução, tonificando os nervos dos mesmos. Minimiza a TPM. Ajuda contra a fraqueza sexual. Alivia a necessidade de esforços na defecção. Combate a hipertensão.

Efeito prânico: Concorre para despertar o *kundalini*.

Contraindicação: Deve ser evitado por todos os que pratiquem continência sexual ou a desejem.

Dosagem: Começar com quatro contrações de três segundos. Duas semanas depois, aumentar progressivamente a duração e o número de movimentos, acrescentando um por semana, até chegar a dez.

Recomendações gerais

Um programa de *ásanas*, da mesma forma que uma dieta inteligente, deve apresentar variedade:

a) Os *ásanas*, como a alimentação, têm que ser variados. Só assim se poderá assegurar um desenvolvimento físico harmonioso.

b) Depois de cada um, convém praticar seu complementar. As lições da Parte 8 atendem a isto.

c) Tal como os medicamentos, devem ser dosados e atender à progressividade.

d) Enquanto não se consegue fazer com perfeição uma pose, deve-se tentar de qualquer forma fazê-la. A perfeição será atingida mais tarde. Mesmo a mais grotesca tentativa de execução já presta serviços à saúde.

e) As melhores condições para início da prática são: mente calma; esquecimento de preocupações e planos; banho que limpe a pele e, ritualmente, também purifique a alma; estômago e intestinos vazios; músculos aquecidos.

f) As roupas mais sumárias devem ser preferidas. Sungas ou roupas de banho de mar (folgadas) são as melhores. Cintos e cintas devem ser evitados, porque prendem certos movimentos. Cuidado com fivelas e botões que machucam.

g) Jamais se exercite na cama ou em superfícies moles. Use um pano grosso, lona por exemplo, esteira de malha fina ou cobertor para forrar o assoalho.

h) Se realizarmos a sessão sistematicamente na mesma hora, no mesmo local, sobre o mesmo forro, usando a mesma indumentária, só temos a lucrar, pois cada uma dessas coisas fica impregnada de vibrações acumuladas de sessões anteriores a ponto de, ao simples contato com elas, sermos induzidos imediatamente a estados psíquicos predisponentes ao maior êxito.

i) O exercício que mais nos agrade pode ser prolongado. Mas, a não ser o relaxamento, nenhum deve ultrapassar meia hora.

j) Em cada postura, tenha em mente os benefícios que ela propicia e a certeza de que eles estão sendo alcançados.

k) Seja pontual. Tanto quanto possível, considere sagrada a hora de suas práticas.

l) Antes de deitar-se, beba um copo de água fresca, gole a gole, sentindo que nela se encontram os princípios curadores, tranquilizantes, vivificadores de que precisa, isto é, *prana*. Deixe um outro copo cheio ao relento, coberto com gaze ou tela fina, recebendo fluidos benéficos (prânicos). Pela manhã, beba-o com a mesma convicção, lentamente.

m) Não se esqueça de retirar os óculos antes das práticas.

n) Quase todos os autores hindus recomendam que, terminada a sessão, deve-se tomar um copo de leite, principalmente se se executou o pouso sobre a cabeça. Nenhum deles explica por quê.

o) Não tente imprudentemente forçar a perfeição imediata. Um longo e paciente aprendizado será necessário. Evite exageros e perfeccionismo. Quando sentir desconforto em uma técnica, mude logo e relaxe. Se determinada técnica lhe desagrada, acate sua intuição: evite. Yoga deve proporcionar alegria e não contrariedade.

p) Nunca se devem praticar posturas sem um intervalo de três horas após as principais refeições.

q) Evite o banho logo após as práticas. Deixe passar meia hora.

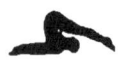

r) Não faça como alguns que, depois de uns cinco ou mesmo três meses de chamejante entusiasmo, abandonam o Yoga. Persista. Alguns resultados surgem dentro de poucas semanas, outros, entretanto, somente muito mais tarde. Não fique ansioso por resultados imediatos. Os estragos que os anos fizeram em seu físico não vão ser curados em poucos dias. Yoga não é um analgésico que instantaneamente faz desaparecer uma dor, que quase sempre, é uma necessária advertência. Yoga não se interessa por sintomas, mas sim pelas causas. Yoga é cura verdadeira e não engodo. É terapia real e definitiva, por isso mesmo em alguns casos atua mais lentamente.

s) Ao término de uma sessão, o praticante deve gozar de frescor, euforia, energia e serenidade. Se, ao contrário, estiver ofegante, estafado, inquieto e exausto, é que algum erro foi cometido. Identifique o erro e evite repeti-lo.

t) Não se esqueça: Hatha Yoga é quase uma ginástica, mas também é um ritual. Isto quer dizer que reverência e unção devem presidi-la, o que exigirá a participação perfeita e concentrada, não só de seu físico, mas de sua mente e de seu coração. Uma prática de Yoga não pode deixar de ser holística, mobilizando todo imenso sistema que somos (corpo, energias, emoções, pensamentos, convicções e espírito).

u) Entre uma técnica e outra, se precisar, repouse relaxando em *shavásana*. (Figura 87)

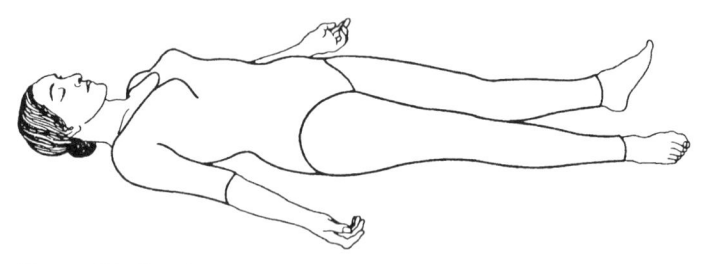

Figura 87: *Shavásana*

v) O melhor local para a prática deve atender a alguns requisitos: ar livre ou quarto bem arejado, sem olhos curiosos e, se possível, exclusivamente destinado às práticas. Quem possa dispor de um recinto assim, reservado somente à prática de Yoga, deve impedir que nele penetrem pessoas estranhas, principalmente as de má vibração, e deve enfeitá-lo com flores. As residências do futuro talvez venham a ter um quarto especial para Yoga, assim como hoje têm uma sala de refeições. Isto acontecerá no dia em que os homens, menos materialistas, souberem que ainda mais importante que o pão de trigo é o pão da luz espiritual.

w) Os *yoguins* indianos praticam *japa*, isto é, repetição de palavras ou frases sagradas, que os induzem a elevados estados psicológicos a elas ligados. Aconselham alguns mestres que, para maior eficácia dos *ásanas*, deve-se praticar *japa*. Você pode fazer *japa* repetindo com elevada vibração o nome de Jesus ou as palavras paz, saúde, OM etc.

x) O regime alimentar desempenha importantíssimo papel em suas práticas, podendo concorrer tanto para maior facilidade e proveito, como para dificultá-las ou diminuir-lhes os benefícios. Escolha cuidadosamente o alimento.

y) Abstenha-se de praticar à noite o seguinte: *uddiyana-bandha, mayurásana, bhastrika* e *kapalabhati*. Estas práticas poderão causar distúrbios do sono por serem estimulantes.

z) Repita a mesma série durante um, dois, três ou mais meses, até fazer tudo perfeito. Não tenha pressa para chegar logo à meta.

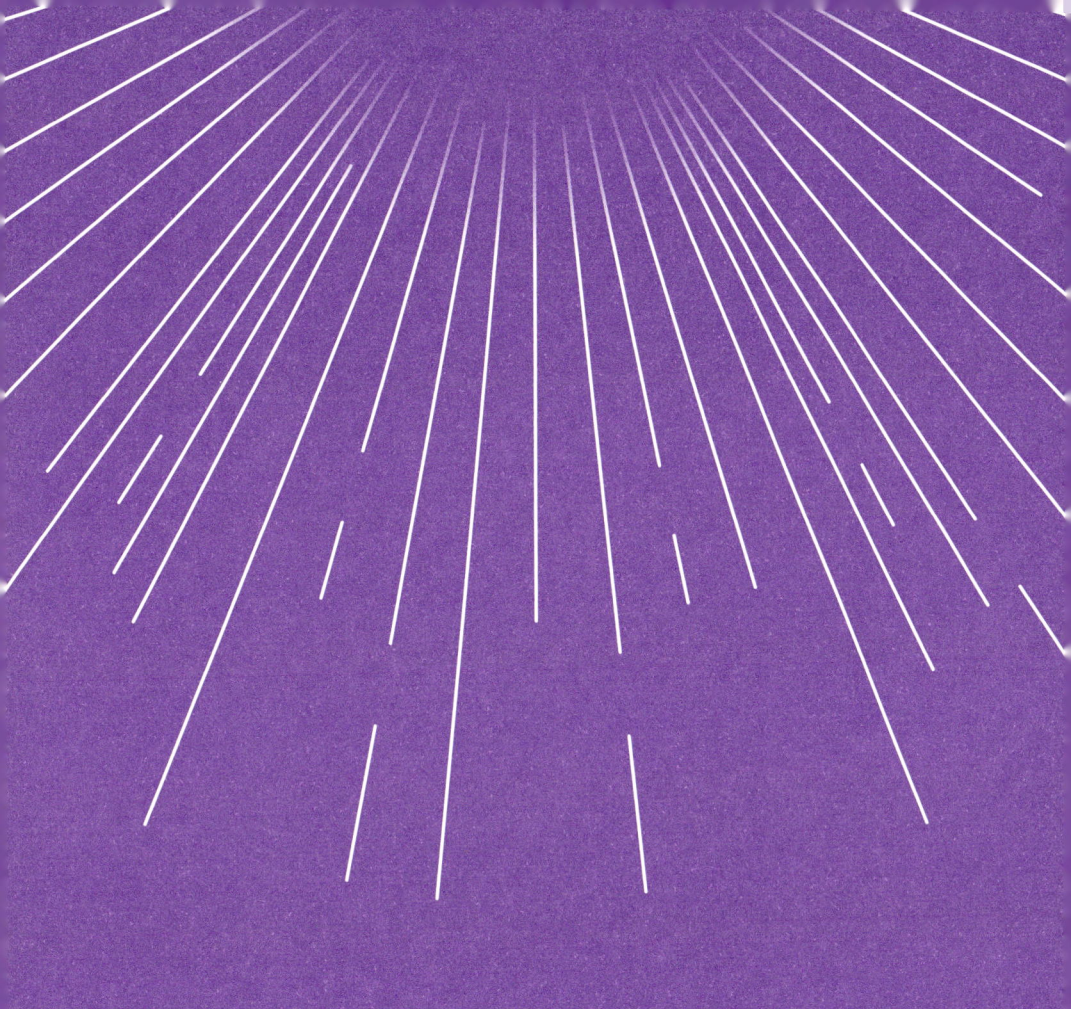

PARTE 4

PURIFICAÇÕES

Generalidades

O CORPO HUMANO É UMA VERDADEIRA MÁQUI-

na e, como toda máquina, seu bom funcionamento está na dependência direta não só do combustível e da excelência das peças, mas também da limpeza e de lubrificação. O Yoga tem uma série de *purificações* chamadas *kriyas*, que, associadas a técnicas e práticas higiênicas comuns ao homem ocidental, promovem a limpeza necessária ao bem-estar, ao equilíbrio e à saúde.

O banho

O banho diário, sem o qual o brasileiro típico não passa e pelo qual é capaz de andar léguas e léguas, é um hábito salutar e agradável. A água arrasta a poeira, as gorduras e o suor que entopem os mil narizes por onde a pele respira — os poros. Sem o banho diário, a respiração cutânea é prejudicada, consequentemente, a saúde também.

O praticante de Yoga não considera o banho apenas sob este prisma. Para ele o banho é, mais do que tudo, um ritual de purificação. Por isso, o melhor banho é o que se toma num rio, cuja corrente leva para longe tanto a sujeira que lhe sai do corpo físico, como do corpo astral. O banho ritual no Ganges é fato conhecido em todo o mundo. Se não conta com um rio, o banho de cuia ou de chuveiro é o preferido. O de banheira é evitado.

Que se poderia aconselhar em matéria de banho? Veja em *Yoga para nervosos* o banho sedante.

1) Água corrente, nem fria nem quente, é o melhor.

2) Chuveiro é melhor do que banheira.

3) Nada de excessos de sabonete, pois detergentes arrastam da pele as gorduras por ela produzidas, as quais, sob a ação dos raios solares, transformam-se em vitamina D. Abuso de sabonete é portanto uma espécie de desnutrição.

4) Ao entrar em seu box para a chuveirada, leve consigo a convicção de que, pelo ralo, não somente a água e a espuma sumirão, mas principalmente aflições, ressentimentos, angústias, autocompaixão, incertezas, fadiga, autoseveridade, fobias, inseguranças, maus pensamentos e sentimentos com os quais você entrou em contato nos ambientes em que esteve e através das pessoas com quem lidou.

5) Se quiser tomar um banho estimulante, baixe a temperatura da água. Se estiver cansado de uma jornada estafante e precisar de sono tranquilo, tome o "banho japonês", com que os lutadores de judô se recuperam depois de lutas pesadas. Mergulhe numa banheira cheia de água tão quente quanto puder suportar (não "pegando fogo", como se costuma dizer). Deixe-se relaxar, tendo de fora apenas a cabeça. Aumente os proveitos desta recuperação com uma fácil massagem que consiste em dar palmadinhas repetidas e rápidas na barriga da perna, a fim de "soltar" os músculos gêmeos; depois, com o indicador e o polegar, processe um amassamento (de baixo para cima) dos músculos que ficam sob a crista de canela (tíbia). Após este banho, sua disposição é inteiramente outra.

6) Use a toalha como estimulante para a pele, aplicando fricções enérgicas por todo o corpo. Enxugue bem entre os artelhos. Não esqueça as orelhas.

7) Quando faltar água, aprenda a tirar proveito da esponja.

8) Se tiver que tomar um banho frio por não poder quebrar a frieza, nada tema. Tire da mente a possibilidade de resfriar-se. Só lhe acontecerá uma coisa: uma reação generalizada, que se manifesta por uma sacudidela

violenta no organismo com aceleração respiratória e cardíaca. Para diminuir tal efeito estimulante, comece por molhar apenas as extremidades (mãos e pés); molhe depois os braços e as pernas e deixe a cabeça e o tronco para o fim, quando o corpo já se tiver "acostumado".

Lavagem estomacal

Depois de tomar uma boa quantidade de água filtrada, fervida, ainda tépida, ligeiramente salgada (com sal de cozinha), mergulhe os três dedos centrais da mão direita o mais profundamente possível na garganta, provocando-lhe um estímulo mecânico, a que, reflexivamente, o estômago responderá com bruscas contrações e vômitos. Esta prática deve ter lugar pela manhã quando o estômago ainda se acha vazio. É conveniente lembrar Que se as unhas não estiverem bem aparadas podem ferir a mucosa. Não há outros perigos. Não há mal-estares.

Os empuxos do estômago são muito vitalizantes e excelentes como exercício. O muco é expelido, deixando o órgão em ótimas condições para cumprir seus deveres.

Não é só o estômago que sai lucrando com esta prática. Boa quantidade de muco e catarro sai também do nariz, limpando-o. Lágrimas afluem aos olhos, lavando-os.

Limpeza mecânica do nariz

Diferente da anteriormente descrita (página 84), esta não se faz com água, mas com um cordão de uns trinta centímetros, o qual, metido por uma das narinas, sai pela boca e, suavemente movimentado num e noutro sentido, arrasta consigo muco, limpa e estimula a mucosa. Depois de executada a técnica, o praticante sente a narina desmesuradamente alargada, em comparação com o estado comum em que ela vive.

À primeira vista parece não só dificílimo como também irritante meter um cordão pelo nariz e tirá-lo pela boca. Entretanto, observados pequenos detalhes, a dificuldade desaparece e o procedimento se faz muito bem. Quanto à suposição de que é irritante, somente a experiência pessoal demonstrará que não.

Use um barbante de grossura média, nem fino, nem grosso, mas um tanto duro, isto é, com discreta flexibilidade. Um de nylon parece o melhor. A ponta não deve apresentar fiapos, que provocariam cócegas na mucosa. Por isso, deve ser arrematada com linha. Não é preciso dizer que deve ser limpo. Passe-o em cera de abelha ou parafina, a fim de melhorar sua flexibilidade, em seguida, unte-o com um pouco de sua saliva passada com a ponta do dedo.* Introduza-o numa das narinas, empurre-o sempre até sentir que está pendurado no céu da boca. Neste momento pigarreie, o que fará com que a ponta solta, empurrada pelo jato de ar, incline-se para fora da boca. Agora, com os dedos indicador e médio, à guisa de pinça, procure captá-lo. Para completar, puxe-o por uma das pontas e depois pela outra. Repita por quatro ou cinco vezes o movimento até sentir que a desobstrução é completa e que o muco foi deslocado.

Este exercício, praticado todas as manhãs, é preventivo contra rinites e outras afecções nasais. Os olhos também se beneficiam pelo afluxo de lágrimas que os lavam.

Jejum

Na maioria dos indivíduos, o estômago é uma espécie de forno siderúrgico que nunca apaga, que desconhece repouso, parada, recuperação. É óbvio que isto não pode deixar de ser causa de mau funcionamento e de envelhecimento precoce do órgão. Ajuntando ainda a falta de cuidado na escolha dos alimentos, os abusos qualitativos e quantitativos (as frituras, os alimentos mal ensalivados e engolidos quase inteiros, os refrigerantes), pode-se imaginar como o amigo estômago deve ter reclamações e protestos a fazer. Não é de admirar que vez por outra adoeça.

---

* Alguns se dão melhor substituindo o cordão por um espaguete de borracha flexível. [N. do A.]

As toxinas ingeridas na alimentação e que não são eliminadas acumulam-se no organismo. Este, não parando de aumentar a taxa já existente, cria um superávit de venenos que não se pode imaginar até que ponto vai danificá-lo.

Tanto para proporcionar um merecido e prudente repouso ao aparelho digestivo — que, como procuramos mostrar, no caso do estômago, é de todo conveniente —, como para aliviar o organismo de suas escórias, o jejum é uma prática altamente indicada. Não é simplesmente por motivos ritualísticos que algumas religiões prescrevem um dia de jejum. Não se trata apenas de um sacrifício que se oferece a Deus.

Só o sentimento de alívio e leveza proporcionado por um dia de jejum é capaz de vencer os preconceitos relativos à fome voluntária. Ninguém enfraquece por deixar de tomar duas refeições num dia. Isto não causará tuberculose nem desmaios. Assim pensam os que acreditam mais no que comem do que em Deus.

Um jejum francamente praticável por pessoa normal consiste em tomar a primeira alimentação (desjejum) pela manhã e depois voltar a alimentar-se somente no dia seguinte à mesma hora. Uma variação é eliminar todos os dias a primeira refeição ou o jejum matinal. A primeira refeição passa a ser o almoço.

No dia de jejum não modifique suas atividades. Não pense que deve poupar-se e deitar-se para economizar forças. Trabalhe e divirta-se como de costume. Não se comporte como um monge praticando mortificações austeras.

Nos casos de perturbação gastrointestinal não há remédio melhor do que jejuar... Experimente da próxima vez (que desejo que não venha...). É muito grande o número de pessoas que morrem enfermas do aparelho digestivo, mas não há quem tenha morrido de fome porque se pôs a jejuar.

Outras purificações

Muitos outros *kriyas* (técnicas de purificação) são ensinados nos textos clássicos de Hatha Yoga e nos autores da atualidade. Entre eles, a lavagem

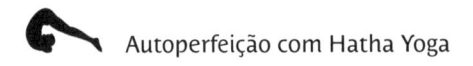

intestinal. Não como se processa no Ocidente, com aparelhos adequados, mas com recursos próprios de quem já atingiu o domínio do reino vagos-simpático. A técnica empregada no Ocidente, no entanto, além de produzir os mesmos efeitos, é bem mais simples, higiênica e fácil.

Cremos que as técnicas aqui indicadas completam bem o sistema de vida que o livro pretende difundir.

PARTE 5
HIGIENE ALIMENTAR

Viver para comer ou comer para viver?

"Que a alimentação seja teu único remédio." (Hipócrates)

COMO SISTEMA IDEAL E COMPLETO DE SAÚDE E vida feliz, a Hatha Yoga confere muita importância à nutrição. Os textos tradicionais, obviamente, não falam de vitaminas e calorias e as referências que fazem a alimentos indicados ou vedados não são aproveitados por nós, portanto, giram em torno dos usados na Índia milenar. Pesquisas, não somente da ciência oficial, como as que o próprio Yoga vem realizando, nos têm fornecido esclarecimentos valiosos que neste capítulo serão focalizados.

Em nutrição, o homem tem cometido as maiores violações contra a natureza. As consequências, em forma de enfermidades, velhice prematura, irritabilidade, fraqueza, obesidade, estão aí para comprovar. Mas o bicho-homem não é de corrigir-se. Tende a persistir errando. Erra ao comer escassamente. Erra por seu apetite devorador. Come errado ao não escolher o mais adequado. Erra também na forma de conservar, preparar e consumir.

Quanto comer

É o problema inicial. Individualmente não temos como remediar o vergonhoso e constrangedor fenômeno da escassez de alimento que aniquila imensas multidões. Há de chegar porém um dia em que desapareça essa nefanda "geografia da fome". É anseio geral que a humanidade evolua e acabe com a injustiça, a fome e a guerra, que, em última análise, são filhas da ignorância — *avydia* —, a manter-nos idolatras do nosso pequenino *eu* — o *ahamkara*, este *eu* impostor que nos transforma em insensíveis e gananciosos vorazes a acumular riquezas e "direitos", em detrimento de muitos outros irmãos que vivem à míngua. Além dos desnutridos por pauperismo, há os doentes, sem apetite. Entretanto, há também os desnutridos por excesso de alimentos inadequados. Esses, os gastrônomos, comem em demasia, mas o que não lhes serve. Para eles a vida não é mais do que uma ansiosa aventura no país dos cardápios, sem qualquer consideração em relação ao valor nutritivo.

Possivelmente haverá poucas pessoas que não saibam que devorar grandes porções de alimentos é uma forma de encurtar a vida. A estas lembraríamos que a tão conhecida expressão "cavar a sepultura com os próprios dentes" aí está para mostrar que isto é consenso geral. Os hindus ensinam que cada indivíduo, ao nascer, traz consignada em sua "contabilidade vital" a quota de alimentos que deverá consumir enquanto viver. Os mais espertos, comendo parcimoniosamente, um bocadinho de cada vez, prolongam seus dias. Outros, mais ávidos, em poucos anos esgotam a "verba" e morrem cedo.

Mesmo sabendo que estão praticando lento suicídio, muitos homens e mulheres devoram enormes quantidades em cada refeição: não têm como resistir à gula obsessiva.

São estas as causas que fazem do homem um glutão:
— idolatria do paladar;
— estômago dilatado;
— necessidades do plano inconsciente.

O sinal com que a natureza reclama energias novas em substituição às gastas no trabalho é a incômoda sensação de fome. A fome prolongada torna-se dor insuportável. Se fome é dor, comer é prazer. O prazer natural, no entanto, quase já não existe. Tem sido depravado pelos requintes culinários, pela artificialidade dos temperos, que incitam o apetite. Esquecendo-se de que o prazer é um meio e uma concomitante apenas, os *gourmets* o transformam em finalidade primeira da alimentação. Não é raro comer até ficar doente, pelo simples motivo de estar gostosa a comida. O cristianismo classifica isto como pecado. O pecado se chama gula e o pecador, glutão: aquele que "vive para comer e não come para viver". Para ele a refeição é o mais delicioso momento da vida, e os prazeres da mesa, uma das razões de existir.

Na visceroptose, estômago e intestinos a esmagarem-se mutuamente prejudicam os movimentos peristálticos um dos outros (Figura 2). Num estômago assim, lento por falta de movimentos, os alimentos precisam demorar mais tempo para poderem ser digeridos. Quanto maior o tempo que lá permanecem, maior fermentação provocam. Desta desprendem-se gases que forçam as paredes do órgão, dilatando-o. Aí está uma razão por que certos estômagos, de tão grandes, impedem seus donos de ver os próprios pés. Tais pessoas têm que comer muita quantidade. Não para se nutrirem, mas para lotarem seus estômagos dilatados. Neste caso, estabelece-se um círculo vicioso, que aos poucos vai liquidando a vítima: o estômago dilatado pede mais comida; por sua vez, a maior quantidade de comida dilata ainda mais a víscera.

Apenas um remédio interrompe o sistema: a respiração completa acoplada a certas posturas da Hatha Yoga. Com a prática yogue, o estômago, bem como as outras vísceras, é reconduzido ao volume e à posição naturais. Só assim é vencida a visceroptose.

E agora vem o caso daqueles que vivem a petiscar durante o dia todo, movidos por irresistível necessidade de comer. São os que sofrem de bulimia. Em setenta por cento dos casos, o bulímico é filho único ou caçula, quase sempre urinou na cama até os 7 anos e geralmente é pessoa inteligente. Fabiana Cousin diria que, se você é bulímico, "é que voltou ao estado de infância, ao tempo da doce segurança em que você, para agradar a sua mãe, tomava toda a sopa... Todas as opiniões são acordes em considerar que essa regressão a um estágio infantil é geralmente provocado por uma frustração, uma privação... Comer pode simbolizar, para você, uma recompensa que você se dá inconscientemente, ou constituir um refúgio, quando tudo vai mal".

Comer pode portanto ser uma compensação psíquica para as horas de angústia, desorientação, frustração, inferioridade... O devorador de acepipes pode ser um neurótico.

A mesma autora acima citada aponta quatro remédios contra a bulimia: os tranquilizantes, a psicanálise, a sonoterapia e a clínica dietética. Melhor tranquilizante que os vários *pranayamas,* meditações, e *shavásana* não existe. São estes os tranquilizantes naturais, dos quais só benefícios se recolhem, enquanto os psicotrópicos vendidos em drogaria oferecem uma série de perigos.* Nada mais eficaz como psicoterapia do que Raja Yoga: *Yama* e *Niyama*, que formam um inteligente código de ética, que melhor será chamado de higiene mental perfeita. Que é *Samyama* (Yoga sutil, interno) senão a melhor forma de sonoterapia autoaplicada? Em *Yoga para* nervosos, tratamos do assunto de maneira mais profunda e prática.

Praticando Hatha Yoga, qualquer um pode constatar que em curto prazo deixará de ser um escravo do apetite. Progressivamente se estabelece um estado em que o praticante, comendo muito menos, sente-se confortado e farto. Ao levantar-se da mesa, leva sempre agradável sensação de leveza e a convicção de que não empanturrou todo o estômago. "A quarta parte do estômago devemos deixar vazia, numa oferenda a Shiva" preceituam os velhos textos.**

E por que o praticante diminui a quantidade de alimentos e ao mesmo tempo se sente mais forte? Primeiro, porque com a respiração yogue grande parte de sua nutrição ele a retira do depósito da energia universal — *prana*. Suas necessidades de comida diminuem, à proporção que aperfeiçoa a técnica do *pranayama*. Segundo, já esclarecido, eufórico e tranquilo, liberto do apetite neurótico, deixa de ser um idólatra do paladar.

---

* Para mais informações, consulte o método do psicotropismo não químico em *Yoga para* nervosos (Rio de Janeiro, Best*Seller*). [*N. do A.*]

** No entanto, técnicas como *bhastrika* e *paschimotanásana* corrigem a inapetência. [*N. do A.*]

Ao mesmo tempo, por desfrutar de equilíbrio, segurança, amor, saciedade subjetiva, vence as causas inconscientes de sua bulimia. Terceiro, porque terá aprendido sobre o *quanto* deva comer e *como* fazê-lo. Em quarto lugar, com as posturas e respiração completa, consegue diminuir a expansão de seu estômago, que passará a exigir menores porções.

O que é alimento

Importantíssimo aspecto do problema, que não se pode pretender solucionar em um simples capítulo.

Que se pode chamar uma boa alimentação? Responde Hauser: "Em primeiro lugar é a alimentação adequada a que forneça às células de nosso corpo tanto a quantidade como a qualidade da nutrição necessárias. Em segundo lugar, é a alimentação equilibrada a que forneça às nossas células os alimentos nutritivos vitais, em suas devidas proporções." Em terceiro lugar, ouso completar, que não exija muito trabalho para ser *digerida*, *assimilada* e *eliminada*.

Quem possui um automóvel, em hipótese alguma concorda em abastecê-lo com um combustível de última categoria, energeticamente pobre e capaz de danificar a máquina pela sobrecarga de resíduos. Não é verdade? Pois bem, nosso corpo é "como um motor de automóvel. Todo ele é constituído de proteínas. Artérias, glândulas, cólon, tecidos conjuntivos, músculos, pele, ossos, cabelos, dentes, olhos — tudo contém proteínas e a elas devemos nossa capacidade de autorrenovação e conservação. As gorduras e os hidratos de carbono são o óleo e a gasolina; juntos são queimados, para a produção de energia. As vitaminas e os minerais são as velas de ignição, essenciais à utilização e assimilação do alimento, na corrente nervosa" (Hauser). O automobilista, protegendo seu carro, procura conhecer as qualidades dos combustíveis, para usar apenas os bons. Com o seu corpo, no entanto, via de regra, o mesmo automobilista é paradoxalmente displicente.

Ao definir o melhor regime, por seus termos demasiadamente gerais, Hauser, certamente, esclarece pouco. Sejamos claros. Antes, porém, queremos lembrar: há uma regime ideal para o adolescente, outro para o enfermo, outro para a lactante, outro para o obeso, outro para o magricela. Se seu caso é um caso particular, procure um nutrólogo e consulte-o. O que aqui dissermos provavelmente ajudará pouco.

Chama-se alimento toda substância que: a) forneça calor; b) construa os tecidos; e c) repare as perdas. Os elementos essenciais que prestam esses serviços são as proteínas, as gorduras, os hidratos de carbono, os sais minerais e as vitaminas.

A) As *proteínas* são os elementos constituintes de toda célula, além de atuarem no metabolismo. Cada cédula é uma admirável máquina feita de proteína e aquecida por hidratos de carbono. Como nosso corpo é incapaz de fabricar proteínas, temos que as tomar dos alimentos. Entre cinquenta e sessenta gramas é a dose de proteínas de que diariamente necessitamos. Submetidas às operações digestivas, elas transformam-se em aminoácidos, dos quais 22 são essenciais à vida. Nem todos os alimentos proteinados são portadores de todos os aminoácidos. Alguns alimentos produzem uns, outros produzem outros. Antigamente, julgava-se que somente a carne possuía todos os aminoácidos indispensáveis, sendo considerada imprescindível à alimentação. Hoje já se sabe que a soja, uma leguminosa, é neste particular tão nutritiva quanto a carne. A castanha-do-pará e o amendoim são outros elementos vegetais de alto valor proteico, que dispensam perfeitamente o consumo da carne. De todos os proteinados, o rei é a farinha de soja, pois além de proteínas completas ainda contém os principais minerais e praticamente todas as vitaminas já conhecidas.

Em nossa alimentação diária, as proteínas não podem faltar, pois, se faltarem, aquelas que compõem nossos tecidos serão drenadas para as vísceras mais importantes, que, como o coração, não podem parar. A consequência é o emagrecimento rápido. O aspecto esquelético e trágico das vítimas de campos de concentração não tem outra explicação além desta: o consumo das proteínas do próprio corpo, sem o necessário suprimento pela alimentação. Donde conclui-se que os *vegetarianos, sob pena de enormes prejuízos, não se podem esquecer de incluir em seus cardápios alimentos proteicos em substituição à came.*

B) As *gorduras*, eruditamente apelidadas de lipídios, têm a função principal de fornecer energia calorífica. Também servem de veículos às vitaminas, além de constituírem um enchimento que dá formas harmoniosas ao corpo. Como se vê, são indispensáveis, principalmente como combustível. Não devendo faltar, também não podem ser excessivas na dieta. Os excessos, não consumidos em trabalho muscular, são devidamente estocados, prejudicando a estética e a saúde. Quando aquecidas a alta temperatura, decompõem-se em ácidos irritantes da mucosa estomacal. Eis por que são tóxicas e indigestas as tão apreciadas frituras.

C) Os *sais minerais*, reguladores da nutrição celular e da constituição do arcabouço ósseo, são responsáveis pelo equilíbrio osmótico e o equilíbrio ácido-base dos humores, bem como pela excitabilidade neuroendócrina muscular.

Dezesseis minerais entram na constituição e funcionamento do corpo, sendo os principais: o cálcio, o fósforo, o iodo, o sódio, o ferro, o potássio, o magnésio.

1) O *cálcio*, formando dois por cento de nosso peso, responde pelo crescimento dos ossos, pela fortaleza da arcada dentária e pela firmeza das artérias, vitaliza o organismo inteiro e contrabalança a acidez. Em carência, as secreções internas perdem a sinergia, as células morrem e o coração perde o ritmo, chegando mesmo a parar. Uma dieta não pode deixar de ter boa dose de cálcio, pois do contrário o cálcio dos ossos e dos dentes seria aproveitado pelo organismo. Em outras palavras, o corpo se desmineralizaria, com uma concomitante excitabilidade nervosa de prejuízos tremendos.* Para não sofrer de piorreia, cáries, nervosismo, cãibras, dores de cabeça, unhas e ossos fracos, inclua em seu cardápio: leite em pó, iogurte, queijo, figos em passa, feijão, gema de ovo, leite, azeitona, amêndoas, lentilhas, nozes, aveia, passas de uva, couve, caruru, brócolis, melado, castanha-do-pará.

2) O *ferro*, fundamental na elaboração da hemoglobina do sangue, assegura um rosto corado, quentura gostosa nas extremidades, memória ativa. Constituindo 0,004% de peso do corpo, sua falta acarreta palidez e desânimo. É ele que transporta dos pulmões o oxigênio de que todos os tecidos precisam.

---

* O açúcar e o álcool vêm perpetrando esta nefasta desmineralização. Eu os acuso como ladrões espoliando o organismo. [*N. do A.*]

Os alimentos onde mais se encontra são: gema de ovo, abricó, ervilha seca, pêssego seco, aveia, trigo integral, amêndoas, chicória, passas de uva, castanha-do-pará, caruru, ameixa preta, acelga, agrião, feijão, melado e suco de uva.

3) O *fósforo*, imprescindível a uma sadia arcada dentária e ossos perfeitos, à regularidade endócrina e ao equilíbrio do tono vital, entra na construção dos mais nobres elementos da célula nervosa. Constituindo um por cento de nosso corpo, beneficia o trabalho muscular, facilita o trabalho intelectual e exerce importante papel no vigor sexual.

As principais fontes são: queijo, leite em pó, cacau, acelga, castanha-do-pará, farinha de soja, gema de ovo, castanha de caju, amêndoa, feijão, trigo integral, amendoim, ervilha seca, nozes, aveia e germe de trigo.

4) O *iodo* é outro mineral precioso que não pode faltar à alimentação humana. Representa 0,009% do organismo, é indispensável ao bom funcionamento de uma das mais importantes glândulas endócrinas — a tireoide. À carência de iodo, ela enfarta, ocorrendo o bócio, endêmico entre as populações que vivem em lugares distantes do mar. Obesidade, lassidão, fadiga, astenia, depressão e preguiça mental compõem o quadro da insuficiência tireoidiana.

O iodo pode ser encontrado em alimentos como cebola, feijão, uvas, abacaxi, laranja, repolho, cenoura, pepino e alface. As maiores fontes, entretanto, são as algas marinhas, que, embora abundantíssimas nos mares brasileiros, ainda não comparecem à nossa mesa.

Para não ultrapassar os limites, não falaremos dos outros minerais recém-estudados que devem entrar em nossa dieta. Diremos somente que, se fizermos uso das principais hortaliças, sementes, raízes, legumes e frutas que dão colorido aos tabuleiros de nossas feiras-livres, obteremos a necessária quota de magnésio, silício, enxofre, manganês, flúor, cobre...

D) Os *hidratos de carbono* ou carboidratos, princípios energéticos e caloríficos, como as gorduras, são necessários para o organismo em maior quantidade do que os outros elementos restantes. Apresentam-se sob a forma de amidos, féculas e açúcares.

O amido (elemento farináceo das sementes) e a fécula (elemento farináceo das raízes), não tendo os inconvenientes das gorduras, constituem combustíveis ideais para o corpo.

Os açúcares naturais são de espécies várias. Na uva, a glucose; na cana e na beterraba, a sacarose; no leite, a lactose (o único não encontrado nos vegetais); nas frutas, a levulose.

O açúcar refinado é impróprio à saúde, por suas condições de difícil aproveitamento. O açúcar mascavo e o melado, menos nocivos, deveriam ser as únicas fontes de sacarose de cana para os que não o podem evitar totalmente. Para fugir dos mil e um danos produzidos pelo açúcar branco, na maioria dos países, milhões de seres humanos se tornaram grandes consumidores de produtos químicos chamados edulcorantes. É absolutamente necessário que as multidões de consumidores de refrigerantes e outros pseudoalimentos, que não passam de substâncias químicas, portanto não naturais, procurem informações *científicas* sobre os *lights* e *diets*.

Quando Hipócrates (pai da medicina) sugeriu "Seja teu alimento teu único remédio", longe estava de supor que o homem fosse levado, pela propaganda, a consumir cegamente os produtos de laboratórios milionários.

E) *Vitaminas* — Até aqui vimos que as proteínas e os sais minerais são elementos plasmadores, constituindo matéria-prima do corpo, e que os hidratos de carbono e as gorduras servem como combustíveis, dando energia e calor. E as vitaminas, que fazem? Nem uma, nem outra coisa. Mas sem elas, impossível seria ter saúde e mesmo viver. Sem elas, sem seu papel catalisador, não se processaria a delicada operação de fabricar, daquilo que comemos, os elementos vivos de nosso corpo. Mesmo diluídas na proporção de um para cem milhões, elas são atuantes. Sua carência gera as chamadas avitaminoses, que podem assumir a forma clássica de doenças (beribéri, raquitismo, escorbuto, pelagra) ou apenas a forma de incômodos (anemia, dores de cabeça, desânimo, dores nas costas, perturbações dérmicas e visuais...).

Das vinte vitaminas que a ciência conhece, oito não podem faltar ao homem.

A vitamina A, promovendo o crescimento das crianças, protegendo a pele, as mucosas e os olhos, é uma grande aliada da saúde. É encontrada nos alimentos, seja em sua forma ativa, diretamente utilizável, ou como *caroteno* (vem de *carrot*, cenoura), que, sob a ação de um fermento do fígado, se faz ativa.

Os adultos precisam de quatro vezes mais vitamina A do que as crianças, e as gestantes, de uma dose ainda maior. Os alimentos de cor amarelada ou verde são as mais ricas fontes. A vitamina A (forma ativa) é encontrada na manteiga, no leite e nos ovos. As fontes de caroteno são: abóbora, agrião, alface, batata-doce, bertalha, brócolis, cará, cenoura, chicória, couve, espinafre, pimentão, repolho, salsa, tomate, vagem, azeite-de-dendê, abacate, abacaxi, manga, banana, mamão, melancia e laranja.

A família da vitamina B, com cerca de vinte membros e com tendência a revelar-se ainda mais numerosa, formidável função desempenha na manutenção da saúde. A B_1 é a única substância que evita o beribéri. Age no sistema nervoso. Sua falta tanto pode causar prisão de ventre como diarreia. Sem ela, os hidratos de carbono não seriam assimilados. Tem importante ação sobre uma das mais importantes glândulas de secreção interna, a suprarrenal. É na película que envolve os grãos de cereais e que os *beneficiamentos* nos roubam, onde a B_1, mais se encontra. Está em grande quantidade no levedo de cerveja, no germe de trigo, nas leguminosas (feijão, lentilha, soja, fava, grão-de-bico), em frutas dessecadas e nas oleaginosas (nozes, castanha-do-pará, amendoim, gergelim...).

A vitamina B_2, ou riboflavina, essencial para o crescimento, ativadora do apetite e necessária às funções normais da pele, é a vitamina da vida longa. Indispensável aos olhos, é usada na cura da cegueira noturna. Um adulto deveria consumir diariamente 5 miligramas. Para isto pode recorrer a lêvedo de cerveja, leite, ovos, queijos, batatas, brócolis, ervilha, espinafre, vagem e a todas as frutas oleaginosas. Outros membros da nobre família B são a *biotina*, necessária à saúde mental, e à produção de energia, e a *colina*, que mantém as funções normais do fígado e da vesícula.

A vitamina C, ou ácido ascórbico, evita o escorbuto, enfermidade que para os "retirantes da Laguna" foi mais devastadora do que a cavalaria paraguaia. Em sua carência, os vasos sanguíneos se enfraquecem e, não podendo mais conter o sangue, deixam-no passar aos tecidos, ensombrando a pele, avermelhando os olhos e degenerando depois em úlceras. As gengivas sangram, a combustão do açúcar se perturba, a defesa contra as bactérias se enfraquece.

A ação da vitamina C é versátil, auxiliando a função respiratória e a formação do glicogênio no fígado, concorrendo para o bom funcionamento da suprarrenal, contribuindo para a conservação das cartilagens, dentes e vasos sanguíneos.

É nas frutas que mais a encontramos, principalmente nas cítricas. As mais ricas são a acerola, a escarola, o caju amarelo, o pimentão vermelho. Está também na couve, goiaba, morango, ervilha fresca, todas as espécies de laranjas, alface, nabo, batata, melancia... É a mais difundida na natureza, mas é também a mais frágil, logo se altera em contato com o ar e com as fervuras. Um limão cortado, depois de vinte ou trinta minutos, já perdeu sua vitamina C. Preparar sucos de frutas e legumes e guardar na geladeira para consumir depois é portanto uma prática errada.

A vitamina D, mesmo administrada na dose de um bilionésimo de grama por dia, é imprescindível à formação, crescimento e conservação dos ossos, dentes e unhas, pois sem sua presença nem o cálcio nem o fósforo dos alimentos seriam assimilados. Sua falta Provoca o raquitismo, enfermidade frequente em países de sol fraco, que se manifesta pela moleza e deformidade dos ossos. É a ação dos raios ultravioleta do sol sobre gorduras naturais da pele que fabrica a vitamina D. Por isso é que os banhos de sol curam ou evitam o raquitismo. Os habitantes das grandes cidades, onde os raios ultravioleta são detidos pelas impurezas do ar poluído, são os mais sujeitos ao raquitismo e têm de recorrer aos poucos alimentos onde se encontra esta vitamina: manteiga, leite, queijos gordos, gema de ovo, castanha-de-caju e castanha-do-pará. O mesmo acontece às populações das altas latitudes. O uso excessivo de sabonetes, desfalcando a pele de suas gorduras naturais, é outra causa de raquitismo. É preciso controlar o consumo de gorduras animais (manteiga, queijo gordo, gema de ovo) por serem ricos do mau colesterol, que se acumula nas artérias e provoca doenças cardiovasculares. As castanhas são as melhores fontes.

É igualmente danoso o excesso de vitamina D. Prejudica, por acúmulo de cálcio nas artérias, no coração e nos rins. Excessiva radiação ultravioleta pode ocasionar a arteriosclerose. Cuidado, portanto, com excessos nos banhos de sol!

Muito ainda poderia ser dito sobre a vitamina E, que atua na reprodução, combatendo a esterilidade em ambos os sexos (encontrada no germe de trigo); sobre a vitamina H, benemérita da pele; sobre a vitamina K, que facilita a coagulação do sangue... É melhor parar por aqui.

Será o homem um carnívoro?

Para o praticante de Yoga e para qualquer pessoa, a alimentação mais nutritiva e isenta de prejuízos é a ovo-lacto-vegetariana. São a ciência e a experiência que o afirmam. O homem, no estado evolutivo em que se acha, não é um carnívoro. É sim, a biologia o diz, um frugívoro. Na consideração dos dados que seguem, nossa convicção aumenta.

A prevalecer o critério de anatomia comparada, tão utilizado nas argumentações dos defensores da zoofagia, parece lícito afirmar que, ao contrário, o homem, anatômica e fisiologicamente, é um comedor de frutas — um frugívoro.

Não obstante ser um frugívoro, também está aparelhado para fazer uso de leite e seus derivados, ovos, sementes e raízes, que comporiam assim um regime ovo-lacto-vegetariano. Esse regime ideal tem, no entanto, sido desprezado, em virtude dos preconceitos que giram em torno da fraqueza dos que não comem carne e na excelência desta como alimento essencial. Em defesa da carne costumam referir-se à presença de caninos na dentição humana. Se não é para que comamos carne, para que seriam tais caninos? Ora, gorilas e chimpanzés têm caninos bem mais afiados que os nossos e, no entanto, não comem carne. Os intestinos do homem são longos para fazerem face ao trabalho que lhes dá a celulose, presente em produtos vegetais que devemos comer. Os dos carnívoros são bem mais curtos, pois os elementos tóxicos da carne não devem neles permanecer por muito tempo, sob pena de acarretar sérios distúrbios orgânicos.

Eis uma série de razões por que devemos abster-nos de comer carne:

1) As toxinas do próprio animal, que no momento de sua morte deixam de ser eliminadas, vão, pouco a pouco, envenenando o organismo que as ingere.

2) A análise química dos caldos de carne, que se costuma dar aos enfermos, tem revelado uma composição bem próxima à da urina. Esta é uma informação de Dieno Castanho.

ANATOMIA COMPARADA		
ASPECTOS	**CARNÍVOROS**	**FRUGÍVOROS (INCLUSIVE O HOMEM)**
Fórmula dentária	6 2 8 I—C—M* 6 2 8	4 2 10 I—C—M* 4 2 10
Dentes incisivos	Pouco desenvolvidos	Regularmente desenvolvidos, com bordas lisas e cortantes
Dentes caninos	Pontiagudos e possantes	Rudimentares, rombudos
Molares	Cônicos. Cristas pontiagudas e eriçadas	Mamelonados e rugosos. Cobertos de esmalte
Movimentos mandibulares (mastigação)	Sem movimentos laterais	Fracos movimentos de lateralidade. (Os herbívoros são os que têm mais)
Glândulas salivares	Segregam, facilmente, mesmo sem mastigação	Segregam mas dificilmente. Mastigação necessária
Parótida	Rudimentar	Desenvolvida
Tubo digestivo	3 a 5 vezes o tronco	10 a 12 vezes o tronco
Estômago	Pequeno e forte	Grande e de musculatura relativamente fraca
Intestinos	Túnicas fortes	Túnicas relativamente fracas
Cólon	Pequeno	Grande

*| = incisivos   C = caninos   M = molares

3) Os esquimós, que praticamente só se alimentam de carne, aos 40 se acham encarquilhados e muito poucos atingem os 50.

4) A triquina e a tênia (solitária), vermes causadores de enfermidades graves, usam a carne como passaporte para invadir-nos o corpo.

5) "A carne é um alimento de rápida putrefação e as toxinas bacterianas, bem como outros produtos resultantes dessa putrefação, provocam sérios acidentes. As chamadas intoxicações alimentares, geralmente produzidas pelas toxinas das salmonelas, são causadas, na quase totalidade dos casos, pela ingestão de alimentos carnívoros em mau estado." (Dieno Castanho)

6) Se os rins de um vegetariano, por qualquer motivo, entrarem em greve, ele ainda sobreviverá 48 horas. Se o mesmo acontecer a um carnófago, em 24 horas estará liquidado. O grau de impurezas no organismo deste explica o fato.

7) O ácido úrico, que é um brinde gratuitamente oferecido por qualquer açougueiro da cidade, pode manifestar como reumatismo, artrites, gota e uricemia.

8) Os peixes e crustáceos não têm carne menos venenosa. "Os peixes são de putrefação mais rápida do que a carne dos animais terrestres e quanto aos crustáceos (camarões, lagostas etc.) é bem conhecida sua alta toxicidade, devida, em grande parte, a serem animais que se alimentam de matéria putrefata. Quando a polícia marítima anda à procura do cadáver de algum afogado, muitas vezes o descobre pelo cardume de camarões que se ajunta para comer-lhe as carnes em decomposição." (Dieno Castanho) Tem razão a marchinha que diz:

Bicho danado
Para dar indigestão.
É camarão. É camarão.

Concluindo, o camarão é o "urubu do mar", e comer urubu não é coisa que se deva fazer.

9) Segundo o Dr. Ferreira de Mira, citado por Dieno Castanho, setenta por cento dos bovinos abatidos para o corte são tuberculosos. O cozimento não consegue destruir a toxina tuberculosa. Outros "brindes" são carbúnculo, febre aftosa, perpneumonia bovina...

10) Os animais fatigados e esfaimados parece que se vingam da crueldade dos homens presenteando-os com toxinas (resistentes ao cozimento) capazes de produzir náuseas, vômitos, diarreias, ansiedade epigástrica, secura na garganta, dor de cabeça, vertigem, cólicas.

11) As carnes em conserva são ainda mais insidiosas. Contêm tóxicos como cadaverina, muscularina, nervina, putrescina, bacilos do botulismo (em Porto Alegre, há alguns anos, uma família inteira morreu por causa de uma simples lata de conserva).

Se, por imprudência, comprou comida em lata, CUIDADO! Cuidado com os alimentos industriais, artificiais, antinaturais.

12) Querendo ser breves, concluímos por condenar a carne pelos inconvenientes seguintes: rica em colesterol e purinas, causa eczemas, moléstias hepáticas e enfartes do miocárdio; alimento pobre em vitaminas; alimento antinatural, pois o homem não fabrica o amoníaco com que neutralizaria os ácidos que ela produz; alimento acidificante, desmineralizante e esclerosante; demasiadamente excitante, perturba a vida psíquica; produz ou acelera os processos de degeneração orgânica, responsável portanto pelo envelhecimento precoce, desde que provoca apendicite, arteriosclerose, eczema, enterite, gastrite, reumatismo, úlcera péptica e vegetações adenoides.

Os carnófagos, que, em última análise — desculpem a referência —, são narcófagos, procuram alinhavar uma argumentação que lhes justifique o comer carne.

Dizem, por exemplo, que sem seu bifezinho não podem passar; que não se sentem alimentados depois de uma refeição sem carne. Chamam de vigor aquela sensação que sobrevém à refeição com os "mal passados". Não sabem eles que aquela inegável sensação de vigor representa um saque maior em suas próprias reservas energéticas, provocado pela presença tóxica da carne. A mesma ilusória sensação anfetamínica, o álcool e os demais tóxicos também promovem. Repetimos: a carne não tem um princípio alimentar que os vegetais não tenham. Todos os aminoácidos encontrados na carne, na soja se encontram. Esta, no entanto, em outros elementos é muito mais rica, e sem quaisquer inconvenientes, sem toxidez.

"Os venenos (toxinas) da carne são em parte neutralizados pelas propriedades antitóxicas dos vegetais e das frutas que os comedores de carne também usam. A maior e melhor parte da nutrição dessas pessoas é o resultado do uso que fazem de frutas e vegetais. São estes os alimentos que os salvam de morrer mais cedo e de adoecer mais frequentemente, intoxicados pela carne. Se alguém, no entanto, tentasse alimentar-se exclusivamente de carne por um período de tempo demasiado longo, não resistiria a essa dieta absurda." (Dieno Castanho)

As transformações agradáveis que, aos poucos, vão se manifestando naqueles que mudam de regime são argumentos irrefutáveis, pois são os argumentos da evidência. Digestões suaves e rápidas, sensações de vigor e de paz, de serenidade, de leveza, de euforia firme e tranquila, inquebrantável boa disposição o dia todo, noites amenas, maior tolerância aos rigores sazonais são compensações para aqueles que ingressam no vegetarianismo. "No dia em que me tornei vegetariano passei a poupar dois animais." Os reflexos sobre o psiquismo são sensíveis. Sentimentos, pensamentos, emoções, movimentos — tudo se processa num diapasão novo de elevada categoria. Temos a convicção de que o aspirante ao progresso espiritual muito lucrará se deixar de comer carne.

"As figuras maiores da humanidade, místicos, poetas, filósofos, líderes espirituais, como Gandhi, Cícero, Sêneca, Platão, Pitágoras, Apolônia de Thyana, Bernardo Shaw, Epicuro, Helena Blavatski, Bernardin Saint-Pierre, Annie Besant, S. Agostinho, S. Basílio, S. Bento, S. Teresa de Jesus, S. Afonso de Liguori, S. Francisco de Assis, Budha, Krishna, Jesus de Nazaré... eram vegetarianos." Os campeões da espiritualidade certamente levaram em conta a dor do animal abatido e, não só por motivos higiênicos, mas também por compaixão, evitaram comer carne. Atualmente, pugilistas como Eder Jofre, ex-campeão mundial de boxe, são vegetarianos, o que vale como demonstração de que não falta energia ao que se alimenta de frutos, raízes, sementes, ovos, legumes e dos produtos de leite.

Se tão longo arrazoado conseguiu convencer e se o leitor decidiu tornar-se vegetariano, deixe-me lembrar que a natureza não dá saltos. Mude aos poucos. Não cometa a imprudência de abandonar subitamente hábitos desde a infância formados e firmados. Diminua paulatinamente a porção de carne em suas refeições. Ainda outro aviso, dirigido àqueles que, por alguma circunstância, sejam obrigados a consumir alguma carne: não será por atender a um imperativo de seu organismo que você não deverá praticar o regime yogue. Terá sem dúvida menos facilidade, mas poderá praticar o sistema. Uma boa redução na carne, a par de uma alimentação mais variada, já lhe dará proveitosos resultados. A carne não o incompatibiliza com o Yoga. Atrapalha, apenas. Mas a prática de Yoga acaba por "atrapalhar" os hábitos que forem antinaturais, que serão erradicados naturalmente.

Dieta como fator de juventude e longevidade

"Enquanto o homem civilizado continua mendigando saúde, seguirá demonstrando que, em nutrição, sabe muitíssimo menos do que os irracionais livres."
(José Castro)

O alimento pode dar doença ou saúde, longevidade ou vida curta. A brevidade da vida humana é um fato que comprova que, como em outros aspectos, na alimentação o homem transgrediu e ainda agride a natureza. Cometemos atentados contra a saúde e contra a vida por alimentarmo-nos quantitativa e qualitativamente errado. Assim é que existe uma dietoterapia, ou seja, a cura de muitos males do corpo pela simples adoção de um regime alimentar corretivo. Em seu livro *Regimes alimentares*, o Dr. Paul Chêne prescreve regimes dietoterápicos para: doenças agudas, perturbações digestivas, doenças hepáticas e vesiculares, enteropatias, gotas, dermatoses, obesidade, diabetes, nefrite, doenças cardiovasculares. Em *Alimentação moderna*, José Castro estuda um a um os principais alimentos lactovegetais, distinguindo em cada um: 1) valor nutritivo; 2) valor higiênico; e 3) valor trofoterápico. O valor trofoterápico é a capacidade de normalizar funções e regenerar órgãos. Segundo este autor, de uma alimentação adequada pode-se esperar:

1º) normalização de funções orgânicas;
2º) desintoxicação humoral e celular;
3º) desintoxicação do organismo em geral;
4º) normalização física do organismo;
5º) equilíbrio químico-biológico, ou seja, equilíbrio ácido-base, indispensável a dar lugar ao equilíbrio funcional de cada órgão;

6º) regeneração plasmática e celular, como meio para a verdadeira saúde normal, e total cura de causa e efeito — e não simples alívio dos efeitos, sem corrigir as causas fundamentais, como é comum.

O Dr. Hauser, o dietista mais renomado entre figuras internacionais e artistas de cinema, fundamenta seu sistema de conservação da juventude muito mais na alimentação racional do que em outros fatores. E para que prosseguir se o leitor já sabe que as avitaminoses só têm uma cura: tomar vitaminas?!

Encerrando, deixaremos bem explicado que os elementos nutricionais e curadores, que não se tomam à mesa, deverão ser tomados em drogas repulsivas ou em agulhas de injeção, quando a intervenção cirúrgica ainda pode ser evitada.

As tabelas alimentares não são absolutas

Depois de austeras pesquisas, os laboratórios podem publicar as tabelas indicativas da composição de cada alimento.

Não se fie o leitor apenas nas tabelas, transformando-se num maníaco da nutrição, com elas debaixo do braço.

Ouso dizer que a validade das mesmas não é absoluta. A maneira de preparar e comer, por exemplo, pode alterar o valor dos alimentos tabelados. Consideremos o seguinte:

a) O homem não vive do que *ingere*, mas do que *assimila*. É somente na hora de ser assimilado que um alimento é alimento. Se uma pessoa comesse uma tonelada de celulose, dela nada aproveitaria. É totalmente inassimilável.

b) O valor nutritivo de um alimento cultivado em solo enriquecido com adubos orgânicos é bem maior do que o daquele que cresceu à custa de adubo químico. Alguns destes são cancerígenos.

c) A época do ano em que o alimento é colhido também pesa em seu valor nutritivo. Assim é que uma laranja temporã fica muito aquém daquela colhida na safra.

d) O fogo alto destrói vitaminas. O simples contato com o ar, também. Uma laranja partida só contém vitamina C por vinte ou trinta minutos. Dessa forma, vê-se que o modo de preparar pode roubar o valor aos alimentos. O vinagre também destrói vitaminas.

e) As cozinhas industriais, destinadas a atender grandes coletividades, como navios, quartéis, restaurantes, não podem oferecer alimentos iguais aos preparados pela mãe de família. Esta, além dos temperos comuns, põe muito amor. Creem os ocultistas que as refeições preparadas por empregadas domésticas "carregadas de baixas e negativas vibrações" repercutem às vezes como verdadeiros venenos, a ponto de produzirem intoxicações aparentemente sem causa.

f) O valor de um alimento fresco é bem maior do que o de um velho e muxibento. As conservas nutritivamente são bagaços, mas positivamente são venenos. Requentar alimento é outra forma de transformá-lo em coisa ruim. "Morre rapidamente um animal alimentado só com comida preparada seis horas antes da refeição e depois requentada." (F. Khan)

g) A variedade de alimentos é outro fator que favorece o maior aproveitamento, em virtude da sinergia que entre eles se processa, um facilitando a assimilação do outro. Um cardápio que se repita, pouco alimenta.

h) Não deveríamos permitir que conosco sentassem à mesa intrusos como o medo, a preocupação, a pressa, o rancor, as conversas deprimentes, a ansiedade e o remorso.

i) Aproveita-se melhor uma refeição quando após a mesma podemos repousar uns minutos. Um *post-prandial* ativo e ansioso vale por aproveitar menos do que as tabelas indicam.

j) Tem a mastigação papel importantíssimo no metabolismo. Não somente porque a digestão por ela se inicia, como também porque na boca se processa a assimilação prânica. A chamada mastigação yogue consiste em triturar o alimento de modo tão completo que se transforme em pasta, amolecida pela farta salivação. Come-se menos, pois que a avidez dos comilões não acontece, quando paciente e demoradamente se revolve o bocado a ser deglutido. "As experiências de Horace Fletcher demonstraram que um homem de 62 quilos pode executar os mais árduos trabalhos ingerindo apenas 400 gramas diários de alimentos substanciais, o que vale dizer um terço do que comumente precisaria. Para tal, pela mastigação, os alimentos ingeridos foram transformados em pasta." (F. Khan)

Os alimentos mais completos

Um dos mais famosos especialistas mundiais em regimes alimentares com vistas à conservação da mocidade, Gayelord Hauser, em seu livro *Pareça mais jovem... Viva mais tempo*, aponta como sendo os melhores alimentos para uma vida longa e sadia: lêvedo de cerveja, leite desnatado em pó, germe de trigo e iogurte. Cremos que se ele conhecesse produtos brasileiros, como algumas frutas, sua lista seria provavelmente mais completa.

A) *Lêvedo de cerveja* — Alimento prodigioso. Encerra 17 diferentes vitaminas, estando nele completa a família B, 16 aminoácidos, 14 sais minerais. Praticamente destituído de gordura, açúcar e amido, tem 46% de proteínas. Como se vê, é completo. É conveniente começar a usá-lo.

Lêvedo puro, ao início, não é gostoso. Deve-se tomá-lo em mistura com melado ou mel de abelha. Farmácias o vendem em comprimidos. Um tanto insolúvel, é preciso o uso de liquidificador, a fim de misturá-lo ao leite. Convém começar com apenas uma colherinha de café rasa e paulatinamente ir aumentando até chegar a duas colheres de sopa ao dia. As pessoas que sofrem de rinite ou asma alérgica devem ter parcimônia no caso do uso de lêvedo agravar-lhes o mal.

B) *Leite desnatado em pó* — Diz o Dr. Alexandre Moscoso: "O estudo dos hábitos alimentares das várias raças indígenas do universo prova eloquentemente o valor do leite. Um belo físico, uma boa saúde e um caráter forte denunciam as raças em que o leite ocupa um lugar de realce na alimentação." Pode ser dito que um dos alimentos mais ricos em cálcio, do qual se aproveitam 86%, o leite ainda possui fósforo, ferro, as melhores proteínas que existem, as vitaminas A, B_1 e B_2. Todo adulto deveria tomar diariamente, no mínimo, meio litro de leite. O leite desnatado em pó que Hauser tão eloquentemente recomenda não deve substituir o leite natural e sim a ele ser misturado, compondo aquilo que chamou "leite enriquecido".

O leite em pó também deve ser utilizado no fabrico de pães, tortas, mingaus, coquetéis de vitaminas etc. É aconselhável saber a origem do leite, para evitar tomá-lo de animais doentes.

C) *Iogurte* — Na Armênia é chamado *matzoon*; na Iugoslávia, *kisselo melko*; na Rússia, *varenetz*; na Índia, *dadhi*; no Egito *lebenaraib*. Em todos esses idiomas, significa a mesma coisa: *vida longa*. Rico em B_2, fósforo, carboidratos, cálcio, proteínas, é um alimento excelente. Dá vida longa e saúde. Benéfico para enfermos. Coalhada que é, nele as proteínas do leite já se acham parcialmente transformadas em enzimas, ao mesmo tempo que o cálcio, por ser dissolvido em ácido lático, é de fácil assimilação. No intestino, com seus fermentos, combate os organismos patogênicos e a putrefação, gerando ao mesmo tempo doses consideráveis de vitamina B, que ali mesmo são absorvidas através das vilosidades.

D) *Germe de trigo* — Germe quer dizer embrião. É a parte essencial do grão, onde ele armazena suas proteínas. O germe de trigo é rico em: vitaminas E, toda a família B e ferro. Pode ser usado em bolos, pães etc. Substitui com vantagem a farinha de mesa.

E) *Melado* — "O açúcar refinado", diz Dieno Castanho (*op. cit.*), "é um produto quase inteiramente destituído de sais minerais e vitaminas, tanto assim que as próprias companhias refinadoras anunciam o seu produto como sendo 99,9% puro, o que quer dizer que é constituído quase que somente por sacarose. Ora, como o açúcar não pode ser utilizado pelo organismo (tal como acontece com o amido do pão), a não ser acompanhado de sais minerais, o seu uso desmineraliza o organismo." É com melado ou com mel de abelha ou gotas de estévia que deveríamos adoçar os outros alimentos. Quem quer bem a si mesmo jamais deveria usar açúcar embranquecido por aditivos químicos cancerígenos. Melado tem muito ferro, cálcio e vitamina B.

F) *Mel de abelha* — Não é açúcar, como o melado. É glicose, isto é, açúcar natural, assimilável tal como se encontra. É o único açúcar produzido na natureza sem a interferência do homem.

Rico em ferro, cálcio, fósforo, possui ainda vitaminas A, B_1 e C. Excelente alimento para os músculos e o cérebro. Contendo grande quota de hormônios, pois é oriundo das flores onde eles abundam, o mel de abelha desenvolve as crianças e adolescentes em crescimento. José Castro diz que: 1) é o melhor remédio contra asma e bronquite, misturado a caldo de maçãs e tomado à hora de deitar; 2) aplicado como cataplasmas quentes, faz amadurecer abcessos; 3) é a "verdadeira penicilina naturista"; 4) nada melhor para os corredores e atletas; 5) é o alimento ideal para os idosos.

Quem não está acostumado a usá-lo deve acautelar-se, tomando inicialmente meia colher de chá em água ou refresco, dose esta que se deverá aumentar, sempre de acordo com a conveniência do organismo.

G) *Germe de milho* — Tal como o de trigo, é altamente proteico. Tem 31% de proteínas semelhantes às do leite. Possui 9% de minerais. É uma boa fonte de complexo B. Diz Dante Costa: "É muito rico em ferro: 300 partes por milhão, o que lhe confere excepcional valor, pois essa proporção não é ultrapassada por nenhum outro alimento dos usuais entre nós."

Infelizmente, os industriais brasileiros ainda não têm uma orientação para torná-lo acessível ao grande público. Considerando a grande produção brasileira de milho, é de imaginar-se como tal coisa seria benéfica para nossas populações carentes de proteínas.

H) *Soja* — Na opinião de Afrânio do Amaral: "Não há outro produto natural que contenha em uma molécula cinco por cento de substâncias minerais e nessa percentagem se encontram todos os sais necessários ao equilíbrio da saúde: desde o ferro até o cobre, do cálcio ao fósforo e do potássio ao sódio". A soja só não tem a vitamina D, por ser esta uma exclusividade do reino animal, mas altíssima é sua quota das outras, ultrapassando, neste aspecto, a maioria dos alimentos. Soja é um feijão, mas um feijão diferente. É a única leguminosa que tem "todos os aminoácidos indispensáveis à nutrição humana". Por isto é chamada de "carne vegetal".

É ainda Afrânio Amaral quem declara: "A soja serve no Oriente à nutrição de cerca de metade da humanidade... No Oriente as populações utilizam-se da soja sob várias formas. Desde que nasce, o bebê é alimentado com leite de soja, muitas vezes porque a mãe vai trabalhar no campo... quando não é dado aos bebês (o leite), costumam os orientais produzir um queijo, tofu... Com a soja preparam-se produtos que servem de sucedâneo da carne e com ela se fabricam todos os tipos de manjares os mais deliciosos." Entre nós não tem tido a mesma importância, infelizmente. Seria de bom alvitre aprendessem os brasileiros, tal como os chineses, japoneses, indianos e mesmo norte-americanos, fruir deste incomparável manancial de proteínas. Felizmente, as chamadas "vacas mecânicas" estão produzindo leite que está suprindo populações de municípios pobres.

Todo vegetariano deve consumir soja, que pode ser usada como substituto do feijão comum, em grão, farinha, óleo, manteiga. Em apêndice daremos algumas receitas à base de soja.

Segundo documento da Secretaria de Agricultura do Estado de São Paulo, a proteína contida em um simples quilograma de soja em grão vale por 2,2 kg de carne bovina, cinco dúzias de ovos, dois litros de leite, 1,5 kg de queijo ou 2 kg de feijão; faz jus, portanto, aos epítetos "ouro do solo", "carne vegetal", "leite dos orientais", "grão sagrado", "símbolo da fertilidade", "carne do pobre", "grão milagroso". É por isso que um ditado oriental diz: "Quem tem soja, tem carne, leite e ovos."

O mercado brasileiro tem grande variedade de óleos de soja, que aconselhamos para substituir a banha de porco e a margarina na cozinha.

"Enquanto cerca de 50% das mulheres norte-americanas dizem ter sintomas na menopausa, somente 25% das japonesas reclamam dos mesmos sintomas. Mulheres japonesas consomem mais proteína de soja do que as mulheres nos países ocidentais e com isso podem aliviar sintomas da menopausa.

O fitoestrogênio, ou isoflavona, componente da soja, ajuda a diminuir, ou talvez mesmo eliminar, os sintomas da menopausa, particularmente os fogachos (ondas de calor).

Um estudo recente em mulheres após a menopausa mostrou que se suplementadas diariamente com 60 g de proteína de soja contendo 76 mg de isoflavonas, têm significativamente diminuídos as incidências de ondas de calor comparados com mulheres que não consumiram soja.

Outros benefícios da soja são diminuir o risco de câncer de mama, diminuir o risco de osteoporose e prevenir doenças cardíacas.

Populações que consomem soja têm menos ataques do coração do que aqueles que comem proteína animal, como carne e derivados do leite. A proteína da soja poderia reduzir o colesterol, o LDL ('colesterol ruim'), os triglicerídeos e aumentar o HDL ('bom colesterol').

As isoflavonas da soja são importantes antioxidantes que previnem a oxidação ou o LDL ('mau colesterol') colesterol. A soja diminui a tendência à coagulação sanguínea e tem efeitos favoráveis aos vasos sanguíneos.

As mulheres orientais e as vegetarianas têm menor incidência de osteoporose, comparado com as mulheres ocidentais.

O consumo de proteína animal (como carne, frango, peixe e derivados do leite) geralmente aumenta a perda de cálcio pelos ossos. Para cada 1,0 g de aumento no consumo de proteína animal, você perde uma média de 1,75 mg de cálcio pela urina." (Extraído da home page www.websitesaude.kit.net/soja).

I) *Outros alimentos ricos de origem brasileira* devem integrar a dieta de saúde e de rejuvenescimento. O caju amarelo, por exemplo, é uma rica fonte de vitamina C, oferecendo ainda as vitaminas A e B_2. Sua polpa contém 8,4% de hidratos de carbono. O suco, 10% de hidratos de carbono, 2,8% de proteínas. O amendoim, a castanha-do-pará, o dendê, o buriti etc., ricos em proteínas, não o são menos em vitaminas. A flora brasileira é uma soberba despensa, ainda mal utilizada. Sementes, folhas, raízes, frutas, caules e tubérculos aí estão a serviço dos vegetarianos.

J) *Mate* — Ao tratar-se de alimentos prodigiosos, por justiça, há que se destacar o mate ou *ilex brasiliensis*, erva nativa das regiões limítrofes entre o Brasil e o Paraguai e que desde muito antes da colonização europeia, levada a efeito por jesuítas espanhóis, mantinha a energia e a higidez das populações indígenas.

De sabor agradabilíssimo, a infusão do mate, fria ou quente, é considerada pelos estudiosos, e tem sido evidenciado meridianamente na experiência diária um alimento de extraordinário valor, não só como alimento propriamente dito, mas também como agente medicamentoso.

"Para o viandante extenuado é de grande efeito refrescante. Pelo resultado das experiências feitas no Exército Alemão, considero-o uma bebida inestimável para nossas tropas." (Theodore Roosevelt, ex-presidente dos Estados Unidos).

Rico em vitaminas A, B$_1$, B$_2$ e C, assim como em cálcio, magnésio, potássio e sódio, pesquisas positivaram também a presença da vitamina E, ácido pantotênico, elemento precioso da geleia real. É considerado um "alimento de poupança", desde que mitiga não somente a sede, mas também a fome, podendo constituir por muitos dias o único sustento. "Na última fase da campanha do Paraguai, nos acampamentos de Capivari e São Joaquim, durante 22 dias, fui testemunha de que nosso exército foi quase exclusivamente alimentado pelo mate colhido nos ervais ali existentes e rudimentarmente preparado..." (Carta dirigida pelo General Francisco da Rocha Callado a Davi Lima Carneiro & Cia.).

Até certa dosagem é estimulante. O consumo excessivo torna-o excitante. Eis aqui uma advertência para os tensos, hiperdinâmicos, já excitados.

Estimulante geral, diurético, tônico dos nervos, do coração e do cérebro, a ele as populações meridionais do Brasil têm muito a agradecer pela fortaleza e resistência de que gozam. Não fosse a sua ação desintoxicante, os gaúchos não poderiam comer impunemente a quantidade de carne que comem. Sua qualidade de "alimento de poupança" faz dele aliado prestimoso nos dias de jejum. Embora estimulante, não prejudica o sono.

Por múltiplas razões, creio que o mate deverá ser incluído no cardápio do candidato à saúde e ao rejuvenescimento.

L) De todos os alimentos, o mais prodigioso como fonte de vigor, saúde e boas condições psíquicas, o mais completo e que, por si só, constitui oitenta por cento do regime macrobiótico, o que tem o maior valor terapêutico, o que recomendamos como realmente capaz de milagres é o *arroz integral*, isto é, aquele do qual só foi retirada a palha. É o arroz bruto, de aspecto sujo. Na cutícula pardacenta, que o "beneficiamento" (?) lamentavelmente retira, estão sua riqueza vitamínica incomparável, suas virtudes energizantes e curadoras. Arroz bonitinho, "beneficiado", é arroz morto, bagaço de amido. Passe a consumir arroz integral e faça depois um levantamento dos proveitos que terá notado em si. Faça uma experiência. Num dia em que esteja sofrendo de distúrbios gastrointestinais, torre arroz integral numa frigideira seca e, depois, da pipoca, faça um chá (sem açúcar, é lógico), e que este seja, por vinte e quatro horas, seu único alimento e seu único remédio. O resultado vai surpreendê-lo. Mas não esqueça: faça jejum.

M) *Fator indeterminado* — Ilustre nutrólogo brasileiro, Dr. A. Mendes Monteiro, apontou-me como alimentos de excepcional valor: os germes, o palmito, o broto de aboboreira e brócolis (flor da couve). Em sua opinião, o extraordinário poder desses alimentos reside num *misterioso agente*, ainda refratário à pesquisa e ao qual, por isso mesmo, na falta de denominação melhor, chamou de *fator indeterminado*. Fiquei então a indagar de mim mesmo se não seria o *prana* o tal fator indeterminado. Impossível não é. Em todos aqueles alimentos citados, o que vemos? Vemos a vida imensamente concentrada, em fase de automanifestação, de crescimento, de atualização de suas misteriosas potencialidades. A semente a germinar, a grama a crescer, a flor a fazer-se fruto... que são além de condensações fabulosas de *prana?*

Combinação de alimentos

Entre os fatores que melhoram a digestão e a assimilação conta-se a compatibilidade dos alimentos que fazem parte da mesma refeição. Há combinações felizes, mas há outras que se devem evitar, por causar reações prejudiciais que um alimento determina sobre o outro, alterando-lhe o valor. Temos abaixo exemplos de boas e más combinações.

Combinações boas:
Hortaliças com cereais.
Hortaliças com batatas.
Saladas com cereais.
Batatas com ovos.
Queijos com cereais ou batatas.
Cereais com frutas secas.
Ovos com todos os alimentos, salvo produtos lácteos.
Pão com qualquer outro alimento.

Incompatibilidades alimentares:

Cereais ou batatas com limão.

Passas com verduras ou azeitonas.

Frutas ácidas com frutas doces.

Frutas ácidas com mel, melado ou açúcar.

Leite ou produtos de leite com ovos.

Azeitona com fruta.

Leite com legumes.

Óleo com açúcar.

Batatas com cereais.

Frutas com legumes.

Mel ou açúcar com legumes. (Adaptação de Iglésias Janeiro.)

Deitado à boca um alimento enquanto ainda persiste o sabor do anterior, pode-se ter uma indicação razoável da conveniência ou inconveniência da combinação. Se sabe bem, a combinação é boa.

Maus hábitos alimentares

Incompleto seria este estudo sobre nutrição se não fossem denunciados alguns maus hábitos muito difundidos e relacionados com nutrição: o álcool, o fumo, os refrigerantes populares e outros. O primeiro, até que se aprofundassem as pesquisas acerca de calorias, chegou a ser tido por alimento. Hoje não. O que dele se sabe, dá para colocá-lo na categoria antialimento. É o que veremos.

A) O *fumar,* um dos hábitos mais comuns em todo o mundo, não deveria participar do regime de vida de um praticante de Yoga nem de ninguém. Os dados fornecidos pela pesquisa científica amplamente justificam esta assertiva. Deixando para depois a citação de alguns deles, diremos que o Yoga tem sua razão especial. O ideal do *yoguin* é libertar-se de tudo aquilo que "possui o homem", e o fumo é um dos mais tirânicos "donos do homem", a ponto de fazê-lo sofrer profundamente quando lhe falta um cigarro. Faz-se necessário, portanto, arrebentar os grilhões de fumaça do tabagismo.

Naturalmente, o indivíduo que fuma um cigarrinho ou outro durante todo o dia não é um viciado. Ainda é ele quem decide a hora de acender o cigarro. Há, no entanto, outro, este que fuma um cigarro após outro, consumindo às vezes carteiras por dia, cuja submissão ao hábito faz dele o que se chama um viciado. Não é ele quem acende o cigarro, mas é o cigarro que lhe acende a ansiedade condicionada. Os primeiros são fumantes. Estes últimos são fumados. A passagem de uma categoria à outra é imperceptível. O "fumado" é "dependente".

Eis alguns fatos acerca do tabagismo: 1) "Fumar é uma ameaça maior à saúde do que os resíduos radiativos caídos do céu, disse hoje um cirurgião de Boston. Ele criticou os membros da profissão médica que se renderam ao fumo. O cirurgião Dr. Richard Cyerholt disse que "o prolongado uso do fumo tira tanto quanto oito ou nove anos de duração comum da vida" (*New York Times*, 24 de janeiro de 1959); 2) "Cada baforada num cigarro faz o fumante ficar mais velho e mais curtido. Isto é evidentemente devido ao agente conhecido como *acetaldeído*, fator no processo de envelhecimento assim como na ação curtidora do fumo de cigarro. O Dr. F. Marott Sinex, da Universidade de Boston, fez esta revelação hoje, na 135ª Reunião Nacional da Sociedade Química Americana... Os testes foram realizados com os tendões da cauda de cangurus e com ligamentos do pescoço de bois. Cada um destes espécimes contém as proteínas encontradas também no corpo humano... Verificou-se que o fumo causava o enrugamento nos dois animais" (*New York Times*, 8 de abril de 1959); 3) Num relatório publicado no *Journal of The American Medical Association*, declarou o Dr. Leroy E. Burney, cirurgião-geral do serviço de saúde pública dos Estados Unidos, que: "a) O peso de evidência atual indica o fumar como o principal fator etiológico (causativo) na crescente incidência do câncer dos pulmões; b) Associa-se especialmente o fumar cigarros com a possibilidade crescente de se desenvolver o câncer dos pulmões; c) É benéfico deixar de fumar, mesmo depois de longo hábito"; 4) "O Dr. Johannes Clemmesen, de Copenhague, afirmou que os casos de câncer na bexiga estão aumentando, conforme indicam as estatísticas na Dinamarca desde 1942. Há certa ligação entre o fumar e os tumores da bexiga, e por isso não deve surpreender que esta forma de câncer, assim como o dos pulmões, esteja aumentando, especialmente entre os homens, e apareça agora em idades cada vez menores" (do jornal *Hidningen*, de Estocolmo, em 9 de junho de 1959); 5) "Cada cigarro fumado reduz quatorze e meio minutos na duração da vida do fumante." É, portanto, uma forma de suicídio a longo prazo.*

B) O *alcoolismo*, um dos mais nefandos hábitos dos homens. Muito mais que o tabagismo, o uso do álcool é uma praga. Destrói vontade, saúde física e mental, dignidade, família e a própria vida. Entre os males que acarreta, podemos destacar os seguintes: 1º) uma pequena dose de álcool diminui o rendimento do trabalho físico de oito a vinte por cento; 2º) causa doenças mortais como a "cirrose de Laennec", tuberculose e outras doenças infecciosas; 3º) determina diretamente a morte por *delirium tremens* (tremores nervosos, confusão mental, alucinação, agitação, febre de até 41ºC e morte em poucas horas ou dentro de alguns dias); 4º) as estatísticas revelam que a mortalidade entre os alcoólicos é sensivelmente maior que entre os abstêmios; 5º) pode-se afirmar, segundo Sicard de Plauzoles, que o álcool causa diretamente a loucura nos adultos numa proporção que oscila em torno dos 17 por cento; 6º) o álcool é uma das causas mais frequentes dos acidentes de trabalho; 7º) o alcoolismo aumenta a criminalidade, pois não só o próprio alcoólatra se torna perigoso, como também gera filhos moralmente tarados; 8º) pauperismo e dissolução da família são consequências certas do alcoolismo; 9º) O alcoólatra, ainda mais que o fumante, é presa de "síndrome de dependência", que, segundo a Organização Mundial de Saúde, caracteriza o toxicômano.

Em *Álcool e nutrição*, diz Guilherme Franco: "O álcool é um dos fatores que mais concorrem para o aparecimento de carências nutricionais. Ele interfere — pelo uso continuado — na ingestão de alimentos, na excreção de diversos elementos nutritivos... Em geral, os alcoólatras comem pouco e os transtornos hepáticos retardam a transformação da glicose sanguínea em glicose hepática... No alcoolismo se mobilizam e se consomem todas

---

* Um dia no passado, o cigarro disse para o fumante: "Hoje você vai me acender Amanhã eu te apago."

as reservas do organismo em fatores do complexo B e isto explica nos alcoólatras o aparecimento frequente de polinevrites, distúrbios pelagrosos, manifestações de arriboflavinose, de carência proteica, ferro, etc..." Assim pode-se ver que o álcool é um antialimento.

C) Os *refrigerantes*: tão colorida e fascinantemente apregoados, certos refrigerantes, a despeito de sua inocuidade aparente, causam tremendos estragos em seus consumidores. Um deles, poderoso detergente, tem mostrado eficiência na limpeza de louças e ladrilhos. Este mesmo, um dos mais afamados e consumidos principalmente pelos jovens, em poucas semanas, segundo Indra Devi, dissolve um dente humano nele mergulhado.

Reforço aqui, mais uma vez, as advertências contra as versões "lights" e "diets" que tanto seduzem jovens e adultos.

> Recentes estudos levados a efeito pelos técnicos do SAPS provam a presença, em alguns refrigerantes, de drogas que podem ser nocivas, desaprovadas pela higiene pública; certas substâncias estimulantes, cujo uso intensivo pode levar a consideráveis prejuízos. Principalmente as crianças e os adolescentes, justamente os maiores consumidores de tais refrigerantes, estão expostos aos danos provocados por tais bebidas (*Saúde e Alimentação*, número 11, SAPS).

D) Outras imprudências contra a saúde:

1. Os *beneficiamentos* industriais, que desfalcam os cereais de seus princípios nutritivos e curadores. Se puder e tanto quanto puder, evite pão e outros alimentos feitos de farinha branca. Recuse o macarrão branco, as pizzas de farinha branca, biscoitos, doces de farinha branca *beneficiada*.

2. As conservas, os enlatados em geral e os corantes químicos.

3. O consumo de frutas com casca. Antigamente era recomendável comer a casca da maçã, por exemplo, com aproveitamento de suas vitaminas. Hoje, infelizmente, os inseticidas químicos, venenosos e cancerígenos fazem da casca das frutas uma agressão à saúde.

4. Refeições regadas com líquidos, que diluem o suco gástrico e fazem a dilatação do estômago. Evite também o uso desmedido de chopes, cervejas, refrescos, refrigerantes e mesmo de água, no intervalo das refeições. Os gelados criam obstáculo à digestão.

5. O açúcar é desmineralizante e esclerosante. Comer pouco ou suprimir açúcar é resguardar-se contra a obesidade e contra os acidentes das coronárias.

Se as coisas que aqui lhe disse o convenceram e, consequentemente, você tomou a sábia decisão de mudar seus hábitos alimentares, muito bem. Faça-o, mas proceda prudentemente. Sem pressa. Faça-o, mas não abruptamente. Há quantos anos seu organismo já está intoxicado pelo fumo e pelo álcool, "acostumado" à carne, refrigerantes, refeições pesadas...? Uma mudança brusca pode tumultuar seu estado de equilíbrio precário. Vá aos poucos, mas firme. Sem avanços demasiados, mas sem jamais recuar. Liberte-se de tantas "dependências, de tantos vícios", de tantas desnaturações.

Deixei de denunciar os tóxicos vendidos pelos traficantes ou pelas drogarias porque a mídia e as autoridades já evidenciaram a ação devastadora que exercem sobre o desgraçado dependente, sobre as famílias e sobre a sociedade.

Macrobiótica e renovação biológica

Ninguém hoje desconhece inteiramente a macrobiótica, sistema terapêutico de nutrição com base na filosofia oriental do *Princípio Único*. Muitos me perguntam o que penso da dieta macrobiótica. Acho-a excelente, desde que não atinja os extremos da ortodoxia. Tenho conhecimento de curas de muitas doenças crônicas, e isto me faz recomendar a macrobiótica no mesmo pé de igualdade com o regime ovo-lacto-vegetariano. A obediência cega aos dogmas macrobióticos, porém — a experiência tem mostrado —, é às vezes lesiva à saúde. Quando dominada pelo radicalismo e sem orientação sábia de um verdadeiro mestre, a macrobiótica é perigosa.

Waerlandismo

Outro sistema alimentar terapêutico é ensinado por Are Waerland, que se opõe à macrobiótica. Esta preceitua alimentos muito cozidos e condena os crus. O *waerlandismo** é *crudivorista*, recomenda comer vegetais crus. Aquela condena leite e derivados, por serem negativos (*Yin*). Este usa o leite para, com suas bactérias de fermentação, anular as bactérias de putrefação geradas no cólon pela alimentação comum. Embora se oponham, ambos curam. Por quê? Entendo que é pela disciplina que impõem aos desajuizados consumidores de carne, álcool, enlatados, conservas... Ambos recomendam alimentos produzidos pela (ainda quase inexistente) agricultura biológica, não por esta nefasta agricultura industrial, envenenada pelos fertilizantes e defensivos químicos. Ambos insistem sobre a mastigação perfeita e sobre alguns aspectos disciplinares recomendados neste livro. A macrobiótica, infelizmente, ainda admite alimentos condenados, como o camarão, e restringe o consumo de verduras, sendo estas indispensáveis à saúde e à vida.

Você fecha a porta da sua casa para que pessoas inconvenientes não entrem. Só abre para receber bons amigos. Faça assim com sua boca, e estará defendendo ou conquistando a saúde, o bem-estar e tudo mais que contribua para continuar vivo.

---

* Ver em *Paz, amor e saúde*, *Yoga para nervosos* e *Saúde na terceira idade*, maiores desenvolvimentos sobre saúde e nutrição [*N. da A.*]

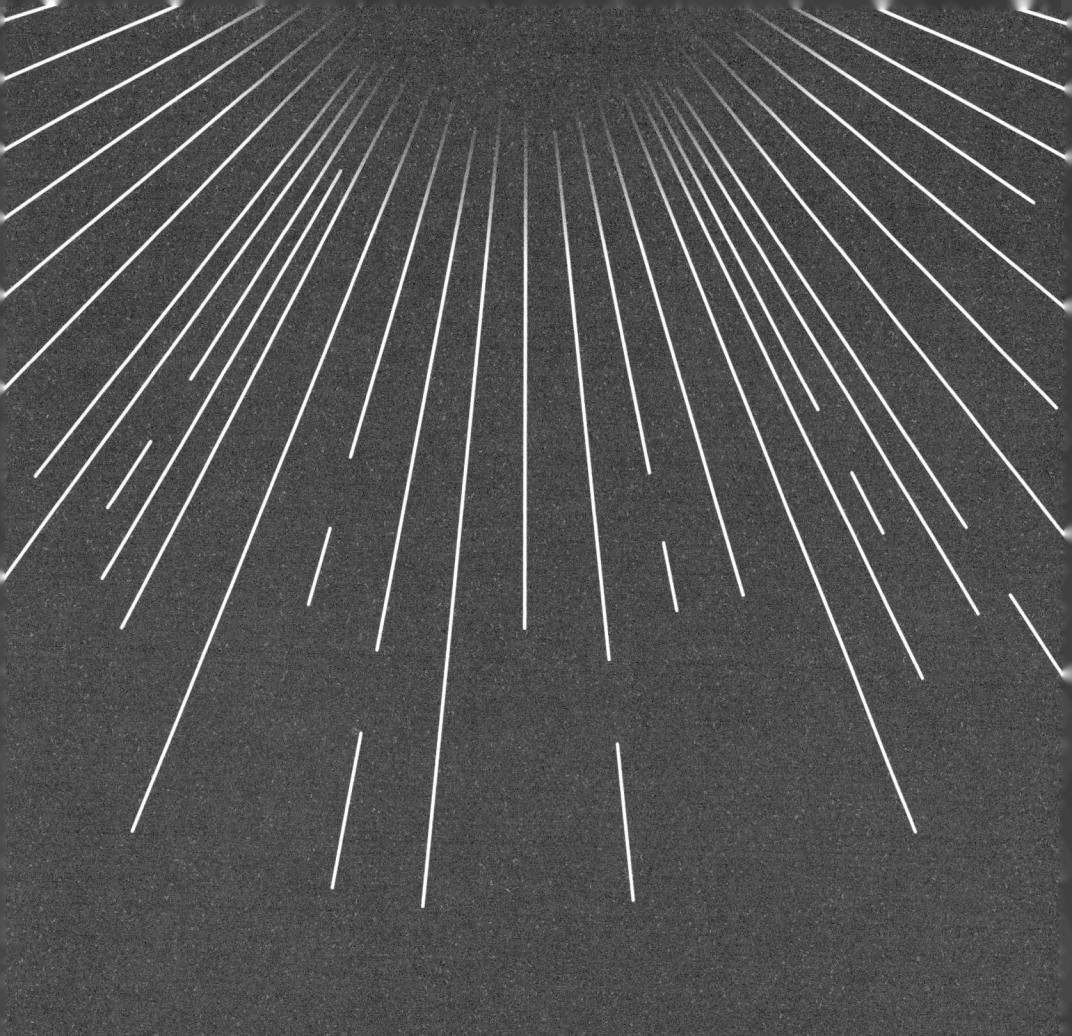

PARTE 6

REPOUSO

Fadiga: amiga ou inimiga?

FADIGA, NA OPINIÃO DE MILHÕES DE HOMENS E mulheres de todo o mundo, não passa de uma coisa detestável que atrapalha na hora em que mais precisamos produzir, que nos vem arrancar dos divertimentos e prazeres, que nos impede de fazer muita coisa útil ou gostosa.

Tais pessoas usualmente "não se deixam vencer pelo cansaço, pois, mesmo que capitulem diante dos primeiros sinais, recorrem à força de vontade ou mobilizam reservas de energia e conseguem prolongar o trabalho além do que a fadiga teria permitido, em vez de se darem por vencidas. Quando tais recursos internos se esgotam, ainda assim não se rendem. Para que existem os estimulantes? Dentre os mais antigos acham-se as bebidas fermentadas e, mais moderadamente, as destiladas. Há ainda: cafezinho a toda hora, chá preto, bastante fumo e "este ácido fosfórico cafeinado que se chama Coca-Cola e que substitui a coca dos índios da América do Sul que a tomavam como remédio contra sua lassidão de subalimentados e mal oxigenados (pela altitude)". (Paul Chauchard, *La Fatigue*, Presses Universitaires de France, Paris.) Outros excitantes mais enérgicos e muito mais nocivos hoje se acham à disposição dos que desejam *afastar* a fadiga. São produtos químicos que a ciência inventou, para remédio de poucos e desgraça de muitos — os *anfetamínicos*.

Dopados pelos excitantes, os sintomas desagradáveis da fadiga desaparecem e o *trabalhador* ou *gozador* prossegue satisfeito no que estava fazendo.

Estará certo isto?!

Na opinião de Chailley Bert, a fadiga, "um fenômeno geral de defesa, encontrado em todos os seres vivos e em todos os tecidos desses seres, é caracterizada pela diminuição ou perda da excitabilidade do tecido ou órgão sobre o qual pesa" (citado por Chauchard).

É portanto um *fenômeno de defesa*. Geral e natural, ela preenche uma finalidade no esquema sapientíssimo em que funciona a Vida: *evitar que o ser vivo ultrapasse os limites do esforço*. Se obriga o organismo a parar, é em defesa deste mesmo organismo. A vida é um fenômeno autorregulável, sendo a fadiga um preciso dispositivo que garante o ritmo atividade-repouso. A fadiga é tão útil como um manômetro, que indica o ponto em que a pressão interna da caldeira se torna perigosa. Tão útil como o mostrador que revela ao motorista estar o seu automóvel demasiado quente, lembrando que convém parar e abri-lo a fim de resfriá-lo. A fadiga é para nós o ponteirinho amigo dizendo: *chega de atividade. É arriscado continuar.*

No que tange à fadiga, os animais são mais sábios e felizes do que os homens. Eles não fabricam nem usam excitantes. Quando fatigados, repousam. Espicham-se em tranquilo e reparador relaxamento, após o qual, desfatigados, voltam à atividade. Não há quem durma e repouse melhor do que um felino, e talvez seja por isso que ninguém a um gato se compara em agilidade, leveza, precisão, beleza e energia.

O bicho-homem, quando vê o termômetro de seu carro subir muito, estaciona, abre e refrigera o motor, atendendo à conveniência de proteger sua propriedade. Paradoxalmente, porém, diante do ponteirinho da fadiga subindo, comporta-se de maneira inversa. Já o vimos.

Qual o resultado de tais imprudências?

Antes de tentar responder, precisamos tomar conhecimento do cidadão Hipotálamo. É alto funcionário do estado-maior do sistema nervoso. Sua responsabilidade é imensa: cabe-lhe o controle de todo um organismo maravilhosamente complexo e preciso. A ele cabe ligar e desligar certos

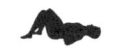

comutadores que implicam em modificações as mais variadas. Ininterruptamente, de olho nos múltiplos radares indicadores do estado funcional do imenso sistema do corpo, logo que determinado órgão ou função assinala uma irregularidade, manobra com exatidão e supre faltas, corrige ritmos, detém processos, dinamiza aqui, retarda ali, recruta recursos extras, acumula de um lado e gasta do outro, de mil modos atua, contanto que no corpo inteiro reine a higidez, a resistência e o bem-estar, isto é, tudo faz para manter a homeostase, a estabilidade das funções orgânicas a despeito da instabilidade do ambiente estressante. Seu posto de trabalho fica no centro do cérebro.

Operosidade como a do cidadão Hipotálamo não existe. Cônscio de suas imensas responsabilidades, pois sabe que nenhuma função, nenhuma operação fisiológica pode parar ou disparar, insone, dedicado, jamais dorme. Todo mundo pode cochilar. Ele não... Descuidar de seus deveres é o mesmo que promover condições mortíferas ao corpo.

Quando sobrevém a fadiga física ou mental, ei-lo solícito e lutando como um gigante. Por mensagens vagossimpáticas e hormonais, tudo faz para suprir lacunas, descongestionar, nutrir e desintoxicar tecidos e órgãos, para isso:

- extenua a regulação hipófise-adrenocortical de uma parte, donde a insuficiência de hormônios adrenocorticais desfatigantes (nos esgotados);
- doutra parte, esgota a medula suprarrenal, produtora de adrenalina, outro hormônio desfatigante" (Chauchard);
- ativa a tireoide, glândula da excitação celular, levantando as forças do fatigado;
- mobiliza o pâncreas, que fornece maior quantidade de glicose, o combustível do trabalho;
- incita a produção da testosterona, hormônio masculino, produtor da força física e cuja carência significa fraqueza senil ou feminil.

Ora, um indivíduo extenuado por uma longa e penosa ocupação, perturba a homeostase e se sente como que doente, incapaz, mole, dolorido.

Que deveria fazer senão suspender a atividade e entregar-se confiante aos cuidados especializados do prestimoso e sábio Sr. Hipotálamo? O imprudente, no entanto, já vimos, comporta-se de maneira diferente. Por meio de beberagens, injeções, pílulas (as famigeradas "bolinhas"), por várias formas de excitamento, interfere no próprio trabalho do Sr. Hipótalamo, dopando-o, transtornando-lhe a normalidade habitual. Uma vez, duas, três... muitas vezes isto sucede. Pobre Hipotálamo!... Acaba enlouquecendo. Ele que era o responsável pela regularidade orgânica, ele, sentinela da ordem, prejudicado pela dopagem frequente, passa a tumultuar todo o serviço. Ele, que era o médico interno contra a fadiga ou qualquer doença, está agora terrivelmente fatigado, fazendo tolices na aparelhagem complexa a seu cargo, completando ligações totalmente estapafúrdias, acelerando o que deveria ser atenuado e parando o que deveria ser impulsionado, tirando de onde devia pôr e inundando o que deveria ser drenado. Pobre organismo! Pobre doente! Pobre esgotado! Pobre estressado! Assim nasce a "coisa" a "síndrome do pânico"!

O que o imprudente arranjou foi transformar a benfazeja fadiga-aviso em fadiga-moléstia; a fadiga que era reversível em fadiga irreversível; a que era simplesmente temporária em fadiga crônica; elevou a esgotamento o simples cansaço. O que poderia ser curado com repouso passa agora a exigir tratamento bem mais complexo, dispendioso, demorado e talvez ineficaz. Agora o corpo é um caos. É o que chamam de *sur menage*. A própria vida mental se conturba em maior ou menor grau.

Não há sintomas que o esgotado não possa sentir. Terreno propício para desenvolvimento de todas as moléstias, é um sujeito triste e se sente o mais infeliz do mundo, mergulhado em tenebrosa confusão psicossomática. Permanentemente intoxicado , pois os tecidos não recebem nutrição suficiente nem são devidamente drenados dos dejetos resultantes do metabolismo, sofre dores generalizadas, enxaquecas, suores frios, vertigens, hipertensão arterial, fastio, diarreia, vômitos, calafrios, todas as formas de distonias. Da astenia passa à excitação. Desanimado para viver, falta ao trabalho e aos prazeres que pretendera não largar. Se mulher, padece de transtornos ovarianos e menstruações tumultuadas. Outro penoso

aspecto da vida do esgotado é em relação ao sexo. Ficando entre a excitação anormal e a insuficiente satisfação, acaba na impotência ou na frigidez.

O esgotado ou estressado crônico é o indivíduo que, como se viu, tumultuou o indispensável ritmo que mantém a Vida, pagando por isso pesado ônus. Desde o átomo à galáxia, do microcosmo ao macrocosmo, da planta ao inseto, a Vida se manifesta segundo ritmos vários, segundo ciclos maiores ou menores, em que se sucedem ação e inação, dia e noite, sístole e diástole, contração e repulsão, nascimento e morte, sono e vigília, uma fase preparando a seguinte, uma cedendo lugar à outra, num fluir e refluir harmônico e complementar.

Na vida humana há um ciclo diferente para cada função psicovital em qualquer nível. Uns ciclos mais largos, outros mais frequentes. Em sua atividade interna ou em sua atividade externa, consciente ou inconsciente, o homem de saúde atende a ritmos certos: vigília-sono, trabalho-férias, atenção-imaginação, atividade inferior-atividade superior, pragmatismo-poesia, vivência corporal, vivência espiritual, prazer-dever, fome-saciedade, negócio-ócio...

No indivíduo estafado, porém, tudo o que é ritmo ou harmonia desaparece. Deixando o escritório, vai para casa descansar mas os problemas o acompanham, entranhados nele, e, no lar, cadê o sossego? Quando arruma as malas para as férias, as preocupações nelas se metem e as férias se perdem entre tarefas e preocupações. No entanto, ao regressar, seu cérebro e seu corpo fatigados fazem-no negligenciar deveres. E ele pergunta: "Que se passa comigo?!" Quer concentrar-se, mas não consegue. Vêm-lhe à mente imagens e lembranças e a cabeça ferve, levando-o para muito longe do que gostaria de fazer. Ideias obsedantes apertam-lhe os miolos. Se vai à igreja, não consegue rezar nem prestar atenção ao que se passa. Vai à mesa e o apetite lhe falta, mas passa o dia lambiscando qualquer bala, bebericando ansioso uma dúzia de cafezinhos, ou fumando três maços de cigarros, aumentando a intoxicação. Bebe café, não para degustá-lo, mas simplesmente para atender a impulso imperioso não sabe vindo de onde. À noite já não lhe vale como repouso, pois deita-se e fica tensamente acordado com a cabeça formigando de pensamentos que não param nem se aquietam. No leito, o esgotado passa o pior de seu drama. Enquanto todos dormem, ele é só agitação e intranquilidade. No entanto, em pleno trabalho cai presa de sonolência irresistível. Sua agitação leva-o aos barbitúricos. Sua astenia, aos anfetamínicos...

Depois destas considerações, o próprio leitor poderá responder: *a fadiga é amiga ou inimiga?; deve atender a ela ou desrespeitá-la?*

Os tempos modernos são fatigantes

A fadiga tem aumentado proporcionalmente com a civilização. O homem primitivo, mais próximo da animalidade, só se fatigava fisicamente e, como qualquer animal, se entregava às delícias do sono com o qual se refazia. É de acreditar que a "Clínica Sono de Pedra para Pessoas Nervosas", numa comunidade pré-histórica, acabasse abrindo falência. Mas hoje?! Que negócio rendoso! O aumento assustador de fatigados, neuróticos, psicóticos, alcoólicos, estressados, transviados, toxicômanos e degenerados, constituindo um quadro assustador para a medicina social, para a educação, para os sociólogos, está atestando que o homem moderno vem pagando terrível tributo pelo progresso tecnológico de sua própria criação.

Do quadro aterrador que representa a humanidade desajustada em relação a si mesma, diz Maurice de Fleury (*Introdução à medicina do espírito*, Rio de Janeiro, José Olympio):

> Neurastenia, que não é senão o esgotamento organizado, é a neurose inicial, a mãe da degenerescência hereditária. Filiação pouco tranquilizadora, se computarmos o número enorme de neurastênicos, o número ainda maior de fatigados na sociedade de hoje. Muitos resistem; muitos resistirão por longo tempo, mas o mal se difunde com notória rapidez... A energia da sociedade moderna afrouxa. Encarecemos resolutamente os meios de conservá-la, de lhe restituir sua elasticidade e vigor.

A sociedade contemporânea, em si mesma, está fatigada. Está fatigada mas seu ritmo agitado aumenta a cada dia. Está aumentando trágica e imprevisivelmente.*

Que fatores são responsáveis pela fadiga pandêmica** no homem moderno?

Desde seus primeiros anos de vida, as crianças se veem mergulhadas em atmosfera psicocultural nitidamente dopante. A agitação dos adultos sem paz, o rádio, a televisão, os jogos eletrônicos, o cinema, o excesso de decibéis, a dificuldade de exercitar os músculos e de dar escape socializado à natural energia de que dispõe, estudos muito mais sérios, mais extensos e mais exigidos, tudo isto concorre para enervar as crianças, que engolem o jantar, sob a expectativa de que o mocinho da televisão consiga logo furar a barriga do bandido, ou do monstro dos "efeitos colaterais".

Na adolescência, as coisas se complicam quando despontam o pensamento lógico, a ânsia de independência, a luta contra as tutelas e contra as regras e proibições, e principalmente a inquietação sexual, em muito exacerbadas por filmes e literatura de natureza erótica. É a fase dramática, mas que, felizmente, a maioria consegue vencer.

No homem maduro, com o advento das responsabilidades de cidadão, cônjuge, pai, profissional e religioso, as tensões aumentam. O êxito financeiro e profissional passa a cavalgar o homem, usando as esporas da ambição e o chicote da competição para fazê-lo dar o máximo, visando a juntar o máximo. Crescer, adquirir poder, posição, renome, tomam conta da vida da maioria dos homens e mulheres. Quando a profissão é humilde e sem possibilidades de promoções, as ondas reivindicativas o engolfam e a coisa dá no mesmo.

No lar, os problemas aumentam a cada dia. Empregadas domésticas escasseiam enquanto sobem os preços, agravando o trabalho com a preocupação. Ao fim do dia, a dona de casa, quando é apenas dona de casa, sente-se realmente cansada e tensa.

---

* Em *Yoga para nervosos* damos profundidade maior ao assunto.
** Pandemia: doença que aflige o tempo todo, em toda parte (epidemia + endemia). [*N. do A.*]

Este formidável e moderno instrumento que dinamiza a indústria e o comércio, e que se chama publicidade, tem como principal objetivo "criar necessidades novas". Novos modelos de automóvel ou televisão fazem-se necessidades que muitos passam a julgar indispensáveis, exigindo esforços financeiros que se traduzem em sobrecarga para o escravo-corpo e tensão nervosa estafante. O chefe da família precisa arranjar outras fontes de renda a fim de levar para dentro de casa o que a *aquisitite* de seus filhos e esposa dele exigem. De tal forma as coisas se passam, que a cada dia ganha-se mais para comprar cada vez mais aquilo que é cada vez menos necessário.

Relativamente ao trabalho, tanto se fatigam com ele o operário explorado como o magnata seu patrão, não se podendo dizer qual deles é o mais indigente de felicidade: se o operário, mergulhado em trabalho monótono e cheio de dificuldades orçamentárias, ou se o rico empresário, que afundado no estofo colorido do carro mais sofisticado esconde os dramas que lhe amarguram a alma e fatigam o corpo, que não o deixam dormir, que o trazem sempre sob a angustiante espera de maus negócios e as desilusões que o dinheiro não consegue disfarçar. O operário sofre no transporte apertado, quente, barulhento, sacudido e incômodo. O ricaço não dorme bem, pensando na insegurança da política financeira e na ameaça de greve.

É nos divertimentos que a maioria busca um lenitivo para seu permanente estado de fadiga e tensão. Pensando que nas noitadas de boates com penumbra, uísques, cigarros e outros excessos vencem o tédio onipresente e onipotente, excitam-se e se fatigam mais. Nos cinemas e teatros o que conseguem colher é mais excitamento, porquanto as histórias leves ou humorísticas caíram de moda, geralmente cedendo lugar a dramalhões de suspense ou de mórbido erotismo, tratando de quadros de patologia sexual e social. Vivendo, por indução, as mesmas emoções dos personagens, saem do cinema mais intoxicados do que quando entraram, e, para não passarem por não entendidos em "realismo", tratam de concordar que viram uma obra-prima.

As festinhas, os coquetéis que se repetem monótona e tiranicamente, são outras tantas oportunidades de estafar o indivíduo moderno. É grande o desgaste nervoso dos frequentadores assíduos de reuniões sociais, não somente pelo álcool, o fumo e as frituras, mas também pela tensão

necessária a aparentar naturalidade, frescor, elegância, serenidade e cortesia. É imenso o exército de mulheres modernas que, aos pés da deusa vaidade, sacrificam muito do que têm de melhor. Algumas chegam a sacrificar seus nervos e até os filhos, com o fim de conquistar a imensa "glória" de uma citaçãozinha na coluna social.

Enfim, excitações, anseios, preocupações (a maioria destas sem fundamento) fatigam muito mais do que o próprio trabalho. Às preocupações de ordem pessoal somam-se as de ordem internacional, porque vivemos num mundo em permanente estado pré-bélico com uma hecatombe completamente montada em narizes de foguetes intercontinentais, à espera de que dedos nervosos calquem botões. Vivemos em um mundo sacudido de ideologias, de ondas altistas, de terrorismos, de fantasmas de toda natureza, que os cabeçalhos da imprensa realçam, castigando ainda mais os nervos tensos de bilhões de seres humanos infelizes.

Esse é o mundo que fatiga todo aquele que não encontrou como defender-se.

Você está aprendendo a melhor profilaxia e a melhor terapêutica contra a fadiga: o Yoga.

O que é fadiga

Nossos órgãos são feitos de tecidos e estes formados por bilhões de células, verdadeiras microvidas em atividade própria, nutrindo-se para poder trabalhar e rejeitando escórias resultantes dessa nutrição. Em regime normal de trabalho, os elementos nutritivos lhes chegam a contento e os dejetos igualmente são removidos a contento. No entanto, quando a atividade é intensa, repetida, febril, não há como possa a célula, por um lado, alimentar-se e, por outro, livrar-se das toxinas. O alimento falta enquanto as toxinas começam a sobrar, envenenando-a e, portanto, adoecendo os tecidos, os órgãos e por fim todo o organismo. Isto é fadiga, dizem os fisiologistas. Fadiga é, como se vê, um caso de desnutrição associada à intoxicação celular.

A ciência yogui não se contenta apenas com esta explicação, tomando a fadiga como fenômeno prânico, isto é, energético.

A energia nervosa de nosso corpo é utilizada em parte para o funcionamento fisiológico e em parte para as atividades externas. Não há pequeno movimento do estômago, piscar de olho, contração da bexiga que se faça sem a energia nervosa. Toda a complexa engrenagem das vísceras, vasos e glândulas trabalha graças a tal energia. Da mesma forma, as atividades externas como escrever, andar, transportar, enfim, todo trabalho dos músculos estriados se processa à custa da força nervosa. A energia que o homem não chega a consumir, nem num plano nem noutro, fica então armazenada em acumuladores do corpo.

São de duas ordens os ditos acumuladores, diz C. Kerneiz (*Activité et Repos,* Éditions Jules Tallandier, Paris):

> Há de início os *acumuladores* no sentido que se dá ao termo em eletricidade, quer dizer de combinações químicas pouco estáveis que, se decompondo, liberam a energia absorvida em sua composição. As gorduras orgânicas são deste tipo; elas representam o principal "estoque de segurança" de nossa vida fisiológica. O glicogênio, produzido pelo fígado, tem papel análogo.
>
> Há também os condensadores, comparáveis à garrafa de Leyde, que sem nenhuma combinação química armazenam cargas de eletricidade.
>
> Infelizmente esta condensação da energia nervosa é ainda mal conhecida senão totalmente desconhecida pela ciência moderna. Temos portanto que recorrer às luzes dos velhos mestres do Yoga.

Tais condensadores são os *chakras* ou rodas, que no corpo sutil armazenam o *prana* ou força vital que nos sustenta.

Falando em linguagem yogue, podemos dizer que a exorbitância, por um lado, e o insuficiente carregamento dos *chakras,* por outro, é que caracterizam a fadiga. Um corpo fatigado e, portanto, um corpo insuficientemente nutrido de *prana,* parcamente pranificado.

Yoga, o melhor dos desfatigantes

O verdadeiro remédio contra a fadiga não consiste em criar condições para não senti-la. Ao contrário, tudo que concorrer para apenas disfarçar

a sensação de fadiga fatalmente determinará maior gravidade ao problema. Quando há fadiga, melhor é que seja claramente sentida, para que mais prontamente seja tratada. Os excitantes que iludem com a sensação de força e vigor, cremos que já foram por nós denunciados como verdadeiros flagelos; são traições contra nós mesmos. Além de agravar a fadiga, por serem todos eles de natureza tóxica, acostumando o organismo, passam a ser por este reclamados em doses cada vez maiores, isto é, viciam ou "criam dependência". O mesmo acontece com os chamados tranquilizantes, barbitúricos, sedativos, aplicados nos casos em que o fatigado crônico se apresenta agitado. Estes, com o tempo, tornam-se verdadeiras obsessões para sua vítima, que fica escrava de seu uso, isto é, dependente.

Os tratamentos à base de hormônios industriais são mais aconselháveis do que os anteriores, mas, sendo artificiais, são menos desejáveis do que a terapêutica yogue. Mais recentemente foram construídas geringonças tecnológicas dentro das quais o estressado ou fatigado se deita para receber passivamente um "cafuné" eletrônico (sons, luzes, escurinhos, sacudidelas...) e, depois de pagar ao estabelecimento comercial, sai *tranquilizado*. Ao fim de algumas sessões o *tranquilizado* fica dependente. Tranquilizador, seja químico ou eletrônico, não pode fazer de alguém uma pessoa tranquila, somente *tranquilizado*.

O treinamento, que consiste em aperfeiçoar a execução de determinado trabalho, também tem sido utilizado para criar condições de maior resistência à fadiga. É um meio muito mais natural e isento dos prejuízos próprios dos primeiros acima referidos. Sua eficiência se circunscreve porém a atividades específicas. Não se destinam a diminuir a fatigabilidade geral.

O regime yogui não só é todo natural, isto é, completamente isento de droga de qualquer natureza, como também, não tendo qualquer contraindicação ou risco, além de servir para desfatigar, cria condições de resistência à fadiga.

Ásanas são desfatigantes e ao mesmo tempo revigorantes. Desfatigantes porque aumentam o fluxo de sangue arterial a todas as partes; incrementam as funções excretoras que livram os tecidos de suas toxinas; vitalizam órgãos e glândulas; e principalmente porque restauram a normalidade de órgãos como o hipotálamo e as glândulas hipófise e suprarrenais, encarregadas de manter a homeostase. Quem sentir fadiga nervosa depois de prolongado trabalho intelectual, execute uma das poses invertidas, principalmente a "vertical sobre a cabeça", e logo é aliviada e recuperada. Como vimos, em tais posições invertidas as glândulas da cabeça recebem abundante irrigação. Não só elas, mas o próprio hipotálamo e a tireoide são fundamente beneficiados. Ora, que precisa mais ser dito como explicação da poderosa ação desfatigante de tais *ásanas*? Convém lembrar que se, como o próprio nome Hatha Yoga indica, o equilíbrio do vagossimpático é um dos seus objetivos, quem pratica yoga não pode cair vítima do esgotamento, que, como vimos, consiste na distonia dessa parte importante de nosso sistema nervoso. Os *ásanas* otimizam o sistema endócrino inteiro. Com eles, os *chakras* são acionados e é por isso que são não somente desfatigantes, mas também concorrem para ampliar a infatigabilidade.

Os diversos exercícios de *pranayama* ou respiração, consistindo essencialmente em carregar os condensadores de energia — os *chakras* —, constituem, sem dúvida, o mais eficaz recurso para fortalecer o homem contra o cansaço, propiciando-lhe resistência extraordinária que faz admiração e inveja.

A apreensão, dominante no mundo moderno, tem mais poder de fatigar do que propriamente o trabalho. Já o sabemos. Tudo que concorrer portanto para tranquilizar o homem, tornando-o imune à atmosfera excitante e psiquicamente envenenada que o cerca, constituirá excelente terapêutica. É ainda a virtude pacificadora, equanimizante, sedativa e relaxante do Yoga que o recomenda como solução preferível na luta contra a fadiga e a tensão. A atitude mental e a filosofia de vida de um *yoguin* lhe servem de escudo contra a degringolada psíquica do homem civilizado. Formam seu escudo contra a ansiedade, a depressão, a agitação e a angústia onipresentes.

Até a alimentação do *yoguin*, isenta de toxinas e de excitantes, dosada e escolhida, não agrava o trabalho de nenhuma das vísceras, e portanto não concorre para sobrecarregar o corpo. Por outro lado, rica de valores nutritivos, mantém o corpo hígido.

Pelo exposto, fica demonstrado que o regime yogue como um todo pode salvar o homem deste dragão devorador da felicidade — a fadiga.

Técnicas

O repouso pode ser alcançado por três maneiras:
— mudança de atividade;
— sono profundo;
— relaxamento.

A) Mudança de atividade

Trocar uma atividade por outra é uma forma aconselhável, em todas as circunstâncias. O estudante que está com a cabeça pegando fogo depois de uma hora de raciocínio matemático só terá a lucrar se deixar de lado os livros e der uma volta de bicicleta. Um intelectual, que passa a semana toda usando o cérebro, lograra excelente recuperação numa partida de tênis ou numa caminhada.

Conta-se que um matemático estava sentado na grama debaixo de uma árvore, quando foi sacudido de seu alheamento pelo jardineiro que perguntava.

— Então, Doutor, está descansando?

— Não — respondeu o matemático —, estou trabalhando.

Resolvido o problema que o empolgava, apanhou uma enxada e começou a cavar o canteiro. Novamente o jardineiro puxa conversa:

— O Doutor agora está trabalhando, não é?

— Não — atende o sábio —, agora estou descansando.

O jardineiro afastou-se perplexo.

Cansa-se muito menos quem sabe disciplinar sua atividade, variando-a, intercalando-a com instantes de meditação e divertimento sadios.

Naturalmente que a mudança de atividade deve ser mudança mesmo. Pretendo com isso dizer que um calculista não consegue nenhum repouso se após ativo trabalho intelectual inicia uma partida de xadrez.

B) Sono profundo

É coisa comum na vida muitas pessoas acordarem mais cansadas do que quando foram deitar-se. O corpo doído e a sensação de ter sido surrado durante o sono indicam que a noite foi tempo perdido e que a fadiga persiste ou aumentou. Se a fadiga não aumentou, a irritação sim. Irritação e desânimo por perceber que a fadiga se agrava e ameaça um colapso total na resistência.

Efetivamente, o indivíduo com os nervos demasiado sobrecarregados leva para o leito um estado de tensão muscular e nervosa que, ou o impede de adormecer, ou o mergulha num estado de semissonambulismo que lhe agita todo o corpo e a mente, durante aquelas horas que deviam ser de recuperação. Em casos muito rebeldes, os médicos recorrem a tranquilizantes como recurso de emergência, a fim de induzir o doente a um estado de sono, sem o qual provavelmente o ciclo vicioso formado pela fadiga e a impossibilidade de dormir poderia conduzir a condições extremamente perigosas.

Mesmo entre pessoas sadias, sono profundo e reparador não é, entretanto, caso frequente. Entenda-se que "sono profundo" é aquele que não tem sonho algum, nem qualquer percepção ou lembrança. Os mestres de Yoga explicam que "sono profundo" acontece quando a pessoa acorda feliz e calma. O estilo de vida que este livro recomenda abre as portas para o genuíno "sono profundo". A sensação de ter dormido mal e a insônia, infelizmente, maltratam muitas pessoas que, naturalmente, anseiam por melhores hábitos de dormir.

A insônia pode frequentes vezes resultar de simples condicionamento, mero hábito. Todo o organismo está preparado para, em determinada hora, despertar. A hora tanto pode ser no início, como no meio ou fim da noite. A pessoa parece até que engoliu um despertador e, ao deitar, diz para si mesma, com uma convicção inabalável: "Já sei, àquela horinha, a maldita insônia vai-me torturar." Dito e feito: as coisas se passam sob a batuta potente do subconsciente e a pessoa autossugestionada infalivelmente desperta.

É o mesmo mecanismo que faz com que consigamos acordar à hora voluntária e previamente determinada, sem o concurso de outro despertador que este, o do subconsciente.

A autossugestão, que trabalha em prejuízo do insone, felizmente pode trabalhar em seu favor. Para tanto, só é preciso adquirir o poder de, voluntariamente, modificar o teor da sugestão. A pessoa deprimida,

amedrontada, apreensiva, não podendo controlar seu pensamento, cai presa de sugestões de igual teor, isto é, aquelas que a conduzirão à insônia, ao nervosismo, à fadiga...

Chegada a hora subconscientemente aprazada, a insônia programada ataca e, quanto mais se sente incapaz de dormir, mais o insone se irrita e amedronta. Daí por diante, já não dorme porque o medo e a irritação não permitem...

Como vencer a insônia e dormir melhor?

a) Criar condicionamentos que conduzam ao sono profundo e absolutamente tranquilo, alimentando, para isto, autossugestão positiva. "Vou dormir muito bem, sem sonhos e quieto. Acordarei totalmente repousado. Minha noite será gostosa e útil." São pensamentos que nos devem envolver, enquanto lentamente e muito calmos vamos arrumando o leito e preparando todo o organismo para dormir. Ao nos deitarmos, devemos levar na mente a convicção de que o mero contato com o leito nos fará amolecer, cerrar os olhos e "apagar".

b) Se acontecer que a determinada hora nos vejamos acordados, devemos evitar exatamente o que em geral se faz, que é nos aborrecermos; ter medo de ficar "assim" o restante da noite; imaginar que aquelas horas perdidas vão enfraquecer o organismo; invejar as outras pessoas felizes que, na mesma hora, repousam; pensar que "amanhã vai acontecer o mesmo"... O melhor é aceitar a situação e tratar de aproveitá-la da melhor maneira: relaxar os músculos e acalmar-se; manter-se convencido de que aquilo não passa de um incidente sem importância, que dentro de alguns minutos terá cessado; aninhar os pensamentos mais límpidos e elevados; treinar essa coisa sublime que é amar universalmente tudo que existe; praticar *pratyahara*, isto é, desligar os sentidos.

c) Há certos detalhes ambientais condizentes com o bom dormir a que o *yoguin* não deixa de atender:

   1) Levando em conta as linhas eletromagnéticas que vivificam o globo terrestre, trata de deitar-se com a cabeça voltada para o norte e com os pés para o sul ou, em segunda preferência, com a cabeça apontando para o oriente. As orientações opostas a estas, contrariando aquele fenômeno, criam condições perturbadoras para o repouso noturno;

2) Dorme, tanto quanto as condições o permitam, ou inteiramente despido ou com a indumentária mais reduzida possível, o que evita que a roupa de dormir, enrodilhada ou repuxada, passe a incomodar;

3) Levando em conta a conveniência de arejamento perfeito, dorme de janela aberta, respeitando, no entanto, as condições meteorológicas ou a curiosidade de vizinhos;

4) Evita, antes de recolher-se, a prática de *ásanas* ou *pranayamas* que impliquem excitamento ou aumento da energia psicovital;

5) Ao acabar de escovar os dentes, bebe lentamente um bom copo de água cristalina,* convencido de seu poder sedativo, e não esquece de banhar em água fria as pernas, do joelho para baixo, ótimo remédio para uma noite agradável de sono perfeito;

6) Prefere um colchão consistente mas cômodo.

d) A prática diária de Yoga, harmonizando fisiológica e psiquicamente o indivíduo, por si só, assegura excelente repouso noturno. As correntes *Ha* e *Tha* em equilíbrio, as funções orgânicas perfeitas, a mente disciplinada e as emoções belas não cedem vez à insônia ou ao mau dormir. Ao contrário, propiciam sono profundo, sem sonhos, no qual corpo e alma, como em *pralaya*, quase se extinguem. Há porém algumas práticas específicas no combate à insônia. Estas são *sarvangásana, halásana, bhujangásana, shalabásana, paschimotanásana* e *shavásana*. Reservamos o capítulo seguinte para tratar da mais importante das técnicas: o relaxamento.

Shavásana e relaxamento

Tivemos ocasião de ver que a atividade vegetativa se processa sem paradas. As várias partes do sistema nervoso autônomo ou vagossimpático não se detêm, mesmo quando nos achamos em sono profundo. Respiração, digestão, circulação prosseguem enquanto há vida. O mesmo não

---

* Pela manhã, encha de água uma garrafa azul, cujo gargalo deve ficar protegido por uma gaze. Ponha a garrafa num lugar em que durante o dia inteiro receba os raios do sol. À noite, antes de deitar-se, beba um copo desta água, que está pranificada. [*N. do A.*]

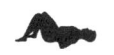

acontece porém com nossa atividade externa. Não há repouso completo sem que ela diminua até desaparecer. Assim entendido, podemos dizer que, no mais completo repouso, a atividade externa não existe totalmente e a interna (vegetativa) se reduz ao mínimo, a uma condição hipometabólica, podendo chegar a um ponto de quase completa quietude. Concomitantemente, a própria atividade mental (*vrittis*) tende à extinção. Tal estado é chamado de relaxamento profundo. Precedendo o estudo de sua técnica, convém fazer alguns comentários e esclarecimentos.

Qualquer movimento que façamos consiste, em última análise, num impulso nervoso contraindo um músculo. O natural seria que, cessado o movimento, a contração muscular automaticamente também se desfizesse. Tal não acontece, entretanto. Vivemos predispostos a disparar. Infelizmente, quase vivemos num estado permanente de tensão. É assim que, dedos crispados, lábios apertados, face enrugada, músculos duros, quase todos vivemos em estado de alerta, como pressentindo súbita agressão. Preocupações, conflitos íntimos, ansiedades, medos, finalmente, uma variedade de estados psíquicos tensores estressantes tomam conta de cada indivíduo, transformando-o numa pilha de nervosismo.

O hipertenso encontra-se como que engatilhado para reagir ao menor estímulo, seja este mecânico, físico, afetivo ou representativo. Nele, o diencéfalo, vigilante, sensível, agitado, intranquilo, mantém-se como sentinela em posto avançado reagindo a tudo e solicitado a todo instante. Qualquer representação psíquica se expressa nos músculos, nas glândulas, nas vísceras, na pele, no corpo inteiro, enfim. Tal estado tensional normalmente escapa à consciência. O homem comum vive com seus músculos contraídos, esteja em atividade ou repouso, desgastando importante parcela de energia, mas não se apercebe. É vitima permanente de um estado pré--emocional, sujeito, por isso mesmo, a várias enfermidades psicossomáticas. Irritado. Instável. Fatigado.

É certo que determinados estados ou avaliações mentais geram o que se chama emoção, isto é, uma reação fisiológica perturbadora e generalizada, com movimentação muscular, descargas hormonias e atividade visceral anômala. Denominei isso estresse. Não é menos verdadeira a recíproca, isto é, que determinados movimentos musculares e fenômenos viscerais e humorais induzem a movimentos, estados ou fenômenos psíquicos afins. Isto acontece em tal medida que a ciência ainda não resolveu definitivamente se as pessoas tremem por que têm medo ou se, ao contrário, sentem medo porque percebem que estão tremendo.

Infere-se do exposto que quem está sob tensão tanto é presa fácil de sintomas caóticos de natureza orgânica, como de natureza psíquica. Adoece simultaneamente do corpo e da mente. Tal fato representa inestimável recurso da terapêutica psicossomática, pois possibilita restabelecer a saúde removendo a causa de tais enfermidades, isto é, a tensão. Afrouxar tensões é remédio contra fadiga e contra inúmeros distúrbios orgânicos e psíquicos.

Chama-se relaxamento o estado diametralmente oposto à tensão; ou seja, a ausência de todas as contrações ou engatilhamentos. Estando os músculos relaxados, os nervos que os comandam não transmitem mensagem alguma. Inativos, como fios elétricos desligados, não recebem nem deixam passar corrente, permitindo o repouso dos centros. Assim é que não pode haver reflexo nervoso numa parte do corpo onde o relaxamento se fez, da mesma forma que é impossível ouvir o rádio que esteja desligado.

Hoje está ficando comum que, em vez de drogas e injeções, o médico recomende: *relaxe!* Para fatigados, neuróticos, psicóticos, aflitos, cardíacos, tuberculosos, dispépticos, convalescentes o relaxamento tem sido receitado.

Parece bem simples *tomar tal remédio*. Parece mesmo muito mais fácil relaxar do que tomar certas poções abomináveis. Mas as aparências enganam.

Sem longo e paciente treinamento ninguém consegue relaxar bem. Digo isto para que o neófito de boa vontade não se deixe vencer pelo desânimo diante dos obstáculos que podem encontrar. A prática conjugada dos outros elementos essenciais do Yoga facilitará sensivelmente a conquista do objetivo. Na realização dos *ásanas*, bem se viu, o praticante aciona apenas a musculatura imediatamente relacionada com os movimentos, enquanto os restantes mantêm-se relaxados. Por outro lado, a atitude mental disciplinadora das emoções, a alimentação sadia, a respiração tranquilizadora conjugam-se para facilitar o estado de relaxamento. Isto é o que adiante veremos.

a) *Efeitos físico-mentais*: Cremos de interesse inventariar os efeitos psi-cossomáticos que o relaxamento profundo e consciente oferece aos que o praticam diariamente.

Propicia recuperação rápida da fadiga de qualquer espécie; cura trans-tornos fisiológicos produzidos pelo trabalho excessivo e pela tensão; harmoniza os processos mentais, reduzindo a atividade febricitante dos *vrittis* (ondas mentais); limpa os entraves de natureza tensional; faz a irri-gação sanguínea mais livre e deliciosamente regeneradora em todo o cor-po; vivifica-o em vários recônditos; aumenta a energia prânica e mental; diminui a sensibilidade à dor; embeleza o rosto com as cores da saúde e com a expressão serena e mística da alma emancipada; enriquece, acalma e aprofunda a vida efetiva; favorece a autognose, isto é, o conhecimento do Eu, verdadeiro "abre-te sésamo", que faculta realizações transcendentes na ascese yogue.

Os efeitos somáticos e psíquicos, cientificamente verificados, são estes:

- Redução acentuada no consumo do oxigênio (O^2), isto é, queda no metabolismo basal. Em outras palavras, redução da necessidade de respirar, que representa a salvação para os asmáticos em crise. Em rela-xamento profundo, o praticante se aproxima do estado chamado *kewa-la kumbhaka*, quando os pulmões cessam, e parece que entra numa agradável, serena e venturosa vida plena autossuficiente.

- O eletrocardiograma registra acentuada redução no ritmo do coração, bem maior do que a que o estado de sono comum produz. É a salvação para as crises chamadas cardíacas. Por isto o relaxamento é recomen-dado a todos que sofrem não somente do coração, mas também das coronárias.

- A resistência galvânica da pele (RGP) aumenta. Este fator (RGP) é me-dido por um aparelho chamado "detector de mentira", utilizado em investigações policiais. Quando o suposto criminoso nega a autoria do crime que praticara, automática e incontrolavelmente a pele se umedece com suor e então oferece menor resistência à passagem de uma corrente elétrica, e isto, que se deve à tensão psicossomática, de-nuncia sua mentira. Na pessoa relaxada, sem tensão, a pele está seca e dificulta a passagem da corrente. O aumento de resistência, observado numa pessoa relaxada, é bem maior do que quando ela dorme sono comum. Isto revela que a prática do *relax* nos torna menos estressáveis e a salvo de emoções e fatores estressores ambientais (ruídos, agitações, agressões...).

- Em 1969, Pittis, F. N., em *The Biochemistry of Anxiety*, demonstrou que um aumento da concentração de íons de lactato no sangue gera ansiedade. Os estados de relaxamento profundo reduzem tal concentração e esta é mais uma forma de compreender os milagrosos poderes tranquilizantes (psicolépticos) do relaxamento.

- A pesquisa científica tem trazido valiosos esclarecimentos sobre os diversos estados de consciência, mediante o eletroencefalógrafo, aparelho eletrônico que mede as frequências das ondas cerebrais (número de ciclos por segundo). Acima de 14 cic/seg estamos na consciência de acordados (vigília) e emitimos ondas *beta*. Abaixo de 14, chegando até 7 cic/seg, emitimos ondas *alfa*, quando, conforme a queda de frequência, a consciência atravessa os estados de *sonho desperto, sono leve, relaxamento, hipnose* e *meditação*. Enquanto estamos em *estado alfa*, temos nossa mente com maior domínio sobre o corpo, e isto atribui um maior poder curativo e transformador à autossugestão.*

b) *Posição*: O melhor lugar para praticar relaxamento é aquele que atender às condições de tranquilidade, isolamento e temperatura já descritas para a prática de *ásanas*. A mais adequada posição é chamada *shavásana*. (Figura 87) Consiste em deitar-se de costas sobre o solo ou qualquer superfície dura e forrada — para maiores efeitos circulatórios, preferir a prancha yogue (*pranali*). Os braços derramam-se pesadamente ao lado do corpo, com as palmas das mãos preferencialmente quase viradas para cima. As pernas molemente chumbadas, estando os pés afastados naturalmente, com os dedos reclinados para fora, graças a seu próprio peso. As costas devem assentar o mais completamente possível sobre o forro. A cabeça em posição natural, como se olhasse para cima, livre de qualquer

---

* Para mais proveito com o estudo teórico, consulte, do autor, *Yoga para nervosos*. [N. do A.]

contração, torção, constrangimento ou esforço. As pessoas que têm cifose (corcunda) devem usar um travesseiro baixo. O queixo não deve estar forçado para cima ou para baixo. É preciso eliminar qualquer desconforto provocado por costuras ou botões da roupa. Os dentes mal se tocam, possibilitando melhor afrouxamento da face. Os lábios semicerrados, sem esforço. A ponta da língua toca discretamente os incisivos. Os olhos fechados, sem forsação alguma. É indispensável que nos sintamos bem, sem qualquer necessidade de mudar a posição.

c) *Técnica*: A medicina e a psiquiatria ocidentais descobriram no relaxamento somatopsíquico preciosa panaceia. Os especialistas ocidentais, levados por um impulso etnocentrista, trataram de "criar" suas próprias técnicas. Na opinião de Ajuriaguerra e Garcia Badaracco, os resultados são os mesmos, independendo das técnicas empregadas para relaxar. As de Edmund Jacobson consistem em *tomar consciência do estado de tensão e de relaxamento* em determinado grupo muscular. Schultz, em seu "treinamento autógeno", não diferindo muito das técnicas originais yoguis, ensina a atingir o *relax* via psíquica, *pela imaginação do estado a que pretende chegar*.

A técnica que agora vamos descrever é a que temos aplicado há mais de quatro décadas, na Academia Hermógenes, e já ensinada em *Yoga para nervosos*, *Saúde na terceira idade* e em *Saúde plena*: *Yogaterapia*. Tem se mostrado bastante eficiente, e é facílima.

1. Estando na posição já descrita, mantenha imobilidade completa, prolongada e total. Não ceda à vontade de coçar-se, de engolir em seco, de mexer com os dedos ou artelhos. Enquanto a tensão ainda prevalecer, você vai achar isto difícil. Não desanime. Não se irrite. Tente. Tenha confiança em que, pouco a pouco, vai ficar como se "não tivesse um corpo" ou como se o corpo estivesse distante, fora de seu alcance, paradinho.

2. Agora cuide de sua atitude psicológica. O que você quer é aliviar problemas, aflições, conflitos, ansiedades, sintomas desagradáveis, fobias... Pois bem, isto vai acontecer, mas, para tanto, deve largar-se todo, plenamente confiante, nas mãos do Onipresente. Você já sabe que deixando tudo com Ele, Ele dá conta. Esqueça o que quer vencer — doença, angústia... Só se lembre de que Deus, que é Consciência e Onipotência, *sabe*

o que lhe convém, *sabe* aquilo de que você necessita, e *pode* curar, libertar, transformar você. Esteja certo de que, terminada a prática, você será uma criatura nova, muito mais próxima da Perfeição, que Deus é, e que você, também, sendo Deus, não pode deixar de ser. Confie-se total, absoluta, irrestrita, incondicional e irreversivelmente a Deus, que há de recompor a homeostase psicofísica, livrando-o de sintomas, insuficiências, desconfortos, fobias e imperfeições psicossomáticas. Entregue-se ao Onipresente com a mesma atitude com que uma criancinha se larga gostosamente nos braços da mãe. Sinta-se assim.

3. Cuide, a seguir, de tornar-se testemunha de sua respiração. Eu disse *testemunha*, isto é, aquele que observa sem interferir, sem participar. Assista, passiva, mas atentamente, o ir e vir do alento. *Agora o ar entra! Agora sai!* Você vai admirar-se de *ver s*ua respiração tornar-se harmoniosa, suave, desembaraçada, ritmada, fininha, discreta, quase nenhuma... Isto é sinal de que os resultados benéficos já começaram: redução do metabolismo basal, do ritmo e da intensidade cardíaca, e grande paz gostosíssima... Há de chegar um momento em que você sentirá que sua respiração, de tanto reduzir-se, vai tendendo a suspender. Não se assuste. É assim mesmo, e isto é ótimo. Parabéns! Continue entregando-se a esta agradável sensação de repouso e calma.

4. Daqui por diante você vai acentuar o *relax*. Comece a tomar consciência de suas pernas. Sinta-as. Sinta seu contato com o forro. Perceba o estado dos músculos. Veja se nelas ainda restam áreas tensas. Aproveitando a oportunidade da expiração, comece a comandar suas pernas. Diga-lhes com ternura, mas sem vacilação: *Relaxem! Afrouxem! Fiquem muito pesadas! Mais pesadas! Amoleçam! Desliguem-se! Fiquem aí, entregues ao Grande Médico!* Todos os comandos mentais devem coincidir com as expirações.

O que fez com as pernas, siga fazendo com as demais áreas e partes anatômicas: baixo ventre e pélvis, epigástrio (boca do estômago, visando a relaxar o plexo solar, ponto sensível nos hiperemotivos); tórax (especialmente o coração e os pulmões), braços e mãos; pescoço; nuca, face (interna e externamente: lábios, bochechas, olhos, testa...); e estruturas cerebrais (especialmente a zona que parece a mais central da cabeça, visando a relaxar o tálamo, o hipotálamo e a hipófise).

5. Volte a reparar em sua respiração. Que maravilha! Tão doce, fina, harmoniosa e quase inexistente! Quanta paz!

6. Depois de ter afrouxado todo o corpo, parte por parte, procure, agora, aprofundar ainda mais o "estado", aplicando o método de Sri Mishra, visando a atingir *yoganidra* (letargia dos tecidos). Para isto, imagine que está conseguindo como que "matar" as diversas partes. Digamos que sejam as pernas. Diga-lhes: *Não estou mais podendo mover minhas pernas. Elas estão ficando cada vez mais pesadas e fogem a meu mando! Estou "aliviado" de minhas pernas! Não as estou mais sentindo!* Continue fazendo o mesmo com as demais partes, até que constate que você, que não é seu corpo, está distante dele.

Quando deixar de sentir o corpo, terá chegado ao mais profundo repouso e terá, efetiva e profundamente, permitido que o Onipresente e Onipotente realize o "milagre". Assim, a graça de Deus poderá livremente atuar. Você gozará então de paz profunda. Não há palavras para descrever o gozo abençoado desta hora sem problemas e em união com os planos divinos, desfrutará do repouso terapêutico, da maravilhosa aventura do alívio pleno.

7. Use sua imaginação. Crie em sua mente um quadro. É um imenso oceano azul, pleno de paz, de energias curadoras e de felicidade. Imagine-se afundando nele e sentindo a alegria imensa de dissolver-se na paz, no silêncio, no poder, na liberdade, na bem-aventurança (*ananda*). Deixe-se assim, esquecido do tempo, do espaço, dos problemas e principalmente da causa de todos os sofrimentos, um *euzinho pessoal*, que, impedindo-nos de amar, de servir e sentir Deus, nos tem frustrado. Sinta-se entregue, sem reservas, a este estado de *não eu*. E parabéns pelo que vai acontecer em consequência!

8. Para suspender o *relax*: a) Primeiro, assuma a vontade de deixá-lo, para retomar à consciência de vigília, e reassumir o corpo, sabendo que agora, depois do *relax*, a consciência e o corpo estão muito mais perfeitos, em paz, saúde, harmonia e poder; b) Recomece os movimentos, mexendo suave e calmamente os dedos das mãos e dos pés, passando a mexer as pernas e os braços, e levando o corpo todo a um gostoso espreguiçamento (e melhor será se acompanhado de um bocejo). Estique-se bem; role para

um lado e depois para o outro; tome a posição fetal (abraçando os joelhos contra o peito); faça finalmente os mais desinibidos e gratificantes movimentos que expressem sua natural euforia; c) Respire três ou quatro vezes profundamente; d) Abra os olhos o mais lentamente possível.

Que tal? Está feliz? Repousado? Sereno?

d) *Observações*:

1. Não se assuste o principiante se sentir uma ou outra sacudidela quando o *relax* já se iniciou. Isto ocorre por conta das tensões remanescentes. Não dê valor ao aparecimento de certas imagens (caras, cenários, fatos...), sons, vozes... Isto não significa poderes paranormais, nem vivências espirituais, ou coisas semelhantes. Não ligue. Tudo vai passar.

2. Procure não precisar de fatores ambientais condicionantes. Quem só consegue relaxar em ambiente escurinho, silencioso, perfumado com varetas de incenso, embalado por música suave e entorpecente, escutando a voz artificialmente calma vinda de um instrutor ou de um disco, está se deixando hipnotizar, mas não está verdadeiramente relaxando. Em nosso trabalho, na Academia Hermógenes, nada há de condicionamentos. Há luz, ruído normal das adjacências, não queimamos incenso nem embalamos com música, pois pretendemos desenvolver autossuficiência em cada aluno. Desejamos que cada um seja capaz de relaxar a despeito de condições ambientais adversas; que adquira confiança em si mesmo e em sua "arte de entregar-se ao Divino", que está dentro dele.

3. Em *Yoga para nervosos* procuramos ensinar técnicas psicossomáticas conducentes ao relaxamento profundo. Praticadas imediatamente antes de nos entregarmos ao *relax*, conseguimos atingir o *estado alfa* rápida, fácil e eficientemente. Na mesma obra ensinamos outras posições em que podemos relaxar em casos e circunstâncias especiais.

4. Há certas pessoas, que os parapsicólogos denominam sensitivas ou paranormais, que, quando o estado se aprofunda, sentem-se "saindo" do corpo,* num fenômeno chamado "desdobramen-

---

* Numa única aula de Hatha Yoga que dei a Chico Xavier em sua casa, mal comecei a instruí-lo sobre como comandar seu próprio relaxamento e imediatamente senti que "decolara", deixando-me ali. [*N. do A.*]

to". Se tal lhe ocorrer, nada de pânico! O domínio do corpo é segura e plenamente recuperado, mediante o comando que se tem ainda sobre a respiração. Basta que você *deseje* tomar uma inspiração um tanto mais profunda. Feita esta, vá aumentando a intensidade respiratória, até conseguir uma respiração completa, e, pronto!, o corpo voltou. O importante é manter a calma.

e) *Relaxamento parcial*: É o estado em que, mesmo em atividade física, no trabalho, no divertimento, andando, lendo ou escrevendo, consegue-se manter livres de contração todas as partes do corpo que não estão diretamente interessadas. Ele é praticado, bem o sabemos, nos *ásanas*.

A quantidade de esforço que sem necessidade se gasta durante um dia de atividade é assombrosa. Quem aprender a observar-se a si mesmo em várias situações de sua lida quotidiana, surpreende-se de quando em quando com os dentes trincados e segurando um livro com uma força tal que parece querer esmagá-lo; perceberá que seus dedos tamborilam na mesa ou rodam a corrente do chaveiro; e, enquanto leva um copo à boca, as pernas ficam rígidas ou os ombros se acham demasiadamente levantados à custa de energia nervosa e muscular. É comum descobrir que as mãos, sem nenhuma finalidade objetiva, crisparam-se no braço da cadeira ou que a testa nervosa frequentemente se enruga.

Destas observações podemos concluir que o relaxamento geral deve ser completado pelo lema: "Poupemos tensões desnecessárias." Devemos fazê-lo não somente como uma "política" desfatigante, mas também no sentido de aumentar o controle emocional, pois, repito, músculo relaxado é escudo contra nervosismo. Se você cultivar zelosamente esta atitude de relaxamento parcial, verá como se põe a salvo da fadiga, da agitação febricitante das ruas, dos conflitos domésticos, das incompreensões, das decepções profissionais, das injustiças, das malquerenças, da agressividade dos outros, mercê da diminuição da reflexibilidade comum. Cultive o relaxamento em sua vida de relação como meio de desfrutar a sobranceira tranquilidade de quem vê as coisas de muito alto, sem se deixar envolver emocionalmente.

Em cada coisa que fizer durante o dia, tente descobrir que partes de seu corpo podem ficar relaxadas, sem prejuízo da tarefa que empreende. Verá que muito esforço, muita tensão podem perfeitamente ser economizados, e em proveito da eficiência do que está a fazer. Ao conversar com outra pessoa, tente relaxar principalmente as mãos e os olhos, deixe que seus braços pendam graciosamente ao lado do corpo. Afrouxe o que puder. Ao andar, faça o mesmo. Quando dirigir o automóvel, também. Se começar a sentir uma qualquer apreensão ou ver que vai explodir, revoltado com a lerdeza do tráfego, pode estar certo, suas mãos a esta hora estão quase esmagando o volante. Nesse caso, amoleça as mãos, relaxe as partes que puder, "descarregue seu nervosismo", deixe o impulso nervoso escoar-se... Um milagre então acontece: a calma se restabelece prontamente.

Em tudo que fizer em seu dia-a-dia, procure assinalar que partes do corpo podem ficar relaxadas. Você vai descobrir que muitos esforços e tensões são desnecessários e que economizá-los reflete-se em maior eficiência no agir.

PARTE 7
ATITUDE MENTAL

O psiquismo e a saúde

ENXAQUECAS, ENJOOS DE MAR, DORES IGUAIS ÀS de úlceras, gases, tonteiras, prisão de ventre, asma, afecções cutâneas, rinites, espasmos, praticamente todas as espécies de sintomas e síndromes podem ser engendradas por certas emoções, sentimentos e pensamentos. Neste caso, são chamadas doenças psicogênicas, isto é, geradas pela mente. A sua incidência é considerável. As estatísticas variam. Algumas dão como oitenta por cento, enquanto outras falam em setenta ou sessenta por cento os casos de enfermidades de causa psíquica entre os internados em hospitais norte-americanos.

Por não coincidentes, melhor é deixar de lado os números. Cremos no entanto legítimo dizer que em cada duas pessoas doentes, uma pelo menos o é por conta de seu psiquismo desgovernado. A outra terá, provavelmente, seu estado agravado e sua cura retardada pela interferência de estados afetivos como medo, preocupação, ansiedade, ciúme, raiva, apreensão, revolta... Isto ocorre mesmo nas que são vítimas de moléstias geradas por germes acidentes.

Foi o mestre Claude Bernard quem anunciou que "o micróbio não é nada, o terreno, sim, é tudo". Efetivamente, cada um de nós, a todo momento, está em contato com vírus, germes e micróbios vários. Se tudo dependesse deles, por certo que a mortandade seria terrível e a vida na

Terra um problema sério. Entretanto, forças poderosas e uma inteligência infalível neutralizam os ataques dos inimigos. Quando, no entanto, tais defesas caem, a pessoa oferece bom pasto aos germes e torna-se facilmente presa da infecção. Essa verdade científica era ensinada no *Ayurveda*, um dos textos sagrados da Índia, mais de 4.000 anos antes de Claude Bernard: "O que faz eclodir uma enfermidade são miríades de criaturas minúsculas e invisíveis. Agindo juntas, não são outra coisa que o corpo do espírito maligno. Elas não podem atacar a não ser aquele que, por si mesmo, abre uma brecha em sua alma..." Além de uma fantástica antecipação do conceito de germes patogênicos, há ainda que destacar desta citação que a vulnerabilidade orgânica é uma consequência imediata de um estado psíquico caracterizado como "uma brecha na alma" aberta "por si mesmo".

Assim como uma "brecha na alma" compromete a saúde, gerando ou facilitando a doença, inversamente, uma elevada vida ética e um psiquismo harmonioso, e, principalmente, uma boa dose daquilo que se conhece como fé, têm o poder de *imunizar* ou *curar*.

Desde a infância, aprendi da sabedoria popular nordestina que: "A Deus querer, água fria é meizinha."* É isto exatamente o que o fato narrado por Harvey Day. Conta ela que a Condessa Maldouet, graças a uma receita prescrita por famoso médico, tornou-se uma nova pessoa, rica de saúde e de frescor juvenil. A seu conselho, bom número de amigas obtiveram os mesmos resultados. A miraculosa fórmula está ao alcance do leitor interessado:

Aqua fontis	68
Aedem repetita	17
Aquadistilata	5
Nil aliud	9,4
Iteran ajusdem	0,6
Total	100,0

---

* "Meizinha" é um brasileirismo do Nordeste e quer dizer remédio. [*N. do A.*]

E, para maior facilidade, ei-la em português:

Água da fonte	68
Repita o anterior	17
Água destilada	5
Nada mais	9,4
Como o anterior	0,6
Total	100,0

Em realidade, não há farmacoterapia, cirurgia, radioterapia, massagem, dietoterapia, não há forma de tratamento que dispense a contribuição da psicoterapia. É tão importante o papel do psiquismo na cura de várias enfermidades, que em muitas delas não há outro remédio a não ser uma eficiente sugestão ou uma catarse psicanalítica. O médico do século passado, dispondo de escassos recursos tanto para descobrir o que tinha o paciente como para medicá-lo, muitas curas realizava administrando drogas que nada tinham a ver com a doença. Explico o "efeito placebo" em outras obras (*Yoga para nervosos* e *Saúde na terceira idade*).

Atualmente, esse fenômeno acha-se submetido à experimentação em vários hospitais de universidades de todo o mundo. Metade das vítimas de um mesmo mal é tratada com a medicação tática para o caso; os outros recebem apenas *placebos*, isto é, pílulas, comprimidos, líquidos e injeções de tamanhos e cores várias, com aparência sugestiva e "alto preço", mas quimicamente inócuos. Essas *pílulas de coisa nenhuma* têm-se mostrado iguais à morfina e à codeína no alívio de dores pós-operatórias. Produzem o mesmo efeito dos medicamentos atualmente utilizados para atenuar a mais cruciante de todas as dores, a de angina do peito. Valem pelos barbitúricos mais enérgicos. Enfim, têm mostrado versatilidade e eficácia assombrosas.

O médico moderno, conhecedor desses fatos, não se atém somente ao tratamento do fígado, da vesícula ou da pele do doente. Cuida do homem inteiro, sem perder de vista jamais a unidade psicossomática que ele é. Ele bem sabe que, a menos que feche "a brecha da alma" de seus doentes, não conseguirá resultados totalmente confortadores. Já se foi o tempo em que a ciência punha os olhos apenas na doença. Agora já não é uma flebite, gastrite, tuberculose, úlcera etc., o objeto de seus cuidados. Agora, diz-se, não há doenças, e sim doentes... O bom médico de nossos dias, além de sua maleta de medicamentos, leva ao paciente sua simpatia, sua amizade, boas palavras, sorrisos de confiança e uma aura luminosamente encorajadora.

Ao estudarmos os sistemas nervoso e endócrino, tivemos oportunidade de ressaltar o fato de que emoções como ódio, ressentimento, inveja, revolta, desânimo e pessimismo provocam reações nervosas e hormonais de mesma natureza e intensidade que aquelas desencadeadas quando o organismo se vê em luta contra uma infecção. Vimos como a pituitária, as suprarrenais, o hipotálamo etc., respondendo a emoções negativas como a ansiedade, o temor, a nostalgia, a autopiedade, o tédio, o ódio, a tristeza, fazem baixar a vitalidade e a resistência. Igualmente compreendemos como o amor, a bondade, o perdão, a simpatia, a alegria e o otimismo estimulam os processos vitais e fortalecem as defesas orgânicas contra a ação de agentes patogênicos ou antígenos.

Além de explicar tais fenômenos em termos de fisiologia, o Yoga os considera sob um ângulo que lhe é exclusivo: o *prânico*. Vimos como o corpo *prânico*, verdadeiro intermediário entre a materialidade do corpo e a imaterialidade do espírito, tem sua fisiologia especial. Sob esse ponto de vista, a saúde reside na perfeita e desimpedida circulação das energias *Ha* (Sol) e *Tha* (Lua) através dos nervos imateriais chamados *naddis* e de sua perfeita acumulação nos *chakras*. Um fluxo regular, desobstruído, através de *naddis* limpos, um armazenamento energético sem insuficiências ou desgastes demasiados são as condições prânicas para ter-se saúde.

Paradoxal que pareça, não obstante seu poder infinito, o *prana* é submisso aos influxos de um pensamento forte, claro e concentrado e mesmo, e principalmente, à imaginação. Quando o pensamento se concentra, ele também se condensa. Quando, porém, o pensamento é desconexo, frouxo e difluente, o *prana* igualmente se espraia, infecundo. Tal é o caso do homem chamado normal, portador da doença chamada *normose*, a doença de ser *normal*, igual a todos. Mediante as práticas yogues, o pensamento se educa, se fortalece e assume o comando do "gênio da lâmpada": o *prana*.

Do exposto, podemos portanto concluir que não há remédio ou terapia que se possa comparar com o *pensar, sentir, desejar e praticar o bem*.

O problema ético

Que é o bem?

O conceito de bem, objeto de controvérsias aparentemente irreconciliáveis, tem dado origem a doutrinas diversas, interessando moralistas de todo o mundo e de todas as épocas. À primeira vista, não parece difícil dizer o que é o bem e o que é o mal. No entanto, à luz de reflexões mais profundas, a simplicidade da questão se transforma em complexidade e o problema apresenta-se confuso, refratário mesmo a uma solução definitiva e universal. Para uns, o bem depende da utilidade que compense a quem o pratique. Outros fazem o conceito de bem decorrer do interesse coletivo. Outros acham que o bem é o fim último e transcendente do homem... Assim, surgiram escolas e escolas e entre elas a da relatividade da moral, segundo a qual o que para um grupo humano é valorizado como o bem, para um outro de cultura diferente pode até chegar a ser conceituado como o "mal". O "bem" para um ladrão é roubar — diferente, portanto, do daquele que foi roubado. O perspicaz Sakini, personagem simpaticíssimo da peça teatral *Casa de chá do luar de agosto*, em poucas palavras inteligentes e simples formula a relatividade da moral. Foi mais ou menos assim que se expressou: "Na América, mulher nua no parque, imoral; mulher nua no quadro em salão de pintura, não imoral. No Japão, mulher nua em quadro, imoral; mulher nua no parque, não imoral. Portanto, pornografia é questão de geografia."

Será assim mesmo? Não haverá um critério absoluto para dizer o que é o bem e o que é o mal?

Vários códigos venerandos, em geral de origem divina, têm sido dados a povos diversos, podendo-se neles distinguir a intenção do legislador de dar a seu povo uma organização social tendente a fazê-lo progredir e viver em paz. "Leis do Manu", na Índia milenar, e o "Decálogo", apresentado a Moisés, no Monte Sinai, e destinado aos israelitas e sua descendência, são exemplos de códigos morais. Aquelas leis, no entanto, receberam reinterpretações, complementações e atualizações da parte de mentores também divinos, que, vivendo entre os homens, fizeram-nos entender melhor a essência dos mandamentos.

Budha, Krishna e Cristo são os mais sublimes exemplos de *enviados* que desempenharam a missão de reconduzir os seres humanos às trilhas cósmicas que levam à Suprema Libertação. Suas vidas exemplares e suas mensagens iluminaram de tal forma aqueles primitivos mandamentos que os fizeram perder a aparência de mera legislação restrita a um povo e a uma época, ressaltando-lhes os princípios eternos e universais, isto é, sua essência, transcendente às condições temporais, culturais, geográficas e etnográficas.

Aqueles que veem com clareza, sem medo e sem preconceitos, percebem intuitivamente, com perfeita isenção, sem criticismos racionalistas, sem credulidade estúpida, livres de miopia agnóstica, sem o estrabismo de estereotipias mentais, isentos de utilitarismo hipócrita, sem o orgulho deformador, finalmente, "aqueles que têm olhos de ver", na mensagem de Jesus, o Cristo, de Krishna e de Gautama, o Budha, encontrarão o critério do Bem Absoluto, que além de quaisquer circunstâncias, liberta o homem de todas as formas de servidões e dos inúmeros e multiformes obstáculos que o detêm.

Mestres yogues e místicos ocidentais, com a autoridade de quem experimentou e viu, com a lucidez de quem reflete a Divindade, com o amor universal dos abnegados, com a alegria imensa dos que servem, têm dado à humanidade cósmicas doutrinas, sempre sob forma terna e poética, que atingem fundo os corações. Sai Baba, um santo sábio, vivendo hoje no sul da Índia, chama a atenção do mundo demonstrando que as várias religiões e consequentemente os diversos conceitos sobre o *bem* somente na superfície discrepam, mas que os verdadeiros sábios, conseguem mergulhar na profundidade, constatam que tais conceitos se entendem, e mais, que se tornam um só. As religiões têm a mesma lei como sua essência única e última. Sai Baba a denomina LEI ETERNA, isto é, *sanathana* (eterna) + *dharma* (lei). "Amar Deus e servir a seus filhos" é mandamento comum às religiões mais diversas e até conflitantes, não será pelo menos uma lúcida noção do bem? A obra de Sai Baba é monumental, profunda e vastíssima. Entre os títulos, *Sadhana: o caminho interior, Sai Baba: o homem dos milagres* e *O fluir da canção do Senhor*.

A moderna ciência, que com os rigores metodológicos proporciona as bases à psiquiatria e à higiene mental, não logrou acrescentar qualquer coisa, nem muito menos negou ou corrigiu a sabedoria cósmica do Evangelho de Jesus, do *Dhammapada* de Buda, dos *Upanishads*, do *Bhagavad Gita*... Assim é que todos os que buscam equilíbrio emocional, lucidez mental, plenitude e paz, terão que atender aos preceitos morais ao mesmo tempo terapêuticos destas fontes divinas.

Ao tentarem penetrar nos ensinamentos dos Mestres, usando apenas a baça luz da razão, utilizando somente processos mentais de comparação, concluindo superficial e discursivamente, os eruditos não têm alcançado o fundo luminoso de tais sublimes mensagens. Iludidos pela "letra que mata", não logram beber intuitivamente "o espírito que vivifica". Não entendem que verdades superlógicas somente com a intuição mística se alcançam. Não é com a luz que vem de fora que se pode iluminar tão transcendente objeto de contemplação, mas sim com a luz que vem de dentro, a luz que as trevas não vencem. É preciso que o homem se ilumine a fim de que possa saber por si mesmo.

O observador apressado, que perlustra as veredas das mensagens dos Mestres e os textos sagrados, chega a errôneas conclusões que os dividem em seitas, religiões e doutrinas diferentes. Chega mesmo a entender de modo aberrante os ensinos e as verdades. Estas, mesmo que aceitas, quase sempre permanecem como conhecimentos muito bonitos, mas inexequíveis, não conseguindo sequer transformar o comportamento e o mundo interior daquele que crê. Nesse estado, pesam como pedras. Soam como proibições vindas de mentores irascíveis, como lições de um instrutor demasiado teórico e verbalista, como ameaças de um punidor oculto e indiferente à fragilidade humana. Parecem metas assaz divorciadas das vulgares possibilidades humanas. Desanimado por não poder tornar-se *tão* perfeito, o caminhante termina por enveredar pela estrada *mais larga* do mal, certo de ser-lhe impraticável a *estrada estreita*.

Sem coragem, sem fé, sem destino, sem esperanças, erra pelos desvios, entregando-se a toda sorte de fraquezas, a fugas, extravagâncias, delinquência, enfermidade, neurose, conflito, bebedeiras, luxúria. Ansiosamente persegue míticas compensações, excitantes experiências, tomando-as como solução para a grande infelicidade que é o viver sem objetivo, sem explicação, sem paz, sem consolo. Cada vez que peca, mais se compromete com o pecado, como o cavaleiro que tombou do cavalo e que acha mais segurança em fundir-se com a lama. Isto é o que acontece a muitos homens, os quais não alcançam ver que na ética ensinada pelos Grandes Mestres as mensagens de esperança, felicidade, alegria e consolo constituem a sua essência última.*

Ahamkara: o mal, a dor

No *Dhammapada*, diz o Budha que "o mal e a dor são idênticos: são os incapazes de ver o sofrimento como um resultado natural da prática do mal que continuam a fazer o mal"; somente o homem virtuoso é feliz, desde que possui aquela felicidade que não lhe pode ser arrebatada.

"Ao nascer, traz o homem duas tendências — uma (*vidya*), que o leva ao caminho da libertação, outra (*avidya*), que o submerge no mundano e na escravidão. No nascimento, as duas tendências se encontram equilibradas como os pratos de uma balança. Enquanto o mundo, de um lado, põe os prazeres e as alegrias mundanas, sobre o outro o Espírito deposita então o encanto de suas promessas. A balança se inclina para o lado de *avidya* se o homem escolheu o mundo — e ele submerge na terra; mas se elege o Espírito, o prato de *vidya* o eleva até Deus." (Ramakrishna)

A cada instante, no escritório, na rua, no lar, nos divertimentos, nas reuniões sociais, na conversa com alguém, ao fazermos um negócio, ao ajudarmos ou recebermos ajuda, ao repousarmos, estamos inclinando a balança para um dos lados.

O que devemos ter como principal objeto de conhecimento é o nosso *eu*, acompanhando-lhe os movimentos, auscultando-lhe os motivos profundos, descobrindo as artimanhas com que disfarça suas intenções, conhecendo-lhe os anseios misteriosos, numa ininterrupta *autoanálise*, numa incansável pesquisa acerca de *quem eu sou*.

Esta busca deve terminar com o discernimento libertador que separa o joio do trigo, o falso eu do *Eu verdadeiro*, a fim de que, renunciando àquele, que é filho de *avydia*, triunfe *este*, que é a própria *vidya*. A libertação

---

* No livro *Setas no caminho de volta* esse tema é mais aprofundado. [*N. do A.*]

ocorrerá quando o eu pessoal, minúsculo, mas prepotente e ignorante, sumir ao impacto da luz radiosa do *Eu Sou* verdadeiro, que reside em nós e é nossa Essência infinita e eterna, consciente e feliz.

"Quando o homem encontrou seu verdadeiro *Eu* achou também a felicidade. Constantemente deveis perguntar a vós mesmos: *quem sou eu?* Tal pergunta conduzir-vos-á à descoberta de vós próprios, de algo que está escondido dentro de vós e que se acha além do vosso mental. Desvendai primeiro esse enigma e depois todos os outros se tornarão claros. A procura da felicidade é a inconsciente procura do *verdadeiro Eu*, que é eterno: Os cruéis e pecadores fazem mal e pecam, porque em cada má ação e em cada pecado esperam encontrar sua própria felicidade. Por tal motivo o mundo é muito infeliz, porque o homem não conhece também seu *verdadeiro Eu*. Todos os homens, conscientes ou não, buscam o conhecimento do *Eu*. Quando o homem, pela vez primeira, conhece seu *verdadeiro Eu*, então, do fundo do seu ser, levanta-se algo que toma posse. Esse algo acha-se do outro lado da mente e é Infinito, Divino, Eterno... Uns denominam-no o *reino celeste*, outros, *Atmâ* ou *alma universal*, e ainda outros, *nirvana*. Nós, hindus, chamamo-lo o *alcance da liberdade*, a *libertação*. Chamai-o como quiserdes. Quem o achou não perdeu a si próprio, mas, ao contrário, achou-se a si mesmo." (Sri Rarnana Maharishi)

É nosso progresso espiritual uma decorrência de sacrificar um *euzinho* superficial que nos torna egoístas, cegos, frágeis, mas reivindicantes, orgulhosos e cruéis, e que tem sido criado e alimentado por nossa experiência psicossocial e pelo interagir com o ambiente. Deve este eu falso ser sacrificado em favor do *verdadeiro Eu*, que, embora incomparavelmente maior, acha-se na outra margem, na margem pouco acessível de nossa mente inquieta e opaca. Eliminar o eu superficial e aparente — o fulano de tal Que cada um acredita ser — e substitui-lo pelo *Eu verdadeiro* é o objetivo da existência. No entanto, diariamente alimentamos ainda mais o falso eu, retardando assim a libertação final, e o fazemos indiferentes às palavras do Divino Mestre da Galileia: "Quem achar a sua vida perdê-la-á; e quem perder a sua vida, por amor de Mim, achá-la-á" (Mt 10:39). Para manter e engrandecer o eu fantasma e parasita, o homem luta, adoece, entesoura, destrói seus semelhantes, trai amigos, trabalha, mente e enlouquece. Por todos os modos, serve-o como escravo seu.

E qual o papel da mente racional na conjuntura da vida? Ela, instrumento precioso para o vulgar existir, excelente para resolver problemas comuns da ciência, da tecnologia e da vida prática, comporta-se, nesse problema metafísico e essencial, como um entrave. Uma prova disto é que o leitor, pouco afeito às doutrinas aqui alinhavadas, provavelmente estará desacreditando na validade que possam elas ter, talvez tachando-as de fantásticas, sem lógica, sem "funcionalidade", sem fundamento, sem inteligência... Por certo não é outra coisa o que lhe impinge sua mente, que, a estas horas, começará a travar batalha por sua própria sobrevivência, pois se alguém percebe estas verdades, sua mente se vê ameaçada. Ninguém poderá atingir o outro lado, onde se encontra o *verdadeiro Eu*, sem antes ter ultrapassado o plano mental, que tudo faz a fim de conservar-nos prisioneiros dentro do ciclo limitado de ideias, juízos, raciocínios, imagens, lembranças e associações normóticas rotineiras. O maior obstáculo, portanto, que você terá de ultrapassar para atingir o plano divino da intuição é constituído pelas trincheiras e emboscadas criadas por sua mente rebelde, que quer sobreviver e dominar. Para tanto, semeará a dúvida. Uma das formas por meio da qual a mente se defende é comprometendo a indispensável objetividade que deve presidir a *autoanálise*. Você poderá vir a ser induzido ou à *autosseveridade*, que pode gerar sentimentos de culpa ou, ao contrário, à *autocomplacência*, que poderá levá-lo ao amoralismo. Ela trará, para "ajudá-lo" (?!), seus padrões vulgares de julgamento, seus processos, suas conclusões falaciosas, tanto que, se você não for muito vigilante e perspicaz, pensando que a vence, fortalece-a.

Quando em autoanálise, procure conhecer-se, sem se horrorizar nem se envaidecer com o que lograr perceber a respeito de si mesmo. A prática prolongada do Yoga poderá ajudá-lo a manter-se imparcial e frio, vigilante espectador de si mesmo. Tranquilize a mente, não como quem subjuga um cavalo violento, mas com branda tenacidade, fria persistência, ternura e confiança na vitória final, indiferente às quedas e perdas iniciais... Com *pranayama, relaxamento profundo, concentração*, reduza sua mente a um estado de tranquilidade, que, como um lago sem ondas, possa refletir a majestade do *Eu inefável*. É uma conquista lenta, eivada de avanços e recuos, de quedas e pequenas vitórias. Você vencerá com persistência e suavidade. Jamais desanime. Evite tornar-se ansioso e apreensivo. Diante das quedas que fatalmente ocorrerão, não se julgue um fraco ou um vencido. Isto acontece a quem constrói uma grande obra, a quem trabalha por uma grande vitória. Que obra e que vitória mais importantes do que aquela donde resultará a libertação?! Este caminhar seguro para a superação da mente é o objetivo da *Raja Yoga* ou Yoga Real.

Ao progredir na *autognose*, isto é, à medida que começar a conhecer-se a si mesmo, vai o homem libertando-se paulatinamente de várias cadeias; também vai podendo ver que as coisas que, em tempos idos, tinham exagerada preponderância sobre sua vida, a ponto de perturbar-lhe a serenidade e a saúde, vão naturalmente reduzindo-se a pequenos nadas.

A ingratidão, o não ser aplaudido, a posição modesta na sociedade, as privações (mesmo as de saúde), as ofensas, as incompreensões e os próprios sintomas de imperfeição perdem a capacidade de perturbá-lo.

O mais prepotente dos senhores deverá um dia também ser vencido: o *ahamkara*. Este é destruído com a queda do último véu da deusa-ilusão (*Maya*) e a derrota final da deusa-tentação (*Mara*).

O *ahamkara*, ilusão nefasta, origem de todo o mal, o único e verdadeiro pecado, consiste em acreditar que sou um *outro* e que não sou *você* que lê este livro, e ilude você também, fazendo-o acreditar-se diferente e separado de todos os outros seres. O *ahamkara* nos separa. Faz da humanidade um arquipélago de egos em conflito. *Ahamkara* é o que origina as guerras, o que faz de cada um de nós uma fera entre feras, o que nos impede de ver que o mal que acontece a um também alcança os outros; que o bem que eu fizer a você a mim também o farei; que eu e você somos um com o Todo. O *ahamkara* é isto que me isola da fonte de toda a ventura, que me alimenta com pseudofelicidades transitórias e me impede de beber a vida na fonte universal da Vida, que me torna um mendigo sendo eu um príncipe, que me frustra a vivência desta suprema verdade: "Eu e o Pai somos um." (João 10:30).

Quando o homem consegue vencer a ilusão de que ele e seus semelhantes são simples ondas, consegue sentir-se como sendo o próprio oceano. Morre nele o que é mesquinho e imperfeito e assim se dissolve então no mar imenso da perfeição e do amor. "Quando os Dez Mil seres são vistos em sua unidade essencial, retornamos à Origem e permanecemos onde sempre estivemos." (Sem T'sen, citado por Aldous Huxley: *Perennial Philosophy*, Fontana Books)

A esta altura, o leitor já entende melhor o que significam as palavras do Iluminado ao referir-se aos "incapazes de ver". Se ainda não entendeu — o que acho difícil — eis a poética e divina expressão de *Ramakrishna*: "O sol jorra sua luz e seu calor sobre o mundo inteiro, mas ele não pode impedir que uma nuvem intercepte seus raios. Da mesma forma, tanto quanto o egoísmo envolva o vosso coração, Deus não pode fazer nele brilhar Sua luz."

O mal absoluto é portanto o *ahamkara*, isto é, o egoísmo, a ilusão de que se é uma coisa à parte. É por egoísmo que o homem vulgar rouba e mata. Tresloucado, crê que seu bem só ele mesmo consegue construir, não importando a que preço. Mas o homem que venceu o *ahamkara*, que realizou esta viagem de *avidya* para *vidya*, da cegueira à vidência, da estultícia à sabedoria, torna-se eticamente perfeito, e praticará o bem sem sacrifício, ou melhor, jubiloso, intensamente jubiloso. Não é sacrifício para ele ser bom. O bem que ele quer para si proporcionará aos outros. Torna-se tão incapaz de ferir seus semelhantes como a mão direita é incapaz de ferir sua irmã, a mão esquerda.

Neste ponto, ousamos conceituar o bem absoluto. Se o mal absoluto e fundamental é o *ahamkara*, o egoísmo, a valorização anômala de meu pequeno eu, o bem absoluto, sua antítese, deverá ser o sentimento, a vivência, a experiência de *unidade*, de *unificação*, de *união*, de *Yoga*. O mal absoluto e fundamental é a escravidão ao mundano forjado pelo falso ego, gerado pela ignorância. O bem absoluto e fundamental é redentora escravidão ao *Divino*, ao *infinito Eu verdadeiro*.

Sugestão e autossugestão

O universo existe como uma sugestão da Mente Cósmica. A mente cria a energia e esta move a matéria. Esta é a verdade não só no macrocosmo, mas também no microcosmo, isto é, tanto vale para o plano divino como para o plano humano, desde que o homem é feito à imagem e semelhança de Deus.

Nossa mente comanda o corpo através da sugestão, mas por seu turno é passível de sugestões que vêm de fora, através dos sentidos, das palavras, da simpatia e da telepatia.

Não levantamos um braço sem que uma ordem mental — sugestão — ative os nervos e estes movimentem os músculos. Qualquer que seja a obra que realizamos, esteve ela antes na mente, como anteprojeto, o qual, mediante a sugestão, veio a expressar-se em ato. Não há impossíveis para a sugestão. Não há limites conhecidos para uma aperfeiçoada e concentrada força mental quando esta sabe sugerir. Os praticantes avançados do judô sabem como multiplicar a força de um braço e mesmo o peso do próprio corpo. Na América do Norte, franzina senhora, tentando salvar o filhinho, ela só, isto é, com a força de seu amor e a potência de sua mente, conseguiu suspender um automóvel que esmagava o entezinho querido. Não há milagres que a sugestão não possa fazer.

O que somos, bons ou maus, sadios ou enfermos, tranquilos ou angustiados, alegres ou tristes, fortes ou débeis, abandonados ou estressados, o somos por conta das sugestões que em nós predominam. Sejam psíquicas, como a empatia; sociais, como as da propaganda; sejam físicas, como o frio que nos leva a vestir roupas grossas; sejam intelectuais, como as emitidas por professores, escritores, mentores, conferencistas, pregadores, as sugestões nos envolvem e conduzem. Umas são condizentes com nosso bem-estar e progresso espiritual; outras, ao contrário, deprimentes, negativistas e enfermiças. Ao entrar num cinema, por exemplo, pagamos para receber sugestões da película e com elas todos os reflexos sobre nossa unidade psicossomática. Se o filme é de mensagem construtiva e bela, lucramos. As emoções, assim como o fígado, gozarão compensadores momentos. Se, no entanto, trata-se de um desses dramalhões chamados "realistas", à base de erotismo e sordidez, violência e mensageiros do niilismo, a saúde física e o bem-estar espiritual são infalivelmente abalados.

Desde os primeiros momentos de vida, a criança é submetida a sugestões partidas de pais e irmãos. Vêm depois as sugestões da escola, do grupo, da publicidade, das artes, das conversas, da imprensa. E assim forma-se a personalidade, esta coisa que temos como a mais importante de nossa vida. Nosso "euzinho" é manufaturado pela interação social, pelas sugestões ambientais.

Se apenas tais sugestões vindas de fora predominassem, então diríamos que o ser humano seria inteiramente condenado, determinado pelas forças ambientais, sem possibilidade de romper suas muralhas.

O homem, no entanto, não é fruto só de sugestões, provenientes de fora, isto é, de heterossugestões. Ao contrário, é, em toda a natureza, o único ser capaz de voluntariamente fazer sugestões a si mesmo, isto é, autossugestões.

Seja por heterossugestões seja por autossugestões, o homem dito normal age, pensa, sente, move-se, adoece, cura-se, alegra-se ou se entristece, exulta ou se abate, luta ou se entrega, ama ou odeia, vive e morre sob o influxo de sugestões aninhadas nos vários níveis de consciência. As mais eficazes, exatamente por serem ignoradas, são as que residem no insondável do inconsciente, originadas quase sempre nos dias da infância ou de vidas anteriores.

O ser humano comum, desde seus primeiros anos de vida, é educado para ter medo da doença, do pecado, do *anjo das trevas*, da morte, da dor, do erro... Desde a infância, mercê de equivocada conceituação de humildade, os pais ou sacerdotes infundem no filho a convicção de que é *filho do pecado*, imperfeito, falível, débil, ignorante e desamparado, portanto, o diametralmente oposto a Deus, que é perfeito, sábio, bondoso, onipotente e onisciente, o qual paira inatingível muito longe, muito alto, depois das nuvens, atento para castigar e premiar... Esta é a sugestão predominante em certo tipo de educação religiosa. E até considerado de boa prática e de muito merecimento acentuar repetidamente em orações que valem por eficientes autossugestões negativas, coisas como estas: "Perdoa, Pai, este pecador e ínfima criatura, indigno de Teu amor..."

A sugestão acaba por se realizar. Tarde ou cedo, aquele que costuma afirmar-se pecador e ínfimo acabará sendo ambas as coisas.

Em Yoga, a potência da sugestão é dirigida no sentido positivo. "Eu sou Tu. Tu és eu", repete o *yoguin*. "Eu sou Teu filho, feito por Ti à Tua imagem e semelhança, portanto sou herdeiro da perfeição e da felicidade", diz ele para si mesmo em suas meditações, e, quanto mais convicto, mais próximo da realização.

Para a *Christian Science*, o homem só não é divino, onipotente e onisciente por achar-se sob o império da sugestão negativa, que o qualifica como enfermo e pecador, porque cada um tem mais fé na matéria, no erro, na pobreza e na morte do que no espírito, na verdade, no poder e na vida.

Tem o homem que mudar o conteúdo da mente. Deve substituir a convicção de que é pecador pela de que é filho do Bem; a de que está Deus afastado e inacessível, pela fé em Sua presença em toda a parte e (por que não?) em si mesmo... Tal substituição não se pode processar num minuto. O conteúdo negativo levou muitos anos e mesmo alguns milênios para fazer-se. É herança da raça. É sedimento de séculos de crenças errôneas, e estende muito fundo suas raízes. Tem, portanto, como resistir à ação corretiva e terapêutica da autossugestão positiva.

Esta, enquanto não se aprofundar no inconsciente, vencendo a adversária, continuará improdutiva. Enquanto não galgar o plano superconsciente, como poderá redimir? A persistência, a confiança no êxito, a convicção da verdade que ela representa e, mais ainda, a ausência absoluta de ansiedade garantem a eficácia e a vitória definitivas.

Nos primórdios, é natural portanto que, não obstante a boa intenção do praticante, a autossugestão positiva, a curadora, por exemplo, seja anulada pelas sugestões contrárias atuantes no inconsciente. Os fracos resultados iniciais desarvoram e podem mesmo gerar descrença. Ninguém desanime, porém. Não se pode, nas primeiras tentativas, vencer uma dor de dentes simplesmente por dizer convicto: "Vai passar, vai passar..."

Nunca se deve fazer uma autossugestão e ficar ansioso à espreita dos resultados. Nem é aconselhável fazer referência a determinada doença de que se deseja a cura. É mais inteligente afirmar a saúde do que negar a doença, afirmar a serenidade do que negar o medo... Mais inteligente ainda é a autossugestão em termos gerais, isto é, em vez de afirmar "minha saúde melhora", é preferível dizer, como aconselha o método Coué, "Sob todos os aspectos, melhoro a cada dia". No entanto, ainda mais sábio do que tudo isso é dizer como *yoguin*: "Eu sou Ele e Ele é eu."

A prece jamais deveria ser uma série de pedidos de natureza particular antecipada por uma louvação em termos piedosos. A verdadeira oração é ato de amor, gesto de autodoação, intensa comunhão, vivência de profunda confiança, uma afirmação de identidade... A prece autêntica desperta o homem de seu normal estado de hipnose e velhas sugestões enfermiças. Só então o homem se sente Unido e Salvo.

Encontrei em Paramhansa Yogananda aquilo que, não deixando de ser linda poesia, poderíamos conceituar como uma oração yogue, uma prece perfeita.

Transforme-a o leitor em ritual diário.

Repita-a. Faça com que ela penetre em todos os planos da consciência. Viva-a com a totalidade de seu ser.

Para melhor efeito, atenda às recomendações que seguem:*

1. Sente-se virado para o Norte ou para o Oriente. Olhos docemente fechados, mãos nos joelhos, palmas para cima.

2. Cerre os olhos, relaxe-se todo e concentre a atenção nas várias partes do corpo a que se referir durante as afirmações.

3. Mantenha a verticalidade da coluna. Faça em seguida três respirações profundas, pensando, ao inspirar, que inala as energias e virtudes curativas de que necessita, assim como tranquilidade absoluta. Cada vez que expirar, convença-se de que está expulsando o que danifica e perturba o organismo e a mente.

4. Conserve imobilidade, relaxadamente. Elimine todo pensamento inquietante e procure afastar as sensações como peso, temperatura, sons...

5. Encha a mente de devoção, vontade e confiança. Viva intensamente a convicção de que a Lei Divina atua e é onipotente, desde que não seja obstada pela dúvida ou falta de fé.

6. Esqueça-se completamente da classe de cura que está buscando. Saiba que Deus é suficientemente sábio e bondoso para socorrê-lo da maneira mais eficiente. Não pense em doença. Pense na cura perfeita, suave, definitiva. Sinta que, a cada palavra sua, a recuperação progride...

7. Diga com unção:

---

* Enquanto não sentir absoluto conforto num dos *ásanas* de meditação, medite numa cadeira onde, de costas apoiadas, mas conservando a verticalidade do tronco, possa permanecer mais de uma hora sem sentir o corpo. Aos poucos, treinando, conseguirá. Pratique e confie. [*N. do A.*]

Em cada altar de sentimento,
de pensamento e vontade,
oculto moras Tu.
Oculto moras Tu,
pois Tu és sentimento, vontade e pensamento.
Tu, que os guias,
faz que saibam seguir-Te, faz que te sigam,
para que sejam como Tu és.
No templo da consciência,
a luz, Tua luz, tem estado sempre,
mas não soube vê-la.
O templo resplandece e está íntegro.
Sonhei que o minavam
o medo, a ansiedade, a ignorância.
Agora que me despertaste,
agora que me tens desperto,
encontro o templo íntegro.
Encontro o templo íntegro,
e nele quero adorar-Te.
E nele quero adorar-Te...
Amo-Te no coração.
Amo-Te na estrela e nos seres humanos.
Amo-Te em todos os animais e plantas,
nas células de meu corpo.
E, no corpo, na estrela, na nebulosa...
quero adorar-Te.
Quero adorar-Te em toda parte.
Tua vontade divina,
que se fez humana em mim,
brilha em mim, brilha em mim.
Eu quererei e desejarei,
pensarei e agirei,
guiado sempre por Ti.
Eu quererei e agirei

com vontade plena;
pleno de Ti...
Faz-nos qual crianças, Pai,
pois delas é Teu Reino.
Tu nos queres perfeitos.
Como és Tu perfeito, assim o somos:
Em corpo, em mente e em saúde,
igual ao que Tu és.
Tu és perfeito, Pai,
e somos filhos Teus.
Tu estás em toda parte,
e onde estás está a perfeição.
Tu estás no altar de cada célula,
em cada célula do corpo.
Minhas células são sãs.
Minhas células são sãs e perfeitas.
Faz que eu Te sinta nelas,
em todas elas, em cada uma delas.

Oh, Vida de minha vida. Tu és são,
e estás em toda parte:
em meu cérebro, em meu coração,
em meus olhos, em meu rosto;
assim como em meus membros.
Tu moves meus pés.
São sãos e perfeitos.
Estás em minha pele, membranas, mucosas...
São todas sãs, perfeitas.
Tu cintilas em minha medula.
Está sã. É perfeita.
Fluis por meus nervos.
São perfeitos e sãos.

Por minhas veias e artérias Tu circulas.

São sãs e perfeitas.
Estás em meu estômago e em todas as minhas entranhas.
São sãs e perfeitas.
A saúde e a perfeição moram
em minhas vísceras, aparelhos e tecidos,
pois Tu os animas e sustentas.
Todo meu corpo é são e perfeito:
Tu nele resides.

Tu és meu e eu sou Teu
Tu és eu. Eu sou Tu.
És meu cérebro.
Ele é lúcido e são, pois Tu és a luz e a saúde.
Minha imaginação tem poder criador:
estou são ou doente quando assim o penso.
Cada dia, cada hora,
tenho saúde mental e física.
Estou são e alegre.
Estou sadio e feliz.
Sonhei que me achava doente,
mas despertei e sorri.
Era apenas um sonho.
Até aqui, estava apenas sonhando
que estava enfermo.
Estou são. Estou perfeitamente sadio.
Faz-me, Pai, sentir
Tua vibração de amor,
pois sou Teu filho,
pois, bom ou mau, sou Teu filho.
Faz-me, Pai, sentir
a vibração de Tua saúde,
e conhecer Tua sábia vontade.

Adaptação de *Afirmaciones Científicas* de Paramhansa Yogananda

O que é sábio esperar do Yoga

Damos toda a razão a quem pretender como Yoga melhorar suas condições físicas e psicológicas. Você poderá colher tais frutos. Seu corpo remoçará, como o deseja. Os sinais de decadência física, própria da idade avançada, seguramente serão retardados ou até substituídos pelos aspectos juvenis que dão encanto às pessoas moças. As adiposidades desaparecerão. A cor rosada e sadia brilhará em seu rosto. As linhas elegantes, o tórax desenvolvido, a harmonia dos gestos, o porte erecto, tudo enfim que embeleze a figura encontram-se a seu dispor. No plano psicológico, alcançará, concomitantemente, outras tantas vantagens. Ao tratar de cada *ásana* e de cada *pranayama*, fiz referência a vantagens terapêuticas. Essas referências foram retiradas de tratados respeitáveis bem como de minha experiência com milhares de casos.

Tão flagrantes e seguros são os proveitos do Yoga que atraíram uma infinidade de aficionados no mundo todo. Como você e eu, homens e mulheres, jovens e velhos de todas as categorias sociais e profissionais se atiram avidamente à prática. Que pretendem?

Propaganda intensa e eficaz tem divulgado a Hatha Yoga. O conhecimento divulgado, no entanto, é de certa forma infiel. A Hatha Yoga tem sido apresentada como uma nova panaceia, capaz de servilmente recompor a saúde e a forma física de quem delas precisa para triunfos mundanos. Artistas de cinema, elementos do society, pessoas ociosas do mundo ocidental abraçaram o Yoga, que se transformou em passatempo, mania, moda, divertimento, sei lá o quê... Evidentemente uma deturpação lamentável. Tais homens e mulheres, do Yoga só desejam as vantagens, ao mesmo tempo que se furtam a um austero comportamento e às implicações de ordem espiritual. Verdadeiros tontos, inebriados pelo mais evidente e mais facilmente desejável, praticam Yoga como quem joga um novo tipo de carteado, como quem vai à sauna ou ao salão de beleza.

Mesmo a estas pessoas o Yoga faz bem, no plano físico. Não faz todo o bem que poderia fazer, no entanto, em virtude de não atuar mais profundamente no plano psicoespiritual. O que um diletante consegue, praticando *ásanas* por motivos esportivos ou estéticos, é muito menos do que lucraria, se além de fazer as técnicas, também amasse o próximo, ajudasse os outros e se comportasse com alta dignidade. A saúde e a plástica de uma estrela de cinema naturalmente melhoram com exercícios, mas muito menos do que se ela transformasse sua vida numa permanente oferenda a Deus. Os frutos mais doces da árvore do Yoga só podem ser colhidos nos ramos mais altos e mais tenros, portanto verdadeiramente impraticáveis àqueles cujo egoísmo pesa uma tonelada. Refiro-me às realizações, às experiências e às vivências mais transcendentes e libertadoras. Os diletantes se contentam em apanhar as frutas do chão que os pássaros já não querem.

Contam que um tolo, ao comer bananas, devorava as cascas e lançava fora a polpa saborosa. Da mesma forma, as pessoas vaidosas se iludem dizendo que praticam o Yoga quando apenas cultivam o impermanente. Algumas chegam mesmo a se dizerem *yoguins*, quando apenas se contentam com resultados superficiais.

Se no plano físico o Yoga deturpado apenas oferece vantagens menores, no plano ético-espiritual chega mesmo a ser maléfico e luciferino. Viu o leitor que alimentar o *ahamkara* é a fonte de todos os pecados, de toda fragilidade, dor e angústia. Ao mesmo tempo causa e efeito da vaidade, da cobiça, da inquietude, das vicissitudes, o *ahamkara* nos mantém exilados da *casa paterna*. Tudo que contribuir para engodar e criar apego ao eu superficial; tudo que vier a criar novas ilusões e grilhões novos; tudo enfim que levar a crer que o homem é apenas sua posição social, suas vitórias profissionais ou artísticas, que é um amontoado de lembranças, imagens e ideias; tudo o que fizer o homem considerar-se este frágil arranjo temporário de experiências psicossociais e moléculas químicas; tudo o que o afastar do *objetivo último* — a *unificação* — não passa de perigoso inimigo. A Hatha Yoga, mal utilizada, pode ser este inimigo.

O *ahamkara* é a origem e a fonte alimentadora de todas as baixezas humanas. O crime organizado, a corrupção dos homens de poder, toda a forma de desamor são possíveis porque há o pensamento "eu sou fulano de tal". O egoísmo exacerbado, hipertrofiado e endurecido é talvez a mais perturbadora enfermidade que ataca o homem individual e a própria sociedade. Esta calamidade terrível se chama egoesclerose. A cura é uma só e se chama *humilhação*.

Ora, é certo que morreremos. É certo que somos sujeitos a doenças, acidentes, envelhecimento e dor. Por mais miraculosa que seja a Hatha Yoga, não nos salva destas coisas. Aliás, elas não são males. São naturais. "Doenças é o aluguel que pagamos por morar no corpo", lembra Ramakrishna. Os sofrimentos são-nos, não só naturais, mas também necessários. Por que nos perturbarmos quando ele nos chega e por que dele tentamos fugir? É ainda o muito amado Ramakrishna que nos ensina: "É preciso esquentar o ferro várias vezes e martelá-lo muito tempo antes que ele possa tomar-se aço temperado. E só então é possível dar-lhe a forma que se deseja e dele fazer uma espada cortante. Da mesma forma, um homem deve passar várias vezes pela fornalha das tribulações, deve ser batido pelas perseguições do mundo antes de tornar-se humilde, puro e capaz de ascender à presença de Deus."

Qual a atitude mais sábia que se deve manter, na doença e em face do envelhecimento? Temê-los? Tentar fugir?

Devemos cumprir tudo o que é possível e razoável, a fim de preservar a saúde e as energias da mocidade. Não devemos, entretanto, fazer nossa felicidade depender de tais coisas. Não devemos nos desesperar ao cairmos doentes. Não convém entregarmo-nos ao abatimento quando perdemos cabelos ou notamos rugas no rosto. A Sabedoria Universal ensina que só o espírito é eterno. Só ele pode servir de alicerce à nossa felicidade.

"Todo aquele, pois, que escuta estas minhas palavras, e as pratica, assemelhá-lo-ei ao homem prudente, que edificou a sua casa sobre a rocha. E desceu a chuva, e correram os rios, e assopraram os ventos, e combateram aquela casa, e não caiu, pois estava edificada sobre a rocha. E aquele que ouve estas minhas palavras, e não as cumpre, compará-lo-ei ao homem insensato, que edificou a sua casa sobre a areia. E desceu a chuva, e correram rios, e assopraram ventos, e combateram aquela casa, e caiu; e foi grande a sua queda" (Mt 7:24-27). Edifiquemos, portanto, a nossa, sobre a rocha eterna do Espírito.

Há os que se dedicam ao Yoga em busca de *siddhis*, isto é, poderes paranormais. É uma outra forma de desvirtuar o Yoga e de colher desenganos. A ninguém é lícito brincar de aprendiz de feiticeiro. Estas pretensões são antinaturais e ainda distraem o discípulo de seu objetivo verdadeiro. Disse

Krishna a Arjuna: "Podeis estar certo de que um homem que se esforça para obter os poderes psíquicos não realiza Deus. O exercício desses poderes infla o *ahamkara*, o egoísmo, que é um obstáculo no caminho da realização."

Que meu leitor entenda que, se com a prática da Hatha Yoga aspira a lucros mundanos e ligados ao *ahamkara*, isto é, lucros egoísticos, está acumulando futuras decepções e perdendo terreno na grande tarefa de sua existência: a libertação, o Reino dos Céus, o "regresso"...

Na Hatha Yoga, como em tudo, devemos comportar-nos segundo o preceito evangélico: "Procurai em primeiro lugar o reino de Deus e sua justiça, e todas as outras coisas vos serão dadas de acréscimo." Se a praticarmos com esta disposição, só teremos proveito e nenhum dano.

"Se conhecerdes o *Único*, podereis tudo conhecer. Os zeros que se colocam depois do algarismo 1 tornam-se centenas de milhares. Mas se apagardes este algarismo 1, nada restará." (Ramakrishna). Saúde, beleza, energia, poderes ocultos, eficientes realizações mundanas, tudo enfim que a Hatha Yoga proporciona, são apenas zeros. Zeros e mais zeros enfileirados não fazem mais do que zero, se não forem precedidos pelo "1" da realização do *Yoga* ou *Integração*.

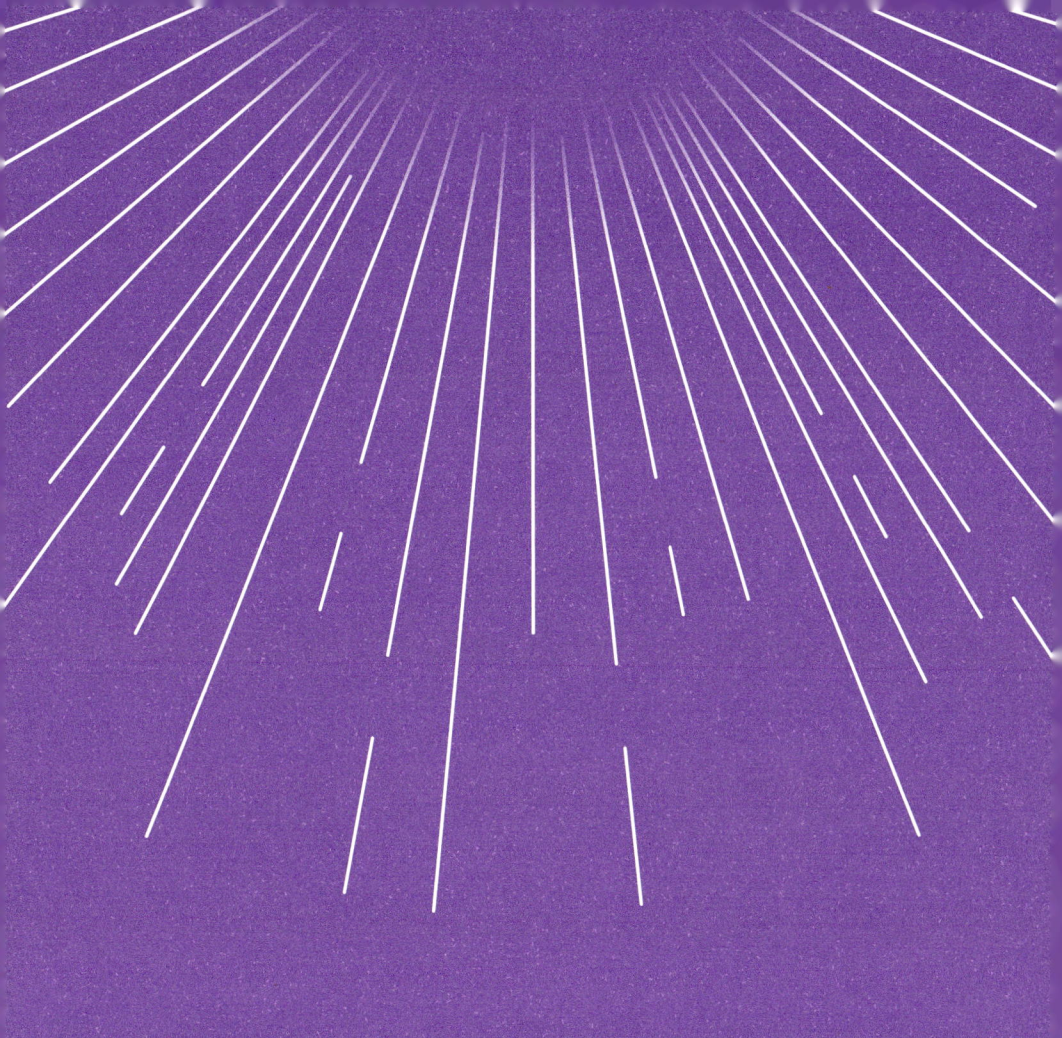

PARTE 8

VAMOS À PRÁTICA

Programas

AS VÁRIAS TÉCNICAS (*ÁSANAS* E *PRANAYAMAS*) não podem ser executadas indiscriminadamente, a bel-prazer. Ao contrário, chega mesmo a ser perigoso desatender à progressividade, à dosagem e à mais conveniente combinação das diferentes técnicas. É preciso selecioná-las com prudência, levando em conta aquelas que se completam, as que são contraindicadas em relação a condições orgânicas do praticante. Quando se tem a boa sorte de ser orientado por seu *guru* (mestre), este prescreve o regime adequado e tudo corre às mil maravilhas. Um verdadeiro mestre no entanto, é coisa rara. Aos que se guiam por livros, resta apenas recorrer ao bom senso.

O praticante deve repetir cada lição tantas vezes quantas julgar necessárias a seu aprimoramento. Não há pressa na escala do Eterno.

Cada sessão deve ser realizada a cada dia, se possível à mesma hora, e no mesmo ambiente.

Para a execução de *pranayama*, são prescritas as posturas sentadas. Para isto, em cada lição, são previstos *ásanas* diferentes, com o fim de ir familiarizando o praticante com as diferentes posturas.

Em cada lição, os *ásanas* foram previstos de maneira a ressalvar a variedade e promover o aprimoramento da execução. A dosagem e duração são prescritas, repito, em termos de generalidade. Se um praticante, por exemplo, querendo aliviar-se de uma dor lombar e sentir-se bem com um *ásana* de flexão, desejar prolongá-lo um pouco mais, que o faça. Se sentir que um outro lhe é desconfortável, suspenda-o; substitua-o por outro ou o mantenha por menos tempo.

Estas lições são uma estrada larga e não um trilho de estrada de ferro.

Na penúltima fase de cada lição aproveitamos as delícias do *shavásana,* em relaxamento profundo, o que lhe criará condições favoráveis à meditação, coroamento de todo o trabalho.

A meditação tem por objetivo fazer o homem encontrar-se com sua própria essência, seu *verdadeiro Eu,* mediante a superação de seu egoísmo — o *ahamkara.* Esta última etapa é de interiorização. De isolamento dos sentidos e comunhão com o *Divino.*

Nestas duas etapas finais pode o praticante (e mesmo deve), ultrapassando cinco minutos, deixar-se ficar o tempo que puder. Só terá a lucrar. Se pela meditação você consegue dissolver-se no inefável reino da paz, não vai de lá sair por injunções que não sejam de fato relevantes para sua vida profissional, familiar ou social.

Considero um regime ideal duas sessões a cada dia. A primeira, matinal. Naquela hora em que a algazarra dos pássaros saúda o dia que nasce. A outra, ao crepúsculo. Esta última seria a prescrita nos programas. A sessão matutina deveria, se possível, obedecer mais ou menos ao seguinte plano:

a) Depois da higiene matinal, inclusive evacuação, realize um ciclo de sete respirações completas e ritmadas e três respirações polarizadas, numa das posturas sentadas.

b) Execute a "saudação do sol".*

c) Realize *nauli* três vezes. Se ainda não dominou esta difícil técnica, substitua-a pelo *uddiyana bandha* ou sucção abdominal.

d) Por alguns minutos, execute uma das posições invertidas.

O simples despertar de um *yoguin* é em si mesmo já é um ritual para a felicidade. Ao abrir as cortinas da consciência de vigília, o primeiro contato com a chamada realidade deve ser marcado por um ato de amor e gratidão ao Criador. Um sentimento de profunda alegria e um espreguiçamento de corpo inteiro devem prefaciar seu dia. Faça como a passarada. Cante, dentro da catedral de sua alma, o mais lindo de todos os salmos: "Eu sou *Tu*".

---

* Se as narinas tiverem amanhecido bloqueadas, inverta as duas primeiras fases. "A saudação do sol" servirá para desobstruí-las. [*N. do A.*]

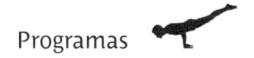

QUADRO GERAL DAS TÉCNICAS

Categoria	DENOMINAÇÃO EM:		Página	Figuras
	Sânscrito	Português		
PRANAYAMAS		Respiração completa	91-92	9 e 10
	Bhastrika	O fole	99	
		Respiração de limpeza	100	
		Sopro *Ha*	101	
		Tônico dos nervos	102	
	Kapalabhati		96	
	Kumbhaka	Respiração ritmada	94	
	Sitali		103	
	Sitkari		102	
	Sukha-purvak	Respiração polarizada	96	11
	Suryabhada-kumbhaka		103	
	Ujjáyi		97	
ÁSANAS	*Ardha-shalabhásana*	Meia pose do gafanhoto	130	41
	Ardha-bhujangásana	Pose da esfinge	128	39
	Ardha-bhujangásana	Meia pose da cobra	127	36 a 38
	Ardha-matsyásana	Pose do peixe	136	49
	Ardha-matsyendrásana	Pose de torção	141	56 e 57
	Ardha-shirshásana	Pose do delfim	162	76
	Ardha-vrikhásana	Meia postura da árvore	142	58
	Bhujangásana	Pose da cobra	128	40
	Chakrásana	Pose da roda	133	44
	Chandrásana	Postura lunar	139	54
	Dhanurásana	Pose do arco	132	43
	Halásana	Pose do arado	157	72 a 75
	Maha-mudra	Grande símbolo	124	33
	Matsyásana	Pose do peixe	135	47, 48, 51 (var.)
	Mayurásana	Pose do pavão-real	145	62 a 64
	Padahasthásana	Pose da cegonha	126	35
	Padmásana	Lótus	119	25
	Padangusthásana	Pose sobre a ponta do pé	144	61
	Paschimotanásana	Pose da pinça	124	34
	Pristhásana	Pose revirada	134	45 e 46
	Sarvangásana	Pose sobre os ombros	155	67 a 71
	Shalabhásana	Pose do gafanhoto	131	42
	Shirshásana	Pose completa	163	77 a 81
	Siddhásana	Postura perfeita	120	26
	Sukhásana	Postura fácil	117	21
	Suptavajrásana	Alongamento sobre o solo	136	50

QUADRO GERAL DAS TÉCNICAS

Categoria	DENOMINAÇÃO EM:		Página	Figuras
	Sânscrito	Português		
	Suryanamaskar	Saudação ao sol	111	13 a 20
	Swastikásana	Pose auspiciosa	118	24
	Trikonásana	Pose triangular	138	52 e 53
	Vajrásana	Pose do diamante	117	22
	Vakrásana	Pose de torção	140	55
	Viparita-karani	Pose da foice	153	66
	Virásana	Pose do herói	117	23
	Yoga-mudra	Símbolo do Yoga	121	27 a 32
EXERCÍCIOS	*Aswini-mudra*	Contração do esfíncter anal	169	84 a 86
	Nauli	Dança do ventre	168	
		Ativação do diafragma	87	
		Limpeza do pulmão	87	
		Exercício de respiração diafragmática	88	
		Exercícios para os olhos	169	
	Shavásana	Relaxamento	172	87
	Simhásana	Pose do leão	166	82
	Uddiyana-bandha	Sucção abdominal	167	83

Resumo:	
Pranayamas	12
Ásanas	35
Exercícios	9
Total	56

Organize, você mesmo, suas sessões

Nas edições anteriores de *Autoperfeição com Hatha Yoga*, sugeri 31 diferentes lições para aprimorar a prática, para torná-la mais segura e eficaz. Na presente edição, como resultado de observações e estudos, por tantos anos, vou lhe ensinar como, você mesmo, pode criteriosamente planejar as sessões diárias. Siga o que lhe será proposto. E pratique confiantemente, sem receio de errar, sem riscos, tendo em mente a farta colheita de excelentes resultados.

Cada uma das muitas técnicas (*ásanas, pranayamas, mudras, bandhas,...*) foi cuidadosamente descrita; incluímos advertências quanto a

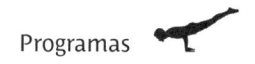

erros prováveis e contraindicações. Estude atentamente uma a uma visando a executá-las correta e proveitosamente.

Que é planejar uma sessão?

É estabelecer uma sequência de técnicas que só lhe façam bem e jamais qualquer dano, e que será praticada durante um trimestre, no mínimo. Para o trimestre seguinte, organize outra lição. Se quiser aprimorá-la, no todo ou em parte, repita à vontade. Assim, ao longo dos anos, você irá executando cada vez melhor, e com melhores efeitos, vencendo limites, fraquezas e enfermidades, dominando todo o leque de processos propiciadores de paz, saúde, de felicidade enfim.

Quanto às dosagens procure:

- Nos *ásanas* de flexão e torção, praticar três vezes para um lado e também três vezes para o outro, seguindo o princípio da complementaridade;
- Quando já tiver alcançado condições de permanecer mais tempo numa determinada postura, permaneça, portanto, e não deixe de repeti-la;
- Se na execução se sentir ofegante, faça um curto relaxamento para se recompor, pois o método nada força, nada cansa, não é apropriada somente para jovens sadios e vigorosos;
- Nos primeiros meses a meditação pode durar menos de 10 minutos e depois vai se estendendo na medida em você puder;
- Quanto aos *pranayamas*, comece fazendo-os de 3 a 5 vezes e fique atento quando poderá lentamente aumentar as repetições;
- Respeite seus limites, não competindo consigo mesmo, nunca se violentando.

As sessões duram em média uma hora. Cada sessão é composta das seguintes fases:

- fase inicial;
- fase de práticas respiratórias;
- fase de práticas de equilíbrio;

- fase de exercícios com a coluna;
- fase de técnicas de inversão;
- fase psicotrópica;
- relaxamento.

Fase inicial

Sua finalidade é o condicionar ao ambiente (sala, quarto...) destinado às práticas. Sua mente, no início, ainda está ligada a lugares, Pessoas, circunstâncias, fatos do mundo lá de fora. Agora precisa se condicionar ao ambiente e a seu universo interno. Terá de concentrar a mente e se integrar na sessão prática. Como chegar a isto?

- A primeira coisa a fazer é três vezes o *sopro há*;
- Segue-se *pratanásana*;
- Transforme-se numa testemunha da respiração livre (entrada e saída do ar);
- Quando a respiração chegar a parecer ter cessado, entoe, com devoção, três vezes o *pranava OM.*

Fase das práticas respiratórias

Nos três ou quatro primeiros meses, pratique os exercícios que dão maior vigor, melhor tônus e eficácia aos músculos respiratórios:

- diafragma, responsável pela respiração baixa ou abdominal;
- intercostais, responsável pela respiração média;
- esternoclidomastoideos, responsáveis pela respiração alta ou subclavicular.

Passado o tempo necessário para recuperação dos músculos, as práticas passam a visar a execução das técnicas propriamente respiratórias, e, simultaneamente, em termos de bioenergia, os *pranayamas.*

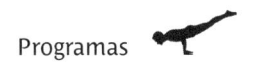

Primeiro, treine o que há de mais simples, como desobstruir uma narina bloqueada; limpeza dos pulmões mediante expirações mais completas; inspirar sem alterar o semblante. Tais manobras devem anteceder tudo mais.

Fase de treinamento do equilíbrio

Nesta fase, são praticados *ásanas* que desafiem o equilíbrio físico. Enquanto você estiver aprimorando este, estará, ao mesmo tempo, desenvolvendo o precioso equilíbrio emocional, o controle emocional, uma chave para o reino da saúde.

Continua valendo o princípio: primeiro o mais fácil e o mais difícil depois. Procure identificar o que lhe parece mais simples e comece por aí.

Pratanásana me parece o mais exequível, e você já o pratica na fase inicial. Vem a seguir as modalidade mais fáceis da "postura da árvore" *(vrikhásana).*

Para maior proveito e acerto, volte a estudar as diversas posturas.

As mais difíceis posturas, como *mayurásana*, isto é, o "pavão" (página 145) e *shirshásana,* ou seja, a "bananeira" (página 163) exigem naturalmente um treinamento muito prolongado e mais cuidadoso. Resista à tentação de apressar o aprendizado.

Fase dos exercícios com a coluna

A condição da coluna, todos sabemos, é fator decisivo para nos criar saúde ou doença. Quem não exercita persistente e habilmente a sua, cedo envelhece, frequentemente adoece, limitações e desconfortos lhe aparecem e a morte o abraça, infelizmente, cedo demais.

Nesta importante fase de sua lição, inclua exercícios que:

- a alonguem;
- flexionem em todas as direções;
- a façam-na girar em torno de seu eixo.

Esteja em pé, sentado e mesmo deitado, trabalhe sua coluna.

É só você escolher as técnicas. Existem muitas.

Identifique o *ásana* que lhe parece mais acessível, e comece Por aí.

Outro ponto importante: trabalhe sua coluna em toda sua extensão — da região cervical à lombar. Ao longo dos meses, você poderá vir a praticar as mais difíceis.

Você sabe muito bem da importância de manter nas melhores condições de funcionamento os músculos e as articulações dos braços e das pernas.

Fase das técnicas de inversão

Nesta fase você tem como se defender dos males físicos decorrentes de sua elegante postura vertical — pés em baixo, cabeça lá em cima. Visceroptose (queda das vísceras), fraca irrigação sanguínea no cérebro, varizes, deformações e desvios de coluna e tudo de ruim que tais coisas impõem em nossas vidas com a cabeça lá em cima e os pés cá em baixo.

Aqui mais do que em qualquer das fases você precisa obedecer ao princípio de aprimoramento gradual.

Você deve progredir aos poucos, a partir da inclinação de sua cama, colocando um tijolo sob os pés da cama, para, durante a noite, o corpo conseguir melhor vascularização da cabeça e drenar o sangue venoso nas pernas e pés. Assim você está se contrapondo ao processo de envelhecimento. Nas posturas invertidas — você não ignora — seu corpo se transforma numa ampulheta de cabeça para baixo.

Reestude o assunto, pratique corretamente e tenha bom proveito.

Fase psicossomática

Depois de trabalhar músculos, articulações, nervos, veias e artérias, finalmente o corpo inteiro, você está precisando de um repouso, está aspirando por afrouxar, repousar, acalmar-se, não é? Pois chegou a hora. No comum, o corpo fisicamente exercitado, consegue afrouxar-se. Basta parar e deitar. Mas, há muitas pessoas que nem assim relaxam e, continuando tensas, precisam ser ajudadas. Este é objetivo desta fase, que funciona como um abençoado psicotrópico natural e não artificial. Por quê? Porque não é químico, não intoxica, não vicia e não custa um centavo sequer.

O delicioso efeito que torna o relaxamento mais rápido, mais profundo, mais fácil e mais profícuo, é produzido por algumas técnicas psicossomáticas que você aprendeu. Aquele testemunhar os processos respiratórios sem neles interferir é um deles. O *Om* também.

Relaxamento

Se você praticou corretamente as fases anteriores e se não é vítima de tensão e estresse, não terá dificuldades para soltar-se, esparramar-se frouxamente sobre o assoalho. Reestude as páginas onde eu ensinei o *por quê*, o *para quê* e o *como* relaxar, onde fiz citações sobre os milagres que o relaxamento pode propiciar. Ensinei o método. Agora é só você praticar e se beneficiar.

A postura própria do relaxamento é a do "cadáver" ou *shavásana* (página 172). Reestude.

Termine sua sessão agradecendo a Deus os benefícios, as melhoras, as libertadoras transformações psicossomáticas responsáveis pelo delicioso bem-estar que você está sentindo. Pode também fazer uma autossugestão no estilo daquela ensinada pelo Paramhansa Yogananda.

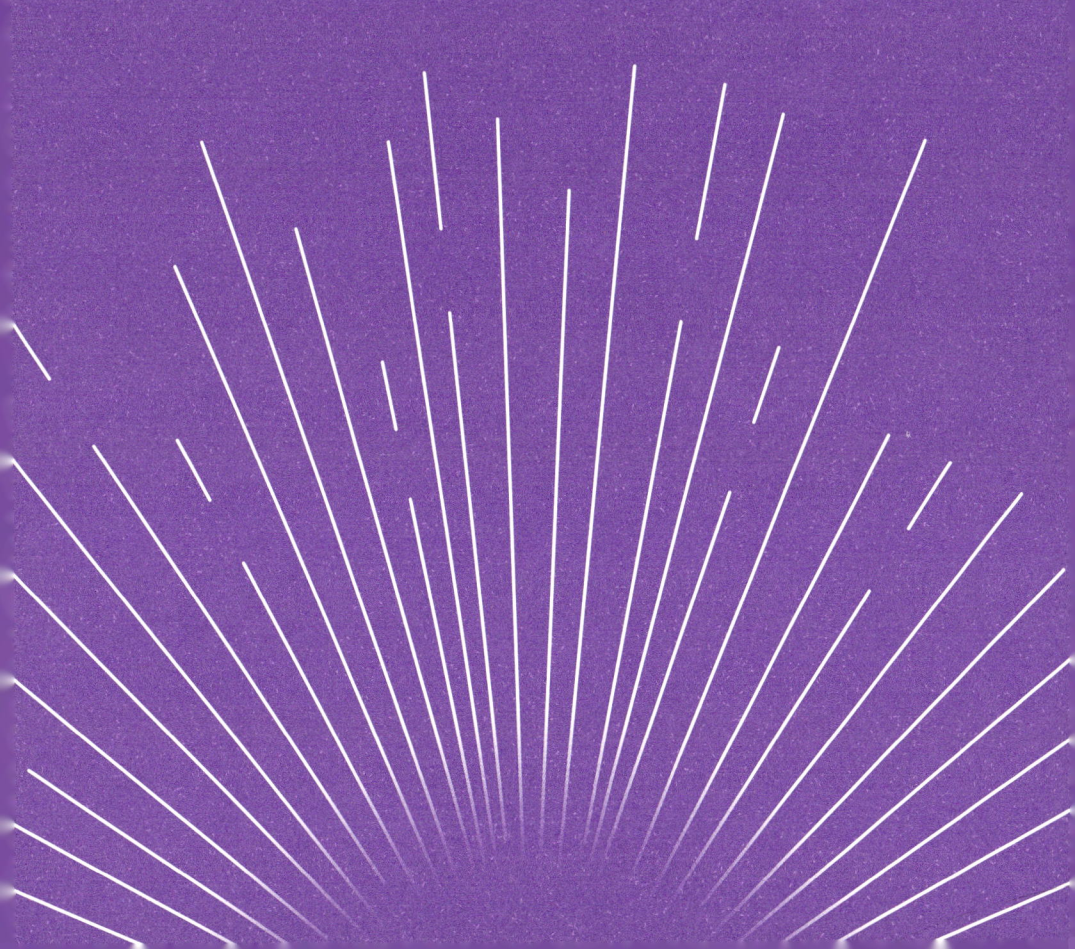

PARTE 9
MILAGRES DA YOGATERAPIA

Um fato incontestável

UMA SURPREENDENTE REVOLUÇÃO NOS TRATA- mentos cardiológicos está acontecendo por conta do Dr. Dean Ornish, internacionalmente admirado e respeitado, médico da Casa Branca, do então presidente Bill Clinton.

Com o que aprendera ao curar-se praticando Yoga desde estudante de medicina, hoje aquele jovem médico consegue desobstruir bloqueios coronarianos (ateromas), *sem medicamentos e procedimentos cirúrgicos ainda em moda*. Tem resolvido inúmeros casos graves que exigiam a ponte de safena. Como?!

Com as seguintes frentes, todas naturais e que fazem parte da yogaterapia, a qual não pode deixar de ser holística. São elas, conforme Dr. Ornish:

- Hatha Yoga;
- Relaxamento e meditação;
- Alimentação vegetariana;
- Abrir o coração.

Desde sua primeira edição (década de 1950), o livro *Autoperfeição com Hatha Yoga* vem ensinando o mesmo método, com resultados também surpreendentes.

Hermógenes exultou quando leu o livro do Dr. Ornish, *Salvando o seu coração* (Rio de Janeiro, Relume Dumará), porque nele encontrou a clara compreensão e a confirmação científica de tudo quando, desde o princípio, já ensinava em livros e aulas.

Terapia polivalente

A yogaterapia é uma terapia desafiadoramente atípica. As outras são procedimentos voltados para prevenir, amenizar e curar *doenças*. A terapia do Yoga é o método de promover e manter a *saúde*. Não trata de doenças; não é, portanto, *patocêntrica**, mas *higeocêntrica***, isto é, prioriza a saúde.

A Medicina optou pela nobre tarefa de *tratar* as *doenças*. Felizmente. Todos admiramos e agradecemos a missão do médico. O yogaterapeuta não *trata*. *Treina* o indivíduo para que, administrando sua própria vida, por si mesmo e em si mesmo, conquiste e mantenha um tesouro chamado *saúde*.

Curar doenças, território sagrado da medicina, merece todas as reverências. Mas cuidar da *saúde* ainda não conquistou o reconhecimento de sua grandiosidade. Os resultados maiores ou menores a serem alcançados pelo praticante de yogaterapia naturalmente dependem dele mesmo e não de um procedimento ministrado de fora, por um profissional. O *tratamento* se exerce sobre uma pessoa parada, dependente, que, exatamente por sua passividade, é chamada *paciente*. O treinamento não pode ser feito por outrem. Cada um deve aprender a fazer e tem de fazer em si mesmo, por si mesmo, consigo mesmo. Isto só se alcança por uma definitiva autotransformação, envolvendo todo o imenso sistema que cada homem é: corpo, energias, emoções, inteligência e Espírito.

A rigor, a yogaterapia não é alopática, não *cura* patologias específicas. Seu propósito é gerar e manter *saúde*, já definida pela OMS como uma "condição de bem estar físico, psíquico e social". *Saúde* não é a mera *ausência* de

---

* Centradas na doença (*pathos*). [*N. do A.*]

** Centradas na deusa da saúde, que, segundo a mitologia grega, é *higea*. [*N. do A.*]

doença ou de sintomas desconfortantes, mas, uma fulgurante *presença*. A *presença*, em nós, da própria *Vida*, da felicidade mesma.

Ouso supor que a yogaterapia procura vencer uma doença, que até agora continua ignorada pelos patologistas clássicos. Eu a apelidei de *normose*, ou seja, a doença de ser *normal*. Ser *normal* é estar desalinhado com a Natureza, na contramão da Natureza. O homem *normal* é um doente, mas ainda não sabe. O homem *natural* é sadio.

No "estilo de vida" *normótico* sobram "fatores de risco", isto é, maus hábitos, valores falsos, desejos e apegos irracionais, egocêntricos, alimentação incorreta, alienação e muitas outras calamidades *normais* na vida de quase todos. Uma característica distingue os *normóticos*: seu *mesmismo*. Uns *normalmente* imitam os outros: mantêm os mesmos valores, os mesmos hábitos e cacoetes, os modismos, o gostar e o detestar as mesmas coisas.

Denunciar a existência e a virulência da uma nova enfermidade, a *normose*, pode parecer um lance intempestivo e aventureiro de um leigo chamado Hermógenes. Mas não é não. Vai chegar o dia quando a ciência dos laboratórios sofisticados vai descobrir o que eu já descobri. Falo com segurança porque também já fui um *normótico* boboca e a yogaterapia me transformou, me libertou, me curou.

Sou leigo, sim senhor, mas com mais de quarenta anos de observação diária, tanto no laboratório vivo que tem sido meu próprio corpo, como no universo de meus alunos de Hatha Yoga, na Academia Hermógenes, e em muitos dos meus leitores. As evidências são muitas e ostensivas.

Normose, a única enfermidade que a Yogaterapia combate, é causada pelo egoísmo, que, por sua vez, gera apegos, aversões, ódio, medo, engendra dependências, angústias, ansiedades, insegurança, tristeza, insatisfação, ciúme, inveja, orgulho, coisas muito *normais*, mas que geram enfermidades. O estresse se tornou cada vez mais *normal*. Não é mesmo? A Medicina o denuncia como causador de variadas desordens orgânicas. Os *normóticos* vivem estressados. E são estressados na mesma medida em que são egoístas.

Em uma de suas muitas definições, Yoga é um sábio método de vida, destinado a promover *santidade* e *sanidade*, implantando *saúde* (em sânscrito, *arogya*; em grego, *higea*), algo muito diferente e distante da mera ausência de enfermidade, síndrome, disfunção orgânica, neurose. *Sanidade* ou *santidade* é plenificação do infinito potencial humano.

Sendo assim, somente raríssimos homens perfeitos a alcançariam. Yoga seria assim lamentavelmente elitista. O homem comum fica, então, excluído da excelsitude da *santidade*, da libertação, da iluminação? E os muitos carentes de *saúde*? E as multidões *normóticas* deste mundo de hoje? Ficam excluídas das inacreditáveis bênçãos da yogaterapia? Não. Não mesmo!

A yogaterapia surgiu como uma bênção divina exatamente para democratizar a saúde, para atender, albergar e ajudar a todos que sofrem.

Iniciei-me em Yoga como um *normótico*, consumido pela tuberculose. Acreditei no incrível potencial terapêutico do Yoga. Empenhei-me com decisão, dedicação, disciplina e devoção, e o benefício foi além da expectativa. Nessa primeira fase nada fiz que lembrasse ginástica (Hatha Yoga), que trabalhasse o corpo. Meu pobre corpo tinha pedido falência. Naqueles anos, cultivei em mim o que há de mais sublime em cada um de nós: as energias mais puras, as emoções mais belas e amorosas, os sentimentos melhores, os mais sábios pensamentos, revigorei e iluminei a fé, cultivei o destemor, procurei e treinei a humildação, pratiquei relaxamento, meditação, boas leituras, ouvi música, mentalmente perdoei, tirei proveito de autossugestões curadoras. Ajudei ao médico tornando-me um paciente, mas sem a passividade preguiçosa e irresponsável. Colaborei com ele principalmente na hora da cirurgia e dos pneumotóraxes.

Curado clinicamente, vencida a tuberculose, meu médico, Dr. Afonso Mac Dowel, pretendendo proteger-me contra uma possível recaída, que seria meu fim, prescreveu pesadas restrições aos poucos anos de vida que me sobrariam. "Não pode fazer isto, evite aquilo." Só me restava um viver triste, sem cores nem graça. Era como viver dentro de uma bolha estéril.

Fizera parte do prolongado tratamento um estagnante repouso e a ingestão de muita comida (comida *normótica*). Descansar muito e comer muito. Sedentarismo e superalimentação fizeram de mim um obeso prematuramente envelhecido, pálido, com as juntas enferrujadas, circulação dificultada. Aquilo não era vida e muito menos saúde.

Acho que Deus se compadeceu. E fui inspirado a adquirir e estudar um livro estrangeiro, que me falou de uma forma de viver, que me resgataria da obesidade, da canseira, da morbidez e da desesperança. Felizmente acreditei no método, pratiquei-o, com dificuldade a princípio, mas persisti. Em alguns meses, profundas e estimulantes mudanças aconteceram em minha mente e em meu corpo, em todo eu. Nenhuma sequela restou. Senti-me vigoroso, encorajado, sereno, firme, alegre, confiante no futuro, confiante em mim mesmo e verdadeiramente em paz. Organicamente a renovação me pareceu completa. As adiposidades sumiram e me deixaram um corpo esguio, musculoso, ágil, flexível, com todas as funções certinhas. Senti o quanto é bom desfrutar das três condições características da saúde plena: euforia, eurritimia e eutimia.

Euforia é alegria serena, permanente, que dá um "chega pra lá" em depressões, angústias, astenias, fobias, insatisfações, ansiedades, síndrome do pânico... É uma alegria constatar que tão prodigiosos resultados dependem de nós próprios.

Eurritmia é a normalidade do ritmo de todas as diferentes funções fisiológicas. Os sistemas nervoso, imunológico, respiratório, digestivo e todos a trabalhar eficazmente otimizados, na medida e no ritmo apropriados à vitória da Vida. Todos os órgãos mantendo o que os médicos denominam *homeostase*, ou seja, a estabilidade do meio interno, uma condição mantenedora do sistema.

Eutimia é o estado de equilíbrio, serenidade, harmonia, tranquilidade, paz, ataraxia da mente.

Era assim que eu me sentia — funções orgânicas perfeitas no chamado "silêncio do organismo". Feliz e tranquilo. É assim que se deve entender *saúde*, esta joia de valor inapreciável, que a yogaterapia nos viabiliza.

Características da yogaterapia

É um treinamento:

1) *Inespecífico e global*, isto é, beneficia não exclusivamente o fígado, o baço, este ou aquele órgão ou esta ou aquela função, mas o homem todo, em sua unidade holística;

2) *Ativo*, pois não faz do enfermo um *paciente*, ou seja, uma figura inerte apenas a receber, *passivamente*, os cuidados, os medicamentos, a ação do médico ou enfermeiro. O enfermo não é tratado. Ele mesmo se treina. Em yogaterapia cada um é autor de suas melhoras ou cura;

3) *Natural*, pois que provoca e convoca a própria natureza a promover a cura. Em naturopatia, medicamentos artificiais são dispensáveis. A yogaterapia prefere sempre os recursos da própria natureza, sendo esta considerada em sua plenitude, isto é, em seu nível visível, mas principalmente nos níveis invisíveis, sutis (energias, sentimentos, pensamentos e Espírito).

4) *Atóxico*, desde que procura evitar a quimioterapia, isto é, os produtos farmacêuticos, como também corrige os hábitos danosos (álcool, fumo, dieta errada). A rigor, é *desintoxicante*;

5) *De reduzidos riscos iatrogênicos* (pioras ou acidentes provocados pelo próprio tratamento). Para tanto é indispensável atender principalmente às contraindicações. É por esta razão que nem todo professor de Yoga está capacitado para cuidar de enfermos, para aplicar yogaterapia;

6) É *multifrontal*, isto é, atua em várias frentes, que simultânea e sinergicamente beneficiam o indivíduo; atua em todos os níveis da natureza, não somente no visível, o do corpo.

7) *De causas*. A remissão dos sintomas deve ser uma consequência da supressão das causas verdadeiras (as sutis). Remover somente os sintomas não é a preocupação central do método. Em outras palavras, a verdadeira solução não é a analgésica, que escamoteia a dor, mas a remoção do distúrbio fundamental que provoca a dor.

As várias frentes

A medicina que trata com exclusividade da episódica disfunção de determinado órgão vem sofrendo críticas pelos adeptos de um tratamento integral do orgânico. É a medicina psicossomática que cuida do homem como um sistema holístico. A yogaterapia vê o homem em níveis ainda mais sutis que o do seu psiquismo, portanto, vai mais além, muito além da psicossomática.

A *massoterapia é* o tratamento através de massagens. *A fisioterapia* utiliza agentes físicos (água, calor, eletricidade...) para a restauração da saúde afetada. A *dietoterapia* cura pela alimentação adequada. A *psicoterapia*, melhorando a mente, alivia os sofrimentos do corpo. A *cinesioterapia* é ginástica física como agente de cura e correção. Cada uma destas terapêuticas especiais tem indiscutível eficácia, mas também suas limitações. A conjugação de duas ou mais delas, naturalmente, consegue incomparavelmente mais do que uma só isolada.

A yogaterapia conjuga simultaneamente todas estas frentes de ação: a massoterapia, pelas massagens internas profundas autoaplicadas (*bandhas*, página 166); a dietoterapia, tratada no capítulo "Higiene Alimentar" (página 201 e seguintes); a psicoterapia, exposta no capítulo "Atitude Mental" (página 247 e seguintes); a cinesioterapia é proporcionada pelos muitos *ásanas*.

Além destas frentes, a yogaterapia mobiliza ainda outras: a) *frente filosófica*, que poderíamos chamar de *vidyaterapia* (cura pela sabedoria ou supressão da ignorância) e que o Dr. Viktor E. Frankl (*The Doctor and the Soul*, Bantam Books) preferiu chamar *logoterapia* (cura através de uma razão de viver, de uma crença na vida), consistindo em criar no enfermo uma posição filosófica capaz de vencer o tédio, o medo e o egoísmo, gerados pela ignorância e geradores da infelicidade, do embrutecimento, da fragilidade e da doença; b) *frente prânica, energética*, graças a *pranayamas* e exercícios respiratórios; c) *frente moral*, que, considerando o comportamento como fator de saúde ou doença, requer reeducação no sentido de substituir o ódio pelo amor, o medo pela serenidade, o embuste pela verdade, o ressentimento pelo perdão, a violência pela benevolência, o pedir pelo dar, a dependência pela libertação.

Consiga o máximo da yogaterapia

Grande maioria de praticantes deixa de conseguir em pouco tempo grandes resultados porque se limitam a fazer ginástica. Tais pessoas não mudam seus velhos hábitos e condicionamentos alimentares, não mudam moralmente, continuam filosoficamente inseguras, mentalmente agitados. É lógico que conseguem proveitos, mas muito menores do que poderiam. A grande eficiência do treinamento depende da cooperação de diversas frentes terápicas.

Para você conseguir o máximo, atenda a estas recomendações:

1) Tanto quanto possa (sem criar tensão, sem grandes sacrifícios e autorrepressões), cumpra com as várias frentes do treinamento; Seja persistente. Não suspenda a prática e o método logo que comece a melhorar. Faça do Yoga uma experiência definitiva, um caminhar sem parada, retorno ou desvio;

2) Prefira seguir as instruções de um livro honesto a seguir as instruções de um instrutor despreparado;

3) Estando você doente, consulte seu médico. Atenda-lhe a orientação e também as indicações e contraindicações constantes nas páginas seguintes;

4) Tenha sempre em vista que prevenir é melhor que remediar. Profilaxia é melhor que medicação.

"Se saúde é 'o bem-estar físico, mental e social', como definiu a Organização Mundial de Saúde, cultive a yogaterapia para desenvolver os três elementos básicos que constituem o equilíbrio psicossomático: a *euforia*, a *eurritmia* e a *eutimia*" (Dr. Moisés Fisch). Euforia é a sensação de bem-estar. Eurritmia, harmonia. Eutimia, sossego espiritual.

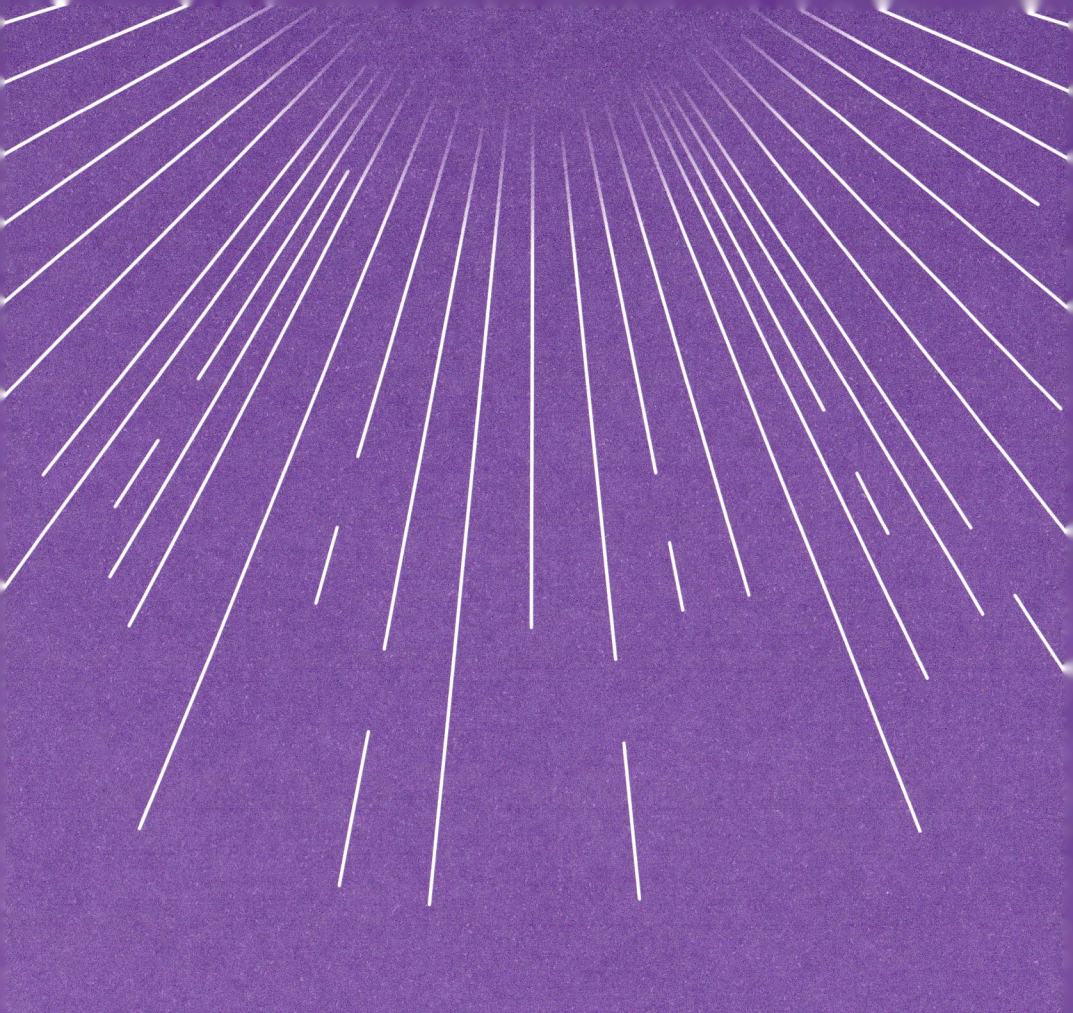

PARTE 10

YOGA PARA TODAS AS IDADES

Yoga para crianças

YOGA PARA SEU FILHO?

Excelente ideia. Prova de seu amor. Leve à frente.

Procure um(a) professor(a) que efetivamente conheça a doutrina e saiba lidar com crianças e as ame, que seja um educador de vocação, alguém que viva realmente o Yoga (na prática e na teoria), cuja conduta ético-espiritual mereça sua confiança. Deve ser alguém que já não confunda Yoga com simples ginástica, que veja seu filho como um ser divino em processo de plenificação de uma gigantesca potencialidade... É preciso ter cuidado muito especial com o processo de maturação orgânica, psicológica, energética e espiritual das crianças. As técnicas da Hatha Yoga e processos sutis concomitantes, aplicados à criança tem mostrado um fantástico poder construtivo ou destrutivo. Por exemplo, as técnicas que impliquem em sucção abdominal, podem precipitar a maturação das glândulas sexuais prematuramente, o que é desastroso na criança. Já imaginou uma criaturinha sexualmente um adulto, mas psicologicamente um imaturo?!

Preocupado quanto a coisas dessa natureza, cheguei até a desestimular a Hatha Yoga para a garotada. Cheguei a alertar:

A prática de ásanas nem sempre é aconselhável para crianças. Os *ásanas* que mais os beneficiam já são praticados instintivamente por elas em seus jogos e traquinagens. Para evitar possíveis riscos, melhor é soltar as crianças para brincar. Correr, subir no muro ou nas árvores, pendurar-se, dar cambalhotas, jogar "pelada". É o Yoga mais indicado para crianças.

Depois, não parei de observar, de refletir, de estudar, hoje concluí que as aulas de um professor pedagogicamente competente podem se transformar numa abençoada traquinagem "yóguica", que os miúdos geralmente adoram, e onde, brincando, vão aprender a respirar, a movimentar eficazmente o corpo, a relaxar, a ficar quietinho, sem tagarelar, sentados e brincando de meditar. Assim também com alegria, chegarão a cultivar os valores humanos (verdade, retidão, amor, paz e não violência), aprenderão a arte de conviver com harmonia, beleza e cooperação.

Como se vê, tudo depende da orientação do professor. Ensinar hábitos sadios, os pais ensinam, preferencialmente por meio de exemplos. Pais e professores, cooperando, precisam salvar as crianças deste mundo da *normose*.

"Brincar de Yoga" é o mais aconselhável, o mais apropriado a condições psicossomáticas e espirituais da infância e condições orgânicas e psíquicas de cada um em particular.

Para adolescentes

Normalmente uma fase de agitação psicológica e de crescimento acelerado, a adolescência tem na prática do Yoga uma ajuda de incalculável valor, não somente no que se refere à "construção" do físico, mas principalmente como fator de equilíbrio e maturidade emocional. Quando os governos tiverem descoberto o benefício do Yoga à juventude, a política educacional oficializará sua prática na escola e nas atividades extraescolares.* Não existirão "transviados" numa comunidade na qual os prazeres da saúde, a força física e a tranquilidade psicológica puderem ser desfrutados por seus

---

* Em cursos rápidos em universidades, as pesquisas que fiz revelam aprovação unânime para a implantação do Yoga na escola brasileira. Tenho notícias de que se generaliza nas escolas da França a "Saudação ao Sol" (*suryanameskar*) e tem sido muito compensadora a experiência. [*N. do A.*]

adolescentes. A delinquência juvenil, aspecto tenebroso e confrangedor da sociedade atual, resulta de um insano emprego de energias psicológicas e físicas, em proveito da autoafirmação de cada moço ou moça à procura de destino melhor que os salve do emaranhado de desilusões e frustrações que os ameaça, tudo fruto de uma visão destorcida das coisas, resultado de um espírito crítico mal cultivado.

O Yoga acalma os ímpetos, canaliza para o lado construtivo todo saldo positivo de energias, aclara a mente, sublima impulsos, infunde a sensação de segurança, cultiva o melhor de cada um. Sua doutrina, se bem que inteiramente adogmática, propicia explicações novas e satisfatórias. Yoga é o melhor antídoto contra as drogas.

Um adolescente pode praticar o regime integral neste livro sugerido. Obterá músculos fortes, nervos sadios, glândulas equilibradas, disposição para o estudo e para o trabalho e um natural estado de mansidão, revelador de segurança e de verdadeira coragem.

Para idosos

O que vai se ler aqui é quase nada se comparado com o meu outro livro intitulado *Saúde na terceira idade* e com o que ensino no vídeo do mesmo nome.

Os praticantes de Yoga começam a sentir o "peso da idade" muito mais tarde do que a pessoa normótica. Intuitivamente, vão sentindo as mudanças que deverão introduzir em seu programa diário de *ásanas*, à medida que lhes declinam vitalidade e destreza.

Às pessoas idosas, para as quais este livro seja o primeiro no assunto, preciso dizer que os tesouros do Yoga também lhes são acessíveis, pois que Yoga não é apenas a prática de contorcionísticos *ásanas*. Longe disto, não importa a idade que tenha um vovô ou vovó. É-lhe altamente benéfica a prática de exercícios respiratórios, relaxamento, purificações, orações, meditações, alimentação inteligente e, principalmente, uma administração da mente que lhe dê encantamento, contentamento, lucidez, paz, fé, esperança, coragem... A pessoa mais idosa que tive na Academia tinha 87 anos.

Septuagenários tenho tido em bom número. Minha mãe, octogenária, somente com bons relaxamentos obteve grandes melhoras de sua velha e severa artrite reumatoide.

Neste aspecto, a filosofia yogui é de suma sabedoria, pois não oferece "consolações" aos que temem o *fim*. Consolações soam como piedoso engodo. Engodo não presta. O que é bom é conhecer a verdade. Que diz a metafísica yogue sobre o *fim*?

"O que nasce morre e o que morre nasce." A morte é, portanto, o epílogo de uma experiência, a cerimônia de colação de grau de um curso que se fez. Faz tanto medo como o deitar-se para repousar, pois não deixa de ser um sono necessário e prolongado, válido apenas para o corpo. O que em nós é imortal, é claro, não morre. O Espírito não nasce, portanto, não morre. É eterno. "O Espírito encarnado abandona os velhos corpos e reveste outros, como um homem que troca uma roupa usada por uma nova. As armas não O podem ferir, nem o fogo queimar, nem as águas penetrarem, nem os ventos tangerem. Eternamente estável, imóvel, penetrando tudo. Ele sempre foi, é e será." (*Bhagavad Gita*)

Um *yoguin*, por enfermidade ou velhice, sentindo o que chamam *fim*, torna-se tão sereno e jubiloso que aos ignorantes causa admiração. Por quê? Porque ele sente o mesmo alívio de um escafandrista, que, dos sombrios abismos no mar da matéria, vai subir à tona, à claridade, à livre atmosfera da Vida onde se desconhece a opressão, deixando para trás a roupa de mergulho que já prestou serviços e é, agora, incômoda, imprestável e, portanto, desprezível.

Eis por que o *yoguin* não padece a nostalgia típica dos que acreditam na morte e a temem e só creem na matéria e a ela se apegam.

> *Passa do meio-dia.*
> *O declínio começou.*
> *Aqui, no vale, as sombras chegam mais cedo.*
> *Subirei a montanha.*
> *Lá no alto os últimos fulgores do sol serão meus.*
> *E quando a noite chegar vai me encontrar lá no alto.*

Do livro *Saúde na terceira idade*, Hermógenes

Aos idosos são aconselháveis largos períodos de prática do relaxamento, ao lado de atividades criadoras suaves, leituras construtivas, boa música, passeios, sessões matutinas e vespertinas de reconfortantes *pranayamas*.

Só para mulheres

A prática de *ásanas*, pelo acentuado efeito que provoca no organismo, merece atenções especiais das mulheres. A vida de uma mulher atravessa as fases: infância, puberdade, adolescência, maturidade, climatério-meno-pausa, senilidade.

Têm elas na prática do Yoga o mais eficiente aliado para, sem trauma-tismos e desequilíbrios, vencer as fases dramáticas que são a puberdade e o climatério-menopausa, verdadeiros caos fisiopsíquicos, presentes res-pectivamente na maturação e no declínio sexual. O sofrimento da Síndro-me da tensão pré-menstrual (TPM) pode ser consideravelmente reduzido ou vencido com a prática de Yoga.

A crise pubertária é uma consequência do desenvolvimento e ma-turação dos órgãos e glândulas sexuais, transformando a menina em moça, preparando-a para a procriação. Os ovários começam a produzir o hormônio chamado estrogênio (Parte 1), o qual, embora em ínfimas quantidades, transforma acentuadamente o comportamento psíquico, a anatomia e o funcionamento orgânico. A puberdade é a antessala da ado-lescência e de uma vida adulta sadia e ajustada ou de sofrimento físico e desajuste psíquico. Quase tudo depende dos processos de maturação en-dócrina em andamento.

A chamada mudança de idade, a conhecida menopausa, é a outra fase difícil da vida de uma mulher. Corre por conta do declínio acentuado da produção hormonal, assim como, e principalmente, da aflição de se ver a caminho do envelhecimento e do fim. A perda de forças, a instabilidade emocional, o aumento ou a perda rápida de peso são os sintomas iniciais. Algumas mulheres chegam a atingir os abismos da alienação mental nos tempos dramáticos de seu declínio sexual e vital.

Autoperfeição com Hatha Yoga

O Yoga ajuda a mulher em ambos os casos, que não há remédio que evite. O Yoga não faz outra coisa senão promover um desenrolar suave, natural, de tal maneira que prepara o organismo e a mente para a fase seguinte. Seja pela higiene mental, alimentação adequada, higiene física, seja pelos exercícios respiratórios, *ásanas* e repouso, o Yoga é o aliado da mulher nestas crises. No entanto, no que concerne aos exercícios, necessário se faz atender a uma programação especial, que se acha bem explícita em Muzumdar (*op. cit.*).

1) SÉRIE PARA AS PÚBERES

Nº	Denominação em sânscrito e em português	Página	Figura	Duração mínima	Aumento quinzenal	Limite de duração
1	*Padmásana* (Lótus)	119	25	1 min.	1 min.	20 min.
2	*Sarvangásana* (Pose sobre os ombros)	155	67 a 71	30 seg.	30 seg.	12 min.
3	*Matsyásana* (Pose do peixe)	135	47, 48 e 51	10 seg.	10 seg.	4 min.
4	*Halásana* (Pose do arado)	157	72 a 75	15 seg.	15 seg.	3 min.
5	*Bhujangásana* (Pose da cobra)	128	40	5 seg.	5 seg.	20 seg.
6	*Shalabhásana* (Pose do gafanhoto)	131	42	5 seg.	5 seg.	12 seg.
7	*Paschimotanásana* (Pose da pinça)	124	34	10 seg.	10 seg.	3 min.
8	*Shavásana* (Relaxamento)	172	84	10 min.	10 min.	3 min.

2) SÉRIE PARA A MENOPAUSA

Nº	Denominação em sânscrito e em português	Página	Figura	Duração mínima	Aumento quinzenal	Limite de duração
1	*Padmásana* (Lótus)	119	25	1 min.	1 min.	20 min.
2	*Viparita-karani* (Pose da foice)	153	66	30 seg.	30 seg.	8 min.
3	*Bhujangásana* (Pose da cobra)	128	40	5 seg. 3 vezes	5 seg. 3 vezes	25 seg. 5 vezes
4	*Paschimotanásana* (Pose da pinça)	124	34	15 seg.	10 seg.	3 min.
5	*Aswini-mudra* (Contração anal)	169		15 vezes	5 vezes	60 vezes
6	*Shalabhásana* (Pose do gafanhoto)	131	42	30 seg.	15 vezes	3 min.
7	*Maha-mudra* (Grande símbolo)	124	33	15 seg.	10 seg.	3 min.
8	*Yoga-mudra* (Símbolo do yoga)	121	27 a 32	15 seg.	20 seg.	10 min.
9	*Shavásana* (Relaxamento)	172	87	30 min.	30 min.	

3) SÉRIE PARA A MULHER CASADA

Nº	Denominação em sânscrito e em português	Página	Figura	Duração mínima	Aumento quinzenal	Limite de duração
1	*Padmásana* (Lótus)	119	25	1 min.	1 min.	20 min.
2	*Sarvangásana* (Pose sobre os ombros)	155	67 a 71	1 min.	30 seg.	12 min.
3	*Matsyásana* (Pose do peixe)	135	47, 48 e 51	20 seg.	15 seg.	4 min.
4	*Bhujangásana* (Pose da cobra)	128	40	5 seg. 3 vezes	5 seg. 3 vezes	30 seg. 5 vezes
5	*Shalabhásana* (Pose do gafanhoto)	131	42	5 seg. 3 vezes	5 seg. 3 vezes	15 seg. 5 vezes
6	*Paschimotanásana* (Pose da pinça)	124	34	15 seg.	10 seg.	3 min.

Nº	Denominação em sânscrito e em português	Página	Figura	Duração mínima	Aumento quinzenal	Limite de duração
7	*Aswini-mudra* (Contração anal)	169		15 vezes por min.	5 vezes por min.	60 vezes por min.
8	*Uddiyana-bandha* (Sucção abdominal)	167	83	5 seg. 3 vezes	5 seg. 3 vezes	11 seg. 5 vezes
9	*Nauli* (Dança do ventre)	168	84 a 86	5 seg. 3 vezes	5 seg. 3 vezes	11 seg. 5 vezes
10	*Shavásana* (Relaxamento)	172	87	20 min.	10 min.	1 hora

1) Para as púberes:

Nesta fase, são inteiramente prejudiciais: *uddiyana-bandha* e *nauli*, até que a menstruação não se tenha estabelecido perfeitamente. Este programa diário não se deve iniciar sem um prévio estágio de uns quinze dias em que se passeie um pouco a pé. No caso de fluxo escasso, os exercícios são inconvenientes, salvo o *shavásana* ou relaxamento, que por sinal é antônimo de exercício e ação.

2) Para a menopausa:

O programa da página 301, sugerido para a menopausa, não convém às que sofrem de desordens cardíacas, hipertensão ou anemia, as quais, no entanto, tirarão muito proveito de *shavásana*. Naturalmente, a mulher que vem praticando Yoga não estará sujeita aos sofrimentos comuns da menopausa. Esta transcorrerá com naturalidade e por certo em idade mais avançada do que a comum.

3) Para a mulher casada:

O programa sugerido na página 301 poderá salvar a mulher casada de transtornos comuns e ajudará a recuperação depois do parto. Se o parto foi normal, a prática pode ser iniciada depois da sexta semana. É absolutamente danosa a prática do *paschimotanásana, padahastásana, mahamudra, uddiyana-bandha* e *nauli* antes da décima segunda semana, e em seis semanas de prática do programa adiante aconselhado.

Com a prática diária de *uddiyana bandha* e *nauli*, naturalmente quando esta prática não oferecer perigo, uma senhora poderá devolver à cintura a esbeltez que a gravidez roubara.

O Yoga é o único sistema que promove exercícios puerperais. A prática dos *aswini-mudra*, conveniente para as mulheres casadas, não deve ser realizada pelas solteiras, viúvas e monjas.

4) Para as enfermidades femininas:

a) Desordens menstruais (na puberdade): *sarvangásana, matsyásana, halásana, bhujangásana* e *paschimotanásana*.

b) Desordens menstruais (mulher adulta): todos os anteriores e mais *uddiyana-bandha, nauli*, estes, porém, vedados às impúberes.

c) Insuficiência ovariana: *sarvangásana, matsyásana, paschimotanásana, shalabhásana* e *viparita-karani*.

APÊNDICE

Aplicações yogaterapêuticas

EMBORA A EFICIÊNCIA DA YOGATERAPIA NÃO DE-
penda de algo assim — "para tal doença tal *ásana*" —, para tentar atender
(com possíveis imprecisões) à insistência de muitos desde a primeira adição,
fiz as sugestões abaixo, que, felizmente, têm dado bons resultados.

Se você praticar holisticamente o Yoga vai se surpreender com resultados admiráveis e preciosos e muitas vezes além do que desejara alcançar
— Yoga holístico pode curar não somente determinada doença, as outras
concomitantes que também somem. Sabe por quê? Porque yoga restaura a
saúde. Ora, com a presença onipoderosa da saúde, diferentes enfermidades dão o fora. Mesmo assim, aproveite estas indicações.

No estudo de cada técnica, em páginas precedentes, foram descritos
os efeitos fisiológicos de cada uma. Baseado nisto e em outros elementos,
organizei um quadro das *indicações yogaterapêuticas*, para orientação do
leitor.

a) Indicações	Páginas	Figuras
1 — *Aerofagia* (deglutição do ar atmosférico). *Mayurásana*. Pose do pavão-real.	145	62 a 64

29 — *Hemorroidas* (tumores varicosos formados
pela dilatação das veias do ânus ou do reto,
com fluxo de sangue ou sem ele).
Maha-mudra. Grande símbolo.   124   33
Paschimotanásana. Pose da pinça.   124   34
Mayurásana. Pose do pavão-real.   145   62 a 64
Aswini-mudra. Contração anal.   169

30 — *Hérnias* (projeção total ou parcial de
um órgão através de abertura natural ou
adquirida na parede da cavidade que o
contém).
Viparita-karani. Pose da foice.   153   66
Sarvangásana. Pose sobre os ombros.   155   67 a 71
Shirshásana. Pose completa.   163   79 a 81

31 — *Hipotensão* (tensão arterial baixa).
Ujjáyi.   97

32 — *Hipotireoidismo* (atividade insuficiente da
glândula tireoide).
Bhujangásana. Pose da cobra.   128   40
Dhanurásana. Pose do arco.   132   43
Chakrásana. Pose da roda.   133   44
Pristhásana. Pose revirada.   134   45 e 46
Matsyásana. Pose do peixe.   135   47, 48 e 51
Viparita-karani. Pose da foice.   153   66

33 — *Hipertensão* (tensão arterial alta).
Yoga-mudra. Símbolo do Yoga.   121   27 a 32
Sukhásana. Postura fácil.   117   21
Ardha-vrikhásana. Meia postura da árvore. 142   58
Respiração diafragmática seguida de longos
relaxamentos.   88 e 172   8 e 87

44 — *Lumbago* (dor intensa na região lombar).

Paschimotanásana. Pose da pinça.	124	34
Padahasthásana. Pose da cegonha.	126	35
Ardha-matsyendrásana. Pose de torção.	141	56 e 57

45 — *Neurastenia* (fraqueza do sistema nervoso; esgotamento nervoso).

Sarvangásana. Pose sobre os ombros.	155	67 a 71
Halásana. Pose do arado.	157	72 a 75
Shirshásana. Pose completa.	163	77 a 81
Shavásana. Relaxamento.	172	87
Tônico dos nervos.	102	

46 — *Poluição noturna.*

Paschimotanásana. Pose da pinça.	124	34
Sarvangásana. Pose sobre os ombros.	155	67 a 71
Shirshásana. Pose completa.	163	77 a 81

47 — *Prisão de ventre.*

Yoga-mudra. Símbolo do Yoga.	121	27 a 32
Maha-mudra. Grande símbolo.	124	33
Paschimotanásana. Pose da pinça.	124	34
Bhujangásana. Pose da cobra.	128	40
Ardha-shalabhásana. Meia pose do gafanhoto.	130	41
Shalabhásana. Pose do gafanhoto.	131	42
Matsyásana. Pose do peixe.	135	47, 48 e 51
Trikonásana. Pose triangular.	138	52 e 53
Ardha-matsyendrásana. Pose de torção.	141	56 e 57
Mayurásana. Pose do pavão-real.	145	62 a 64
Sarvangásana. Pose sobre os ombros.	155	67 a 71
Halásana. Pose do arado.	157	72 a 75
Shirshásana. Pose completa.	163	77 a 81
Uddiyana-bandha. Sucção abdominal.	167	83
Nauli. Dança do ventre.	168	84 a 86
Respiração completa.	91 e 92	9 e 10

48 — *Reumatismo* (quadro patológico com sintomatologia dolorosa em músculos e articulações, sem febre nem caráter inflamatório)

Padmásana. Lótus.	119	25
Paschimotanásana. Pose da pinça.	124	34
Ardha-matsyendrásana. Pose de torção.	141	56 e 57
Sarvangásana. Pose sobre os ombros.	155	67 a 71

49 — *Rinites* (inflamações da mucosa nasal).

Ardha-matsyendrásana. Pose de torção.	141	56 e 57

50 — *Rouquidão.*

Simhásana. Pose do leão, associada com	166	82
Viparita-karani. Pose da foice, associada com	153	66
Kumbhaka. Respiração ritmada.	94	

51 — *Rugas.*

Viparita-karani. Pose da foice.	153	66
Sarvangásana. Pose sobre os ombros.	155	67 a 71
Shirshásana. Pose completa.	163	77 a 81

52 — *Taquicardia** (pulsação acelerada).

Respiração de limpeza.	100	
Uddiyana-bandha. Sucção abdominal.	167	83

53 — *Temperatura.*

Ujjáyi. (Eleva a temperatura.)	97
Bhastrika. O fole. (Eleva a temperatura.)	99
Sitkari. (Abaixa a temperatura.)	102
Suryabhada-kumbhaka. (Eleva a temperatura.)	103

---

* Existe a taquicardia que acompanha uma doença cardíaca (neste caso a sucção abdominal é contraindicada), e existe a taquicardia de origem psicossomática, que muito se beneficia com o exercício de sucção abdominal. [*N. do R.T.*]

54 — *Tremores e contrações nervosas.*
    Sarvangásana. Pose sobre os ombros.   155   67 a 71

55 — *Varicela ou catapora.*
    Sarvangásana. Pose sobre os ombros.   155   67 a 71

56 — *Varicocele* (tumor formado pela dilatação
    das veias do escroto — bolsa que contém
    os testículos e seus órgãos acessórios — e
    do cordão espermático.)
    Viparita-karani. Pose da foice.   153   66
    Sarvangásana. Pose sobre os ombros.   155   67 a 71
    Shirshásana. Pose completa.   163   77 a 81

57 — *Varizes* (dilatação permanente de uma
    veia).
    Viparita-karani. Pose da foice.   153   66
    Sarvangásana. Pose sobre os ombros.   155   67 a 71
    Shirshásana. Pose completa.   163   77 a 81

58 — *Visceroptose* (queda das vísceras).
    Shirshásana. Pose completa.   163   77 a 81
    Sarvangásana. Pose sobre os ombros.   155   67 a 71
    Yoga-mudra. Símbolo do Yoga.   121   27 a 32
    Viparita-karani. Pose da foice.   153   66

Contraindicações
(Por ordem alfabética das enfermidades)

1 — *Apendicite crônica*
    Nauli. Dança do ventre.   168   84 a 86

2 — *Catarro nasal crônico*
    Shirshásana. Pose completa.   163   77 a 81

Relaxamento melhora a circulação para as seguintes enfermidades

1 — Anemia
2 — Angina de peito
3 — Colite
4 — Doenças do coração
5 — Hipertensão temporal
6 — Doenças psicossomáticas em geral

Nota: Relaxamento de mais de 20 min. Duas vezes por dia.

Miscelânea

Contraindicações
Pela ordem alfabética das técnicas

     Os *ásanas* acima enumerados e suas
     variações não devem ser praticados por
     quem sofre de lordose lombar (pessoas

"seladas", com uma coluna recurvada no fim das costas, o que faz o abdômen ser projetado para a frente).		
Nauli. Dança do ventre.	168	84 a 86
Contraindicada para os que sofrem de:		
Apendicite crônica		
Colite		
Coração		
Hipertensão		
Úlceras		
3 — *Sarvangásana*. Pose sobre os ombros.	155	67 a 71
Não deve ser praticada por quem sofre de:		
Coração		
Enfermidades congestivas agudas de:		
Olhos		
Ouvidos		
Peito		
4 — *Shirshásana*. Pose completa.	163	77 a 81
Contraindicada para os que sofrem de:		
Catarro nasal crônico		
Coração		
Prisão de ventre com fezes empedradas		
Problemas da coluna cervical		
5 — *Uddiyana-bandha*. Sucção abdominal.	167	83
Contraindicada para os:		
Cardíacos		
Gestantes		
Impúberes (menores de 12 anos)		
Portadores de perturbações abdominais sérias (colite, úlcera)		
Tuberculosos		

6 —	*Viparita-karani*. Pose da foice.	153	66
	Sarvangásana. Pose sobre os ombros.	155	67 a 71
	Halásana. Pose do arado.	157	72 a 75

Os *ásanas* acima não devem ser praticados pelos portadores de cifose (pessoas acorcundadas).

Eletroterapia

O Dr. Antônio Carlos Navarro Martins, já falecido, era uma dessas pessoas de coração limpo, entusiasmo sadio, inteligência brilhante e ávido por pesquisar e conhecer. Como engenheiro eletrônico de profundo saber, dedicava-se à eletroterapia. Via o corpo humano como um deslumbrante aparelho elétrico. A carta que me escreveu merece ser divulgada mercê da contribuição que oferece a nosso estudo. É sem dúvida uma valiosa corroboração científica dos ensinos do Yoga.

Caro Prof. Hermógenes:

Objetiva a presente entregar à sua consideração uma série de observações que venho fazendo desde o ano passado quando, após assistir a sua conferência sobre Yoga, pronunciada no auditório da ACM, fui levado a me deter, com maior atenção, nos estudos desta maravilhosa educação psicossomática, cuja amplidão se acentua pela transformação do binômio "corpo-alma", no monômio "homem" à semelhança de Deus.

Sou um permanente estudante de eletroterapia e, como consequência, da eletricidade humana.

Praticando os ensinamentos da *Hatha Yoga,* sorvido em livros, dentre os quais saliento o de sua autoria, frequentando conferências-cursos, como as levadas em série no *Diário de Notícias,* sob a sua orientação, aqui estou, como um *chela* se dirigindo ao seu *guru,** trazendo a seu julgamento as minhas ob-

---

* É uma expressão indevida a do missivista. Somente sua imensa bondade explica o chamar-se de *chela* (discípulo) e chamar-me de *guru* (mestre). Nem ele nem eu merecemos o que acima está escrito. [*N. do A.*]

servações e algumas conclusões. Para melhor facilidade de comunicação, vou separar em subtítulos, tais como: Som; Correntes Elétricas, Terapêutica; e Rejuvenescimento, os setores de meus estudos preliminares.

SOM: Procurando a razão dos benefícios das normas yogues para o corpo e a mente, fui detido, de início, no setor som. Conhecemos todos, e também a técnica moderna aplicada, os efeitos benéficos dos sons, quer agrupados em melodias, quer isoladamente selecionados em suas frequências. O efeito de uma vibração sonora é tão profundo sobre o sistema nervoso humano que é atualmente utilizado como elemento de anestesia no chamado *som branco*, um som semelhante àquele percebido ao longo das grandes quedas de água. O efeito terapêutico das músicas clássicas, como calmantes, já é utilizado nas grandes clínicas de psiquiatria.

Dentre os sons isolados, os de baixa frequência são os indicados para efeitos de bloqueio nervoso e, consequentemente, relaxamento geral. Ora, os mestres do Yoga aconselham e usam a expressão OM em emissão prolongada. Na conferência do Swami Bhaskarananda, durante o curso citado no *Diário de Notícias*, ele próprio inicialmente emitiu este som. O *om* do Yoga é um som de baixa frequência, semelhante ao usado em técnica sonoterápica. É um som de bloqueio.

Sua utilização, no início de uma prática yogue, é como um relaxamento geral, preparo prévio do corpo e da mente para melhor absorção de ensinamento. É como uma varredura ampla inicial para receber Perfeição.

Fabricamos e colocamos à sua disposição uma aparelhagem eletrônica para reproduzir o som *om* e dela já estamos fazendo uso em experiências que comprovam o acima declarado.*

CORRENTES ELÉTRICAS: Ninguém que estuda o corpo humano tem dúvidas da ação eletroquímica do cérebro.

Vivemos mercê de uma usina divina — o cérebro — que, através de seu sistema transmissor — a medula — e seu circuito distribuidor — os nervos —, responde por todo o conjunto de operações de nosso corpo: nutrição,

---

* No livro *Saúde na terceira idade* menciono o papel do som na prática yogue. Detenho-me especialmente no "OM", que é um *"mantran"* universal de estranho poder, tão bem estudado pelo Dr. Navarro e que, realmente, abre qualquer trabalho de cultura espiritual na Índia, inclusive a leitura dos textos sagrados. Seu poder pacificador é uma riqueza. Todas as nossas sessões na Academia são iniciadas com a emissão vocal do *Om*. [N. do A.]

reprodução, crescimento, defesa, raciocínio, memória, sentidos — e que nos coloca no ápice da escala animal. Do equilíbrio desse conjunto, aliado ao conjunto de células de irradiação (Van der Neilen), resulta um estado harmônico, perfeito, justo, que gera a satisfação interna e explode, exteriorizando-se em forma de felicidade. A felicidade pessoal é, pois, um estado e, no terreno puramente técnico, diremos, é um estado de equilíbrio de voltagem entre a usina e a distribuição.

Analisando as posturas yogues em primeiro plano, verifiquei a preocupação e a determinação firme de todos os instrutores sobre a verticalidade da coluna vertebral. Sob o ponto de vista elétrico, este é o ramo da transmissão, o circuito principal, digamos. De sua verticalidade resulta uma perfeita arrumação das vértebras e, consequentemente, uniformidade do canal raquidiano, eletroduto protetor da medula, daí resultando um perfeito condutor elétrico sem nódulos de resistência ôhmica. A profunda dissertação sobre o sistema nervoso, contida em seu livro *Autoperfeição com Hatha Yoga,* muito me ajudou em minhas observações, pois a Figura 4 é um verdadeiro diagrama elétrico. Deste exame surge a parte lógico-elétrica dos pousos sobre a cabeça. Ora, sabemos que a condutibilidade elétrica da medula provém da solução líquida. Sabemos que toda solução tende, mormente aquelas de ação elétrica, a depositar o elemento ativo. Os yogues chamam de *kundalini* a energia potente localizada na base da coluna vertebral. Não lhe parece, meu caro guru, que as posturas de cabeça provocando a volta deste depósito ao todo da solução, por meio da gravidade, não são a causa de tanto benefício que, desta prática, nós obtemos?*

As posições de "lótus" etc., não serão uma forma de, reduzindo a resistência ôhmica do circuito geral, promover uma alta de voltagem na usina (cérebro), pela diminuição de carga do circuito?

Estamos construindo um circuito amplificador para, captando as correntes epidérmicas, chegarmos à comprovação em experiência desta conclusão. Não temos dúvidas, por experiência própria, que algo acontece de benefício com

---

* Evidentemente estamos diante de uma interpretação inteiramente nova para o fenômeno. Suscitada por uma autoridade da ciência, merece admiração e pesquisas que o próprio Dr. Navarro por certo realizará. De início, vejo nela uma hipótese plausível. [*N. do A.*]

esta prática, pois não há de negar o estado quase de euforia que advém após uma realização yogue *pensada, refletida* e *sentida* por todo o conjunto de comando mental.

TERAPÊUTICA: Do valor terapêutico da prática yogue, creio não haver dúvidas, pois na convivência com vários médicos, dada a minha linha de eletroterapia, tenho ouvido referências constantes sobre a eficiência da yogaterapia, ramo científico, que a classe médica já acredita estabelecido e em franca ampliação de uso. Em nossa modesta atividade, verificamos dia a dia o valor dos exercícios yogues em fisioterapia.

REJUVENESCIMENTO: Para aqueles que sempre recebem tal assertiva, do efeito rejuvenescedor do Yoga, com ceticismo e descrença, basta lembrar que, em todo aparelhamento elétrico, a velhice se caracteriza pela baixa voltagem. Assim se dá com as pilhas, os acumuladores, os transformadores, que, quando obsoletos, provocam baixas de tensão; os motores, que por deficiência em isolamento, concorrem para baixar a voltagem aplicada; os circuitos eletrônicos etc. Ora, se da prática yogue decorre a normalização da voltagem motriz de acionamento geral do corpo humano, comprovado como está pela uniformidade de batimento cardíaco e bem-estar geral, como não aceitar o seu efeito de freio sobre o processo de envelhecimento?

Nem nega a forma em arco da coluna vertebral como indicador do "peso dos anos". Se o Yoga corrige tal postura, pela manutenção da verticalidade dorsal, como não aceitar seu efeito benéfico de conservador da aparência jovem?

São estas as observações e conclusões que eu queria levar a seu conhecimento e ao mesmo tempo comunicar que dentro da linha de pesquisas que me propus seguir, voltarei a trazer para seu julgamento os futuros resultados obtidos.

Do *chela*, amigo e seguidor,

NAVARRO*

---

* Dr. Navarro não chegou a alcançar a profundidade maior de sua pesquisa no oceano da sabedoria. Yama Raja, aquele que leva a alma deixando o corpo vazio e morto, interferiu em seus grandiosos projetos na busca da Verdade. Deus o abençoe. [*N. do A.*]

Yoga e ciência psicológica ocidental

A ciência ocidental, depois de longos séculos de especulações, de dualismos, de pluralismos, de atomismos, somente no presente século vem adquirindo a visão real da globalidade psicofísica do ser humano, graças ao aperfeiçoamento dos métodos de estudo e pesquisa utilizados pelas ciências do homem. A ciência hindu, no entanto, há milênios que se baseia nesta globalidade.

Enquanto no Ocidente separa-se a cultura física da cultura intelectual, criam-se sistemas parciais de desenvolvimento por todos os lados, a ciência hindu só reconhece como fonte de desenvolvimento e do próprio conhecimento a experiência plena. Partindo de uma visão integral do Cosmo, apresenta como ideal de realização do ser humano seu pleno desenvolvimento, sua reintegração na energia cósmica, presente em todos nós.

Enquanto muitas religiões ocidentais indicavam o sofrimento como o caminho da salvação eterna, criando uma oposição entre a alma boa e o corpo mau, a filosofia hindu prega a purificação através de desenvolvimento integral aqui e agora, desenvolvimento físico, psíquico, emocional e moral.

Hatha Yoga é o sistema que tem por finalidade este desenvolvimento, através de práticas de ginástica integral, de hábitos de higiene e alimentação e da cultivação de atitudes morais emocionalmente amadurecidas.

Desta forma, representa um "treinamento de integração" de elevada significação, pois desenvolve os recursos da personalidade para solução dos problemas existenciais, estabelecendo o condicionamento dos comportamentos resolutivos.

É claro que as práticas Yogas não representam uma panaceia. Não podem resolver os problemas de imaturidade afetivo-emocional, de insegurança, de desajustamento intra e extraindividual tão generalizados na nossa cultura ocidental. Para obter os benefícios do sistema é necessário que o indivíduo já apresente certo grau de segurança, de visão da realidade objetiva, para que não procure nestas práticas resultados mágicos que elas não podem dar.

Aqueles que não apresentam ainda este nível de amadurecimento terão que recorrer às técnicas de assistência psicológica.* Isto não quer dizer, porém, que cada um possa ajuizar se está em condições para fazer Yoga. Somente a experiência poderá informar até que ponto o indivíduo aproveitará estas práticas.

Considerada, à maneira ocidental, como uma ginástica — nas suas primeiras fases — a Hatha Yoga é muito superior a qualquer sistema nosso de cultura física, pelo seu caráter progressivo e pelo encadeamento científico dos exercícios, o que evita a fadiga. Depois de uma sessão bem conduzida de Hatha Yoga, a pessoa sente-se *melhor do que antes*. Isto em contraposição à ginástica ocidental, que procura o desenvolvimento pela acentuação mais ou menos direta do esforço.

Para finalizar, transcrevo as palavras do Dr. José Silveira Pontual, psicólogo, médico e professor.

> O livro do Prof. Hermógenes destaca-se dentro da vasta bibliografia existente sobre o assunto, nos seguintes pontos:
>
> • Em primeiro lugar, o autor pertence ao grupo daqueles que, com humildade científica, respeitam a autenticidade e o caráter integral do sistema, em vez de tratar de "aperfeiçoá-lo" dentro do etnocentrismo ocidental.
> • O livro representa uma tentativa de integração das práticas Yogas e da ciência hindu com a ciência ocidental e com os nossos hábitos.
> • Finalmente, o autor estabelece uma comunicação intensa, especialmente com o leitor brasileiro, demonstrando alta capacidade de emparia. Seu estilo assemelha-se ao de uma longa carta pessoal. Revela preocupação de motivar o leitor para o desenvolvimento lento e progressivo. Isto recomenda especialmente o professor que o escreveu.

---

* É cada dia maior o número de psicólogos que dirigem seus clientes a professores de Hatha Yoga. Na minha Academia, no Rio de Janeiro, venho atendendo a um bom número dessas pessoas. Os resultados têm confirmado a confiança. O sucesso do livro *Yoga para nervosos* vem ao encontro da minha proposta de trabalho. [*N. do A.*]

Receitas culinárias

Desde sua primeira edição, este livro vem ajudando a muitos milhares de pessoas a se libertarem do consumo de carne, portanto, melhorando-lhes a saúde, a resistência, o vigor e o bem-estar. Muitos me pediram que publicasse um livro sobre a alimentação vegetariana, no qual fornecesse maior número de receitas variadas, o que facilitaria a adesão dos demais membros da família, pois uma refeição gostosa é um grande argumento.

Deixando o livro para quando puder, mas tentando atendê-los, mesmo que de maneira incompleta, nesta edição vou mais longe em "receitas culinárias", incluindo indicações valiosas.

Almôndega de aveia

1 xícara de aveia; 1 ovo; 1 xícara de leite desnatado; temperos (salsa, alho e sal). Amassar tudo. Fazer as almôndegas. Fritar. Fazer um bom molho de tomates. Colocar dentro os bolinhos e deixar abrir fervura. Servir neste molho, com salsa.

Quibe vegetariano

Uma e meia xícara de trigo (de quibe); 1 xícara de nozes (passadas no liquidificador); 1 ovo; 1 batata cozida; temperos. Lavar o trigo e deixar de molho por mais que uma hora. Escorrer bem. Misturar a batata (cozida e passada no espremedor), o ovo, as nozes e os temperos. Colocar em assadeira untada com margarina. Cortar em quadrados antes de ir para o forno. Forno moderado por 30 minutos. Servir com molho de tomates, à parte.

Bolinho de cenoura

Cozinhar algumas cenouras (com casca) em água e sal. Amassar até reduzir à massa. Fazer um refogado de alho e óleo e misturar na massa, com um pouco de farinha de trigo, para dar consistência. Querendo, pode acrescentar queijo ralado. Fritar ou assar.

Soufflé de queijo

3 ovos; 1 colher de sopa de farinha de trigo integral; 1 colher de sopa de manteiga; 12 colheres de sopa de queijo parmesão ralado; 1 lata de creme de leite; sal a gosto. Bata as claras em neve. Acrescente as gemas, a manteiga, a farinha e o queijo. Ponha por último o creme de leite, misture bem e leve ao forno quente, em forma untada.

Arroz integral

Prefira sempre o arroz integral, ou melhor, todo cereal integral.

O preparo do arroz integral é simples. Lave-o. Ponha de molho durante a noite. Não desperdice a água em que esteve de molho, pois está rica em vitamina B. Aproveite-a para o cozimento, que é igual ao do arroz comum, com o acréscimo que deve ficar muito seco. Se quiser que fique solto, pingar algumas gotas de limão quando estiver secando.

Arroz enriquecido

A fim de acrescentar algum valor nutritivo ao arroz comum, que não é alimento, Dieno Castanho nos dá uma receita. Coloca-se no liquidificador: tomates, cenouras, beterrabas, uma colher de sopa de germe de trigo, alho e sal a gosto. Liquidifica-se tudo até formar uma pasta homogênea. Pode-se acrescentar também: aipo, vagens ou quaisquer hortaliças. Dilui-se com um pouco de água e põe-se a ferver. Põe-se o arroz a cozer em água fervente. Quando esta secar e for preciso acrescentar mais água, usa-se a mistura de vegetais liquidificados e deixa-se ferver até secar.

Empada de batatas

1/2 kg de batatas descascadas; 2 gemas; 1 colher de sopa de manteiga; queijo ralado; 1 colher de sopa de maisena; sal a gosto. Cozinhar as batatas descascadas. Escorrer e passar no espremedor. Misturar tudo. Forrar as forminhas untadas e encher com o recheio preferido (legumes, palmito, ovos cozidos, azeitonas). Cobrir com massa. Pincelar com gema. Levar ao forno.

Pastel

Juntar e amassar bem, numa vasilha de louça: 1/2 kg de farinha de trigo comum; 1/2 kg de farinha integral; 100 g de manteiga; 1 colher de fermento; 2 copos de leite; 1 copo de óleo e 3 ovos. Deixar descansar por algum tempo. Em seguida, abrir a massa, colocar o recheio, recortar, e levar ao forno. O recheio pode ser de palmito, de legumes, de queijo, de maçã...

Polenta

Deixar 2 xícaras de fubá de molho durante 1/2 hora em 1/2 litro de leite. Ferver mais 1/2 litro de leite adicionando 2 colheres de óleo e sal. Juntar o fubá, misturando devagar. Cozinhar durante 1 hora em fogo brando. Arrumar na forma untada, dispondo a polenta em camadas alternadas com fatias de queijo fresco. A última camada deve ser de queijo, cobrindo toda a superfície da forma. Levar ao forno até o queijo derreter.

Pão integral

3 xícaras de farinha de trigo integral grossa; 2 xícaras de água ou leite morno; 2 tabletes de fermento; 2 colheres de óleo de soja. Desmanchar o fermento com o sal (a gosto). Juntar a farinha, o leite e o óleo. Amassar tudo muito bem e colocar em forma de pão. Deixar crescer durante 20 minutos. Pôr no forno quente durante 40 minutos, aproximadamente. Se desejar, pode rechear com frutas secas (passas, figos, ameixas...). Com as frutas secas fica mais saboroso, mas de menor duração.

Receitas de soja

A soja, que é o vegetal de maior valor proteico,[*] pode ser preparada de tantas maneiras (em grão, em pó, como leite, coalhada, queijo), que reclamaria um capítulo especial. Eis algumas receitas saborosas:

---

[*] No Nordeste, há em abundância um feijão — macassa — que, segundo pesquisas (ainda não terminadas) dos professores Nelson Chaves, do Instituto de Nutrição de Recife, e Genário Alves Fonseca, da Faculdade de Farmácia da Universidade Federal do Rio Grande do Norte, tem um valor proteico próximo ao da soja. Feijão macassa, portanto, também substitui a carne.

Pão rápido de soja

Uma xícara de farinha de soja; uma colher de sal (das de chá); duas colheres (também das de chá) de fermento em pó; uma colher de manteiga (das de sopa); 2/3 de uma xícara de água; 4 gemas de ovos. Misturar bem a farinha, o sal, o fermento, a manteiga, a água e as gemas, sovando bastante a massa. Em seguida, juntar as claras, batidas em neve. Colocar em forma untada e assar em forno brando, de 30 a 40 minutos. Servir o pão de preferência quente ou torrado.

Bolo de farinha de soja (salgado)

Bater bem 2 ovos inteiros. Peneirar juntas 3 colheres de sopa de farinha de soja, uma e meia colher de chá de fermento em pó e 1 pitada de sal. Juntar a farinha alternadamente aos ovos batidos, com 2 colheres de sopa de leite. Por último, acrescentar uma e meia colher de óleo ao qual se adicionou alho e salsa triturados. Assar em forma rasa, untada com manteiga em forno brando durante 45 minutos.

Se preferir, pode fazer esta receita para um bolo doce; para isto, substitua o sal por açúcar mascavo a gosto.

Sopa creme de farinha de soja

Preparar um caldo de verdura. Dissolver numa tigela 3 colheres de sopa de farinha de soja, 3 de maisena e uma xícara de leite; juntar ao caldo; acrescentar cheiro-verde, amarrado, para ser retirado depois. Deixar ferver durante mais ou menos 5 minutos. Servir com pedacinhos de pão torrado.

Panqueca de soja

1 xícara de farinha de soja; 1 xícara de leite; 1 gema de ovo; 1 pitada de sal. Misturar tudo no liquidificador. Derramar aos poucos na frigideira untada com óleo de soja. Deixar tostar. Virar para tostar do outro lado. Rechear a gosto.

Bife de soja

2 xícaras de farinha de soja torrada; 4 batatas de tamanho médio; 1 beterraba; 2 ovos; 1 xícara de molho de tomate; 1 colher de manteiga; 2

colherinhas de fermento; temperos: sal, cheiro-verde e alho. Cozinhar e amassar as batatas e a beterraba. Misturar todos os ingredientes. Dar o formato de bife. Fritar em óleo bem quente. Servir com molho de tomate.

Bolinhos de soja

Misturar 1/2 tablete de margarina com 1 xícara de açúcar mascavo e 2 gemas (batidas até formar bolhas). Ir colocando aos poucos: 2 xícaras de farinha de soja; 1 xícara de leite; frutas secas picadas bem miúdas (3 colheres de sopa de passas sem caroço; 2 de nozes cortadas; uma de figo); e mais 3 colheres de sopa de gergelim torrado. Misturar tudo. Colocar 1 colher de sobremesa de fermento e casca de 1 limão ralado, e, por último, as 2 claras em neve. Forminhas untadas com margarina. Forno quente por 20 minutos.

Maçãs recheadas

4 maçãs (retirados os núcleos); 4 tâmaras e 4 nozes picadas; 2 colheres de sopa de mel; a casca ralada de 1 limão. Misture tudo e recheie as maçãs. Coloque em forma refratária. Faça um molho com: 1 xícara de mel; 1/2 xícara de água; suco de um limão (em fogo lento). Besunte as maçãs com este molho e regue-as com ele de vez em quando. Forno moderado durante 40 min.

Preparo caseiro de iogurte

Adicione meia xícara de leite em pó desnatado a um litro de leite fresco. Bata com uma colher ou leve ao misturador elétrico. Aqueça essa mistura, sem fervê-la. Adicione então três colheres grandes de iogurte pronto, ponha tudo numa vasilha e deixe ficar em água morna, num lugar aquecido, coberto com um cobertor. Em 5 horas estará pronto para ir à geladeira.

Glossário

A

Abhyasa — Concentração mental, prática espiritual.

Adharma — Contrário ao *dharma*; é o agir contrariamente à natureza.

Adrenalina — Um dos hormônios do estresse produzido pelas glândulas suprarrenais.

Advaita — Não dualismo.

Ahamkara — Noção do ego (egoísmo).

Ahimsa — Não violência; pacifismo; não reação; benevolência, brandura.

Ajna — *Chakra* ou centro de energia na fronte (terceiro olho).

Akarpanya — Ausência de egoísmo.

Amatsarya — Não ter ciúme.

Anahata — *Chakra* ou centro de energia no coração.

Anahata-nada — Som interno no coração; também chamado *Brahmkanda*.

Anamayokosha — Corpo físico, corpo feito de alimentos.

Anasya — Ausência de inveja.

Anemia — Insuficiência de glóbulos vermelhos no sangue.

Anestésico — Agente que suspende a sensibilidade.

Angas — Partes ou membro de um todo; partes de um sistema.

Antidepressivo — Agente neuroanaléptico, que combate a depressão.

Aparigraha — Não cobiçar. Sinônimo de *aspruha*.

Arogya — Saúde tranquila e positiva.

Arohanásana — Um *ásana* (postura) de esforço.

Artrite reumatoide — Doença caracterizada por inflamações nas articulações com dores, inchaço, endurecimento e deformidade. É mais ou menos crônica.

Ásana — Postura terapêutica ou psicotrópica.

Asanga — Controle da sensualidade.

Ascese — Métodos de vida de disciplina austera, de ascensão espiritual.

Asmita — Egoísmo, egocentrismo, narcisismo.

Astanga Yoga — Yoga dos oito componentes. (*Asta*: oito; *anga*: membro.) Ensinada por Patanjali, também chamada Raja Yoga.

Aswini-mudra — Contração voluntária do esfíncter (músculo) anal.

Ataraxia (grego) — Estado de tranquilidade profunda.

Atarásico — Agente gerador de ataraxia.

Atman — Alma Universal; essência única de toda forma de existência.

Atman-vichara — Busca do conhecimento de Deus.

Atrofia — Diminuição de órgão ou função.

Autognose (grego) — Conhecimento de si mesmo. Equivale ao termo sânscrito *jnana*.

Autoimunização — Imunização de si mesmo.

Automação — Estado em que o homem não tem consciência da maior parte de seu comportamento, vivendo como autômato; fenômeno geral na humanidade de hoje, demasiadamente parecida com máquina.

Autoterapia — Tratamento de si mesmo.

Avarana — Embotamento, ignorância.

Avataras purushas — Encarnações da Divindade.

Avidya — Ignorância, responsável pelo mal (*adharma*); ausência de sabedoria.

B

Bandha — Automassagem em estruturas internas do organismo.

Bhagavad Gita — Um dos livros fundamentais do yoga. A Bíblia dos yoguis. Significa *Canção do Senhor*.

Bhakti — Amor devocional.

Bhâvana — Concepção metafísica.

Bhujangásana — Pose de cobra (*ásana*).

Bradicardia — Ritmo cardíaco com 60 (ou menos) batimentos por minuto.

Brahma — O Absoluto; Deus Transcendente.

Brahmacharya — Literalmente, *Caminho do Absoluto*; sublimação do sexo; castidade.

Brahm-kala — *Hora de Deus* (madrugada); a melhor para as práticas espirituais.

Buda — Um ser, como o príncipe Sidharta, que alcançou a iluminação.

Buddhi — Iluminação; intuição.

C

Catarse (grego) — Purgação; purificação; eliminação de conteúdos nocivos.

Chandrásana — Postura da lua (*ásana*).

Chanti — Paz.

Chit — Consciência Suprema.

Chitta — Substância mental.

Ciática — Dor aguda na região sacrolombar (final das costas) e atrás das coxas e pernas, ao longo da rota do nervo ciático. E associada com a inflamação do mesmo nervo.

Cortisona — Hormônio anti-inflamatório produzido pelo córtex suprarrenal.

D

Daya — Compaixão.

Dependência — Termo aplicado à relação de um indivíduo a outro, ao ambiente, a um agente terapêutico, a um cargo, a um agente condicionante qualquer, de onde recebe ajuda ou segurança, que não pode dispensar.

Dhakshina — Lado esquerdo.

Dhârana — Concentração da mente; atenção voluntária e prolongada sobre um mesmo objeto.

Dhyana — Meditação.

Diagnóstico — Identificação de algo, doença ou estado psíquico.

Diastáltico (grego) — Estilo musicoterapêutico da Grécia antiga, que induzia às ações heroicas.

E

Ekagraha — Estado de quietude e concentração da mente.

Eletrocardiograma — Registro dos impulsos elétricos do coração.

Eletroencefalograma — Registro dos impulsos elétricos do cérebro.

Encéfalo — Cérebro.

Endócrinas — Glândulas que segregam seus produtos, os hormônios, diretamente na corrente sanguínea.

Epigástrio — Área entre o ângulo formado pelas costelas, acima do umbigo e abaixo da ponta do esterno; *boca do estômago*.

Epinefrina — O mesmo que adrenalina.

Eretismo — Estado de tensão demasiada nos tecidos, nas funções ou no psiquismo.

Ergoterapia — O mesmo que terapia ocupacional; tratamento pelo trabalho.

Esclerose — Endurecimento dos tecidos, com depósito de tecido fibroso. A arteriosclerose é a esclerose das artérias.

Esfíncter — Músculo em forma de anel que controla o abrir e fechar de um dos orifícios do corpo.

Estresse — Estado em que o corpo se vê obrigado a defender-se de qualquer ameaça, seja vinda do ambiente, seja do próprio corpo (lesão, alterações funcionais, desgaste, degenerescência...), seja da mente.

Estressor — Todo agente, externo ou interno, físico ou mental, que detona *estresse*.

Etos (grego) — Estilo musicoterapêutico da Grécia antiga, com virtudes equilibrantes; ética.

Euforia — Bem-estar, fortaleza, otimismo, alegria.

Euritmia — Na medicina estrutural, é a harmonia entre as várias partes do corpo.

Eutimia — Calma, serenidade, tranquilidade de espírito.

F

Fagocitose — Processo de defesa orgânica em que os glóbulos brancos do sangue (fagócitos) devoram as bactérias, vírus ou corpos estranhos.

Fármaco — Droga (produto quimioterapêutico).

Farmacoterapia — Tratamento com drogas.

Fisiologia — Estudo das funções orgânicas.

Fisioterapia — Tratamento que usa agentes físicos (calor, pressão, radiação, massagens, água...).

Flatos — Gases nos intestinos.

G

Gânglios — Grupos de células nervosas localizadas fora do sistema nervoso-central.

Geriatria — Especialidade médica que trata das doenças de pessoas idosas.

Glatasya Yoga — Yoga fisiológica e fisioterapêutica.

Gheranda Samhita — Texto clássico da Hatha Yoga.

Ginecologia — Ramo da Medicina que trata das doenças femininas, em especial as dos órgãos reprodutores.

Gita — Nome abreviado do *Bhagavad Gita*.

Gnose (grego) — Conhecimento.

Gônadas — Glândulas que produzem os hormônios sexuais.

Gunas — Atributos da natureza manifesta (*Prakriti*).

Guru — Mestre espiritual.

H

Ha — Simboliza a polaridade positiva (sol) da manifestação universal.

Hatha Yoga — Yoga da harmonia e unificação das polaridades universais: *Ha* (solar) e *Tha* (lunar).

Hérnia — Ruptura num tecido.

Hesicasta (grego) — Monge cristão silencioso.

Hesicástico (grego) — Estilo da musicoterapia clássica dos gregos conduzente ao equilíbrio espiritual.

Himsa — Violência, ódio, agressão.

Hiper (grego) — Prefixo indicativo de superioridade, nível acima do normal.

Hipertonia — Tono forte.

Hipnagógico — Relativo a sonhos.

Hipnótico — Agente que induz ao sono.

Hipo — Prefixo grego indicativo de inferioridade, nível inferior, carência, insuficiência.

Hipocondríaco — Neurótico com preocupação mórbida com sintomas e doenças.

Hipófise — Glândula também chamada pituitária; acha-se na base do cérebro.

Hipotonia — Tono fraco.

Histeria — Estado de extremo nervosismo dos neuróticos onde os estados mentais se convertem em sintomas físicos (somatização).

Homeostase — Tendência de o organismo manter equilíbrio fisiológico estável, quaisquer que sejam as alterações exteriores ou agentes estressores.

Hormônio — Agente químico produzido pelas glândulas endócrinas que o lança diretamente na corrente sanguínea.

I

Iccha — Desejo.

Ida — Nervo sutil (*naddi*) do corpo prânico, com polaridade lunar (-), começa no *chakra* raiz e termina na narina esquerda.

Impotência — Incapacidade de ter relações sexuais, isto é, de conseguir e manter ereção.

Imunização — Processo de proteção contra a doença, proteção contra a suscetibilidade às moléstias contagiosas.

Indigestão — Dispepsia, digestão perturbada.

Indriyas — Os sentidos.

Infarto — Área de tecido privada de irrigação sanguínea; modificação ocasionada por um coágulo dentro da artéria.

Infecção — Presença e ação de bactérias, vírus e parasitas dentro do corpo.

Insulina — Hormônio antidiabético produzido pelo pâncreas.

Ionização — Processo de produção de átomos com cargas elétricas positivas ou negativas (íons).

Ishwara — Cristo interno, o Senhor Supremo.

Ishwrapranidhana — Entregar-se aos desígnios da Providência; total doação a Deus.

Isquemia — Falta de sangue num órgão ou área, devido a espasmo ou fechamento da artéria supridora.

J

Jalandhara bandha — Pressão do queixo sobre o esterno.

Japa — Salmo, ladainha, jaculatória, repetição rítmica de um *mantram*.

Jatru — Ombro.

Jiva — Alma individual em experiência evolutiva.

K

Karma (lei) — Lei universal de causa e efeito, pela qual cada ser humano padece ou goza as consequências de seu agir no mundo como um ser livre e responsável que é.

Karma Yoga — Método de yoga pela ação.

Karman — Ação.

Koshas — Vaso, recipiente, estojo, vestidura, corpo, revestimento.

Krishna — A principal encarnação de *Vishnu* (Deus); personagem central do *Bhagavad Gita*; a suprema personalidade de Deus.

Kriyá — Exercício, prática.

Ksham — Perdão, misericórdia.

Kumbhaka — Pulmões cheios (apneia).

Kundalini — Força enrascada ou espiralada e comprimida em estado de latência no *chakra* raiz.

L

Lesão — Alteração na estrutura de um tecido, em virtude de ferimento ou enfermidade. Úlceras, tumores, abscessos... são lesões.

Ludoterapia — Tratamento pelo recreio, jogo, divertimento. Exemplo: risoterapia.

Lumbago — Dor lombar (final das costas); termo genérico de toda condição dolorosa nas costas.

M

Makarásana — Postura de relaxamento, deitado sobre o ventre postura do crocodilo.

Mala — Impureza mental.

Mala — Rosário de 108 contas, com o qual o hinduísta pratica *japa*.

Manas — Mente.

Manipura — O terceiro *chakra*, *chakra* umbilical.

Manomayakosha — Corpo mental.

Mantram — Palavra de força ou significado transcendente, cuja repetição (*japa*) propicia grandes proveitos psíquicos e espirituais.

Matsyásanas — Pose (*ásana*) do peixe.

Maya — Mundo fenomênico, ilusório e manifestado.

Menopausa — Mudança psicossomática profunda na mulher, quando os ovários começam a reduzir sua produção em decorrência da idade.

Merudanda — Canal raquidiano, coluna vertebral.

Metafísica — Conhecimento filosófico da essência, da *causa primeira* e *fim último* das coisas.

Mudrá — Símbolo ou expressão somatopsíquica.

Muktá — O que se libertou; o redento.

Mukti — Libertação, redenção.

Muladhara — *Chakra* raiz, correspondente ao períneo.

N

Naddi — Nervo sutil.

Namastê — Saudação indiana, feita com a junção das palmas das mãos à altura do peito, como que a dizer: Deus em mim saúda Deus em você.

Narcisismo — Estado psíquico, atitude pela qual o homem se elege a si mesmo como objeto de seu amor, não os outros.

Nasagra dristi — Exercícios para os olhos (*tratak*). Olhos fixados em um ponto entre as sobrancelhas (*ajna chakra*, terceiro olho).

Nervosismo — Termo geral leigo indicando a desproporção sintomática entre o estímulo e a reação; caracteriza-se por intranquilidade, disforia e mal-estar.

Neurastenia — Fraqueza (astenia) dos nervos.

Neurite — Nervos inflamados.

Neuroanelepsia — Elevação do tono nervoso.

Neurolepsia — Abaixamento do tono nervoso.

Neurose — Desordem nervosa. Este termo está em desuso na Psiquiatria. As neuroses são classificadas, hoje, como transtornos de personalidade. Contudo, é de uso corrente ainda entre os psicólogos e leigos.

Neurótico — Indivíduo de comportamento nervoso anômalo, aquele que padece de uma neurose.

Niilismo — Descrença, pessimismo, negatividade, que leva o neurótico ao estado de depressão e apatia.

Nishkama karma — Comportamento inegoístico.

Nispandabhava — Exercício de atenção voluntária para um som e de efeito tranquilizante.

O

Ojas shakti — Potencial criativo do Espírito.

Orfeu (grego) — Deus da mitologia grega; corresponderia a *Naradha* da tradição hindu; conta-se que andou pelo mundo com sua *vina*, tocando, cantando e ensinando a sabedoria, as ciências e estabelecendo a Verdade.

P

Pâncreas — Glândula endócrina. Segrega enzimas nos intestinos para a digestão dos alimentos e fabrica a insulina, a qual lança diretamente no sangue.

Parabrahm — O Imanifestado (transcendente ao mundo fenomênico).

Partha — Um dos apelidos de Arjuna.

Períneo — Zona entre o ânus e os órgãos genitais.

Pineal — Glândula epífise.

Pingala — Um dos *naddis* (nervos sutis), corre do lado direito da coluna vertebral.

Pituitária — Glândula hipófise.

Placebo — Medicamento quimicamente neutro, age por sugestão.

Plexos — Enovelamento de nervos com gânglios e vasos.

Prakriti — Natureza material do Universo.

Prana — Energia biopsíquica, princípio vital.

Pranayama — Exercício que permite o maior aproveitamento e canalização voluntária do *prana*.

Pranamayakoska — Corpo prânico.

Prathanásana — Pose da prece (*ásana*); tranquilizante.

Pratyahara — Retração dos sentidos dos objetos externos.

Prema — Amor transcendente ao Divino.

Profilático — Preventivo.

Proteínas — Substâncias alimentícias à base de azoto, que fornecem material para a construção das células e para o funcionamento dos órgãos.

Psicanálise — Método psicoterápico através da análise da experiência passada e do conteúdo do inconsciente. Aplicável no tratamento da psicose e da neurose bem como das repercussões orgânicas que determinam.

Psicastenia — Debilidade das funções psíquicas.

Psicocibernética — Ciência que estuda a mente e o cérebro como máquina cibernética.

Psicodélico — Agentes que transtornam a percepção, ampliando-a e levando-a a um estado de fantasia. Também chamados de alucinógenos. Criam psicoses. O mais conhecido é o ácido lisérgico.

Psicodisléptico — Agentes euforizantes, esquizofrenizantes e psicodélicos.

Psicógena — Doença criada pelas condições perturbadas da vida mental.

Psicoterapia — Tratamento a partir da normalização e harmonização da vida mental.

Psicotônico — Agente que tonifica o psiquismo.

Psicotrópicos — Agentes que inclinam a mente (psiquismo) para determinada direção; largamente usados na farmacoterapia psiquiátrica.

Dividem-se em: psicolépticos, psicanalépticos e psicodislépticos. Seu uso indiscriminado por pessoas viciadas se torna hoje preocupação da Organização Mundial de Saúde.

Puraka — Inspiração.

Puranas — Textos sagrados do hinduísmo.

Purnásana — Pose de torção da coluna.

Purusha — Princípio espiritual do Universo.

R

Racionalização — Operação pela qual a mente engendra uma desculpa ou explicação aceitável para um comportamento irracional, neurótico e antiético.

Raga — Concupiscência, desejo sôfrego.

Raja Yoga — Unificação pela conquista e aperfeiçoamento da mente. Também denominado Astanga Yoga.

Rajas — Um dos *gunas* — o princípio da atividade, vontade, luta, sofreguidão.

Rechaka — Expiração.

Rishis — Sábios e videntes que apreenderam e ensinaram a Verdade Suprema.

Recidiva — Recaída.

S

Sâdhaka — O discípulo que segue ou realiza o *sádhana*.

Sádhana — Caminho ou método para a realização espiritual, para a iluminação, para a libertação, para o yoga ou união com Deus. Disciplina espiritual.

Sadhu — Anacoreta indiano, meditando no ermo; santo, sábio.

Saguna — O transcendente, o imanifestado, o sem atributos.

Sahasrara — Lótus de mil pétalas; *chakra* no alto da cabeça.

Sakama-kama — Autogratificação.

Sakshi — Testemunha silente.

Samadhi — Êxtase.

Samkalpayama — Controle da imaginação.

Samsara — O processo do mundo fenomênico, o ciclo dos nascimentos e mortes.

Samskara — Representação introjetada na subconsciência ou no inconsciente.

Samprayana — Ver *Samkalpayama*.

Sanâtana-dharma — Caminho da pureza; lei moral transcendente e eterna. É a essência única de todas as religiões.

Sanga — Servidão aos sentidos; escravidão à sensualidade.

Sanyasin — Renunciante.

Santosha — Contentamento.

Satsanga — Companhia de gente santa; reunião de culto.

Sattva — Um dos *gunas* — o princípio de sabedoria, serenidade, santidade.

Sattvico — O que possui a qualidade *sattva*, isto é, onde predomina este *guna*.

Saucha — Limpeza, pureza.

Sedativo — O agente que produz calma.

Seva — Agir em proveito do próximo, oferecendo a Deus os frutos da ação; o mesmo que Karma Yoga.

Shakti — O potencial energético universal; aspecto feminino de uma deidade.

Shavásana — Postura própria de relaxamento; pose do cadáver.

Shiva — Deus da trindade, aspecto destruidor da Divindade no Hinduísmo. Aquele que desfaz, no Hinduísmo, as formas velhas para permitir a evolução através de novas formas mais próprias.

Shraddha — Fé.

Siddis — Poderes ou perfeições adquiridas através da ascese yogue.

Simbiose — Vida harmônica, resultante de duas formas diferentes interagindo.

Simpático (sistema nervoso) — Uma das partes autônomas do sistema nervoso. A outra parte é o parassimpático.

Síndrome — Grupo de sintomas e sinais que aparecem juntos.

Sinergia — É a cooperação de energias diferentes para a produção de um mesmo trabalho.

Sistáltico — Estilo musical psicotrópico dos gregos antigos, que suprimia a vontade consciente liberando as paixões.

Sístole — Pulsar do coração, quando se contrai.

Soma (grego) — Corpo.

Somatização — Expressão orgânica de um estado psíquico.

Subconsciente — Nível pouco acessível à consciência, onde estão gravadas *samskaras*, *vásanas* da experiência, bem como estranhos poderes e virtudes.

Suddha — Transcendente, puro, além do universo manifestado.

Sukha-purvak — Respiração polarizada.

Sublimação — Termo criado pelos psicanalistas para significar o processo inconsciente de canalização para fins socialmente aceitos ou espirituais, a energia sexual.

Superconsciente — Nível transcendente da mente.

Supta-ardha-gorakshasâna — Uma técnica de vitalização.

Sushumna — Nervo sutil (*naddi*) central, correspondendo à medula.

Svadhishtana — Chakra localizado na região acima do plexo cocágeno.

Swadyaya — Estudo do Ser.

T

Tantras — Certos tratados sobre métodos relativos ao Laya Yoga. "O sistema", diz Wood, "contém as principais fórmulas para a adoração dos deuses... com vistas ao uso de poderes."

Tantrismo — Escola esotérica à base dos tratados *tântricos*.

Tao — Livro básico do taoísmo, do sábio chinês Lao-Tsé.

Tapas — Paciência e tolerância.

Taquicardia — Aceleração do pulsar do coração.

Telencéfalo — Parte frontal do cérebro.

Terapêutica — Terapia, tratamento.

Tha — Símbolo da polaridade negativa do Universo.

Thalásana — Pose da palmeira.

Timo — Glândula endócrina localizada pouco acima do coração, desenvolvida na criança, regride no adulto. Sua principal tarefa é "vigilância imunológica".

Tiroxina — Hormônio produzido pela tireoide.

Titiksha — Resistência.

Tono — Grau normal de contração presente em muitos músculos, que os mantêm sempre prontos para agir quando necessário. Refere-se também aos nervos e, por extensão, aos estados psíquicos.

Tóxico — Veneno.

Toxina — Veneno segregado por germes ou outras formas de vida animal ou vegetal.

Tratak — Fixação dos olhos.

Triguna — Três *gunas* (atributos da natureza).

Trikonásana — Postura (*ásana*) do triângulo.

Trikuti — Ponto entre as sobrancelhas; *olho de Shiva*; *terceiro olho*.

Tyaga — Não se considerar como autor das ações, mas a Divindade.

U

Úlcera — Lesão e inflamação de superfície.

Upásana — Perene adoração do Onipotente.

Upanishads — Parte conclusiva dos *Vedas*; fundamento da filosofia *Vedanta*.

V

Vagotonia — Funcionamento excessivo do vago, resultando em funcionamento anômalo dos órgãos abdominais que ele comanda.

Vama — Direita.

Vásanas — Impregnações afetivas introjetadas no subconsciente (inconsciente).

Vedas — Filosofia e Ciência divinas de autoria dos *Rishis* (sábios, videntes).

Vidya — Sabedoria, vivência filosófica que liberta, conhecimento da verdade.

Vijnanamayakosha — Corpo de sabedoria.

Vikshepa — Estado de insegurança e hesitação mental; imaginação.

Viparita-karani — Uma das posturas invertidas.

Virose — Doença infecciosa gerada por vírus.

Vírus — Agentes vivos, ainda menores que as bactérias, causadores de doenças infecciosas.

Vishudha — *Chakra* (centro sutil de energia) localizado na altura da garganta.

Viveka — Discernimento superior.

Voluntarização — Mecanismo de submeter à vontade comportamentos automáticos; opõe-se à automação.

Vrikhásana — *Ásana* (pose) da árvore.

Vrittis — Movimentos, vórtices, fenômenos mentais.

Y

Yama — Preceito ético da Astanga Yoga; também significa domínio ou controle.

Yang — Símbolo da polaridade negativa universal segundo o *taoísmo* chinês.

Yoga — Síntese, unificação, união; método prático de redenção da alma humana.

Yoga-Brahma-Vidya — Ciência sintética do Absoluto.

Yoganidra — Estado de sono de tecidos orgânicos.

Yoga-mudra — Símbolo do yoga: técnica psicossomática.

Yogui — Sábio, santo, que, realizando o yoga (união ou comunhão com a Divindade), redimiu-se de *samsara*.

Yoguin — O praticante e aspirante da união. O *yoguin* está a caminho. O *yogui* já chegou.

Bibliografia

Adler, Alfred. *A ciência da natureza humana*. São Paulo: Nacional.

Afonso, Eduardo. *La Religión de la Naturaleza*. Santiago, (Chile), Ediciones Ercila.

Akhilananda, Swami. *Mental Health and Hindu Psychology*. Nova York: Harper & Brothers.

Alencar, E Rodrigues. *Erva-mate*. Serviço de Informação Agrícola do Ministério da Agricultura, Rio de Janeiro, 1960.

Alfonso, Dr. Eduardo. *Curso de Medicina Natural en 40 Lecciones*. Buenos Aires: Kier.

Alvin, Juliette. *Musicoterapia*. Buenos Aires: Paidós.

Amaral, Afrânio de. *A soja na alimentação popular do Brasil*, Rio de Janeiro: SAPS.

Andrade, Hernani Guimarães. *Morte, renascimento, evolução: Uma biologia transcendental*. São Paulo: Pensamento.

Atreya, B. L. e Litt M. A., D. *Yogavasistha and Modern Thought*. Varanasi (Índia): The Indian Book Shop.

Austregésilo, Prof. A. *A cura dos nervosos*. Rio de Janeiro: Editora Guanabara.

Avalon, Arthur. *Serpent Power*. Madras (Índia): Ganesh &. Co.

Bach, Edward. *Medicina floral*. São Paulo: Arte e Cultura.

Baháʼuʼllah. *As palavras ocultas*. Rio de Janeiro: Bahàʼï.

Balasingham, C. *Sai Baba and Hindu Theory of Evolution*. Nova Déli: The Macmilan Company of India Limited.

Barnard, Christian. *A máquina humana*. Rio de Janeiro: J.B.

Baruk, Henri. *Thérapeutiques Psychiatriques*. Paris: Presses Universitaires de France.

Behanan, Kovoor T. *Yoga: A Scientific Evaluation*. Nova York: Dover Publication.

Bentov, Itzahak. *À espreita do pêndulo cósmico: A mecânica da consciência*. São Paulo: Pensamento/Cultrix.

Bernard, Teso. *Hatha Yoga*. Londres: Arrow Books.

Bertherat, Thérèse e Bernstein, Carol. *Dê saúde ao seu corpo: A saúde pela antiginástica*. Mem Martins (Portugal): Publicações Europa-América.

Besant, Annie. *A sabedoria antiga*. Rio de Janeiro: Record.

_____. *O caminho do discipulado*. São Paulo: Pensamento.

Bíblia Sagrada, tradução brasileira. Sociedades Bíblicas Unidas.

Blay Fontecubierta, Antonio. *Fundamiento y Técnica del Hatha Yoga*. Barcelona: Iberia.

Blay, Antonio. *Energía personal*. Barcelona (Espanha): Iberia.

Bontempo, Dr. Marcio. *Relatório Orion*. Porto Alegre: L&PM.

Brodsky, Greg. *From Eden to Aquarius: The Book of Natural Healing*. Nova York: Bantam Books.

Brouwer, Louis de. *A arte de permanecer jovem*. Rio de Janeiro: Record.

Burtt, E. A. *The Teachings of the Compassionate Buddha*. The American Library.

Caballero, Oscar. *Las Medicinas Marginadas*. Madri: Guadarrama.

Cady, H. Emile. *Lições sobre a verdade*. São Paulo: Unidade.

Canon, Walter B. *A sabedoria do corpo*. São Paulo: Nacional.

Capra, Fritjof. O *ponto de mutação*. São Paulo: Cultrix.

_____. *O Tao da física*. São Paulo: Cultrix.

Caribe, Dr. José e Campos, Dr. José Maria. *Plantas que ajudam o homem*. São Paulo: Pensamento/Cultrix.

Carlson, Richard, Ph.D. *Curar, curar-se*. São Paulo: Cultrix.

Carnegie, Dale. *Como evitar preocupações e começar a viver*. São Paulo: Nacional.

Carrel. Alexis. *L'Homme cet Inconnu*. Paris: Le Livre de Poche.

Castanho, Dieno. *Como ter boa saúde e prolongar a mocidade*. São Paulo: Difusora Cultural Editorial.

Castro, José. *Alimentación Moderna y Salud Completa*. Buenos Aires: Kier.

Chan, Pedro. *Finger Acupressure*. Nova York: Ballantine Books.

Chauchard, Dr. Paul. *Physiologie des Moeurs*. Paris: Presses Universitaires de France.

_____. *A educação da vontade: Teoria e prática do controle cerebral*. São Paulo: Loyola.

_____. *A medicina psicossomática*. Mem Martins (Portugal): Publicações Europa-América.

_____. *La Fatigue*. Paris: Presses Universitaires de France.

_____. *Médicine Psychossomatique*. Paris: Presses Universitaires de France.

_____. *Physiologie de la Conscience*. Paris: Presses Universitaires de France.

Chaves, Mario M. *Saúde: Uma estratégia de mudança*. Rio de Janeiro: Guanabara Dois.

_____. *Saúde e sistemas*. Rio de Janeiro: FGV.

Chaves, Túlio. *Medicina cosmo-psicossomática*. Rio de Janeiro: Irmãos di Giorgio.

Chêne, P. *Regimes alimentares*. Lisboa, Publicações Europa-América.

Cherenzi-Lind. *OM: Kundalini*. Santiago (Chile): Editorial Acuario.

Chinmayananda, Swami. *The Holy Geeta*. Bombaim (Índia): Central Chinmaya Mission Trust.

Chopra, Dr. Deepak. *A cura quântica*. Rio de Janeiro: Best*Seller*.

Claxton, Dr. Ernest e McKay, Dr. H.A.C. *Medicine, Morals & Man*. Londres: Blandford Press.

Coomaraswamy, Ananda K. O *pensamento vivo de Buda*. São Paulo: Livraria Martins Editora.

Cramer, Malinda E. *Divine Science and Healing*. Denver (EUA): Divine Science Federation International.

Crema, Roberto. *Introdução à visão holística*. São Paulo: Summus Editorial.

Cunha, Bruno Carlos de Almeida. *Medicamentos: Fator de saúde?* São Paulo: Artpress.

Das, Bhagavan. *The Essential Unity of All Religions*. Madras (Índia): A Quest Book.

Datey, Dr. K. K., Gharote, Dr. M. L. e PAVRI, Soli. *Yoga and your Heart*. Bombaim (Índia): Ashwin J. Shah.

Davidoff, Linda L. *Introdução à psicologia*. São Paulo: McGraw-Hill.

Day, Harvey. *El Yoga: Teoria y Práctica*. Barcelona: Iberia.

Delay, Jean. *La Psycho-Physiologlie*. Paris: Presses Universitaires de France.

Deodato de Morais, Pedro. *Biosofia*. São Paulo: Melhoramentos.

Deshpanda, D.Y. *El Autentico Yoga*. Buenos Aires: Kier.

Devi, Indra. *Hatha Yoga: Paz e saúde*. Rio de Janeiro: Civilização Brasileira.

Diamond, Dr. John. *Seu corpo não mente*. Rio de Janeiro: Record.

Dufty, William. *Sugar Blues*. Rio de Janeiro: Ground.

Dunne, Desmond. *Prática de yoga*. Rio de Janeiro: Ediouro.

_____. *Yoga ao alcance de todos*. São Paulo: Pensamento.

Eddy, Mary Baker. *Science and Health With Key to the Scriptures.* Boston: Tristees Under The Will of Mary Baker G. Eddy.

Eliade, Mircéa. *Patañjali y el Yoga*. México: Paidós.

Esteves, Beatriz. *Yoga para a terceira idade*. São Paulo: Ícone Editora.

Evan-Wentz W. Y. *Tibetan Yoga and Secret Doctrines*. Londres: Oxford University Press.

Fernandes, Nilda. *Yogaterapia: O caminho da saúde física e mental*. Rio de Janeiro: Ground.

Ferrer, L. *Étud et Pratique du Hatha Yoga par l'Image*, 4 volumes, Paris: Gérard Nizet.

Fink, David E., M. D. *Domine seu sistema nervoso*. Rio de Janeiro, Editora Científica.

Fink, David H., M. D. *Valorize sua personalidade*. Rio de Janeiro, Editora Científica.

Franco, Divaldo P. e Miranda, Manoel P. de. *Loucura e obsessão*. Rio de Janeiro: Federação Espírita Brasileira.

Franco, Divaldo P. *O homem integral*. Salvador: Livraria Espírita Alvorada.

Frankl, Viktor E. M.D., Ph.D. *The Doctor and The Soul: From Psychotherapy to Logotherapy*. Nova York: Bantam Books.

Fromm, Erich. *A arte de amar*. São Paulo: Cultrix.

_____. *Análise do homem*. Rio de Janeiro, Zahar.

_____. *O medo à liberdade*. Rio de Janeiro, Zahar.

_____. *Psicanálise e religião*. Rio de Janeiro: Zahar.

Funderbuk, James. Ph.D. *Science Studies Yoga: A Review of Physiological Data*. Nova Déli: Himalayan International Institute.

Galilea, *Segundo*. *Sabedoria do deserto*. São Paulo: Paulinas.

Galton, Lawrence. *Quantos anos terei de vida?* Rio de Janeiro: Record.

Gandhi, Mahatma. *A roca e o calmo pensar*. São Paulo: Palas Athena.

Garde, Dr. R.K. *Biodynamics of Shadanga Yoga*. Bombaim (Índia): D.B. Taraporevala Sons & Co. Put. Ltd.

_____. *Principies and Practice of Yoga-Therapy*. Bombaim (Índia): D.B. Tanaporevala Sons & Co. Put. Ltd.

Glasser, Dr. William. *Saúde mental ou doença mental?* Rio de Janeiro: s.e.

Goel, B.S. *Psycho Analysis and Meditation*. Haryaanaa (Índia): Third Eye Foundation of India.

_____. *Third Eye and Kundalini*. Haryaanaa (Índia): Third Eye Foundation of India.

_____. *Shrimad Bhagavad Gretaa*. Haryaanaa (Índia): Third Eye Foundation of India.

Goswami, Shyam Sundar. *Hatha Yoga*. Londres: L. N. Fowler.

Gowda, Rudra. *Yoga Darshana*. Rishkeshi (Índia): Divine Life Society Publication.

Grof, Stanislav e Cristina. *Emergência espiritual: Crise e transformação espiritual*. São Paulo: Cultrix.

Grof, Stanislav. *Psicologia transpersonal*. Barcelona (Espanha): Kairos.

Gubret, André e Oudinot, Pierre. *O homem e os imponderáveis*. São Paulo: Pensamento.

Guenom, René. *Introducción General al Estúdio de las Doctrinas Hindúes*. Buenos Aires: Editorial Losada.

Haich, Elisabeth. *Energia sexual e yoga*. Rio de Janeiro: Nova Era.

Hatha Yoga Pradipica. Adiar (Índia): Theosophical Publishing House.

Hauser, Gayelord. *Pareça mais jovem... Viva mais tempo*. Rio de Janeiro: José Olympio Editora.

Herbert, Jean. *Spiritualité Hindoue*. Paris: Editions Albin Michel.

Hermógenes. *Canção universal*. Rio de Janeiro: Nova Era.

_____. *Cintilações* (vols. 1 e 2). Rio de Janeiro: Nora Era.

_____. *Convite à não violência*. Rio de Janeiro: Nova Era.

_____. *Deus investe em você*. Rio de Janeiro: Nova Era.

_____. *O essencial da vida*. Rio de Janeiro: Nova Era.

_____. *Iniciação ao yoga*. Rio de Janeiro: Nova Era.

_____. *Mergulho na paz*. Rio de Janeiro: Nova Era.

_____. *Paz, amor e saúde*. Rio de Janeiro: Nova Era.

_____. *Saúde na terceira idade*. Rio de Janeiro: BestSeller, 2021.

_____. *Saúde plena: Yogaterapia*. Rio de Janeiro: Nova Era.

_____. *Superação*. Rio de Janeiro: Nova Era.

_____. *Viver em Deus*. Rio de Janeiro: Nova Era.

_____. *Yoga, caminho para Deus*. Rio de Janeiro: Nova Era.

_____. *Yoga, paz com a vida*. Rio de Janeiro: BestSeller, 2021.

Hervèjezic, Dr. *A sofrologia: O corpo e a alma*. Rio de Janeiro: Record.

Hill, Ann. *Guia das medicinas alternativas*. São Paulo: Hemus.

Hubbard, Ron. *Science of Survival*. Londres: Hubbard Association of Scientologist International.

Huibers, Jaap. *Plantas medicinais contra o "stress"*. São Paulo: Hemus.

Humphréreys, Chrístmas. *Buddhisrn*. Londres: Penguin Books.

Huxley, Aldous. *Perenial Philosophy*. Londres: Fontana Books.

Jacobson, Edmundo. *Sua vida em suas mãos: Relax, relax, relax*. Rio de Janeiro: Editora Fundo de Cultura.

Janeiro, Iglesias. *Autosuperación Integral*. Buenos Aires: Kier.

Joshi, Dr. K.S., M.Sc. M.A., Ph.D. *Yogic Pranayama*. Nova Déli: Orient Paperbacks.

Kasturi, N. *Pathway to Peace: Prasanthi*. Prasanthi Nilayan (Índia): Sri Sathya Sai Books and Publications Trust.

Kerneiz, C. *La Yoga de la Connaissance*. Paris: Éditions Jules Tallandier.

Kerneiz, C. *Le Hatha Yoga* 12 vol. Paris, Éditions Jules Tallandier.

Krishna, Gopi. *Kundalini: O caminho da autoiluminação para a Nova Era*. Rio de Janeiro: Nova Era.

Kugler, Hans J. Ph.D. *Slowing Down the Aging Process*. Nova York: Piramid Book.

Kulkarini, S. D. *Shri Sathya Sai: The Yugavatara*. Bombaim (Índia): Shri Bhagawana Vedavyasa.

L'Enseignement de Râmakrishna. Paris: Éditions Albin Michel.

Land, George e Jannan, Beth. *Ponto de ruptura e transformação*. São Paulo: Cultrix.

Landmann, Jayme. *Evitando a saúde e promovendo a doença*. Rio de Janeiro: Achiamé.

_____. *A outra face da medicina: Um estudo das ideologias médicas*. Rio de Janeiro: Salamandra.

_____. *Medicina não é saúde*. Rio de Janeiro: Nova Fronteira.

Lange, Edouard. *Yoga Pour Soi*. Paris: M. C. L.

Lima dos Santos, Antonio. *Rumo à felicidade através da yoga*. Porto Alegre: FEEU.

Lonchi, Dr. Artêmio. *Como evitar o câncer: Uma abordagem parapsicanalítica*. São Paulo: Cedas.

Luiz, André. *Evolução em dois mundos*. Rio de Janeiro. Federação Espírita Brasileira.

Mac Nutt, Iather Francis. *Healing*. Notre Dame, Indiana (EUA): Ave Maria Press.

Machado, Antonio. *Saúde, sua maior riqueza*. São Paulo: Alvorada.

Maharishi, Sri Ramana. *Adwaita Bodha Deepika*. Tiruvanamalai (Índia): Sri Ramanasramam.

Mariotavia. *Yoga: Passagem para o não tempo*. s.e, s.d.

Mason, A. Stuart. *Health and Hormones*. Londres, Pelican Books.

McAlister, Roberto. *Perdão: O segredo da cura total*. Rio de Janeiro: Carisma.

Meek, George W. *Healers and The Healing Process*. Londres: The Theosophical Publishing House.

Mesters, Frei Carlos. *Paraíso terrestre: Saudade ou esperança?*, Petrópolis: Vozes.

Militz, A. Rix. *Lições elementares sobre vida cristã e cura*. São Paulo: Edigraf.

Mira y López, Emilio. *Roteiro da saúde mental*. Rio de Janeiro: José Olympio.

Miranda, Caio. *Libertação pela yoga*. Rio de Janeiro: Freitas Bastos.

Mishra. Rammurti, M. D. *Fundamentais of Yoga*. Nova York: The Julian Press.

Montesó, José O. Avila. *Personas de Edad Sin Achaques*. Barcelona (Espanha): Ediciones Cedel.

Mood, Dr. Raymond A. *Risa después de la risa*. Madri: Edaf.

Moraes, Vamberto. *A meditação pela yoga: Guia para a prática diária*. São Paulo: IBRASA.

Motoyama, Hiroshi. *Teoria dos chakras: Ponte para a consciência superior*. São Paulo: Pensamento.

Mottram, V. H.. *The Physical Basis of Personality*. Londres: Penguin Books.

Muzumdar, S. *Exercícios de Yoga para el Sano y el Enfermo*. Barcelona: Aguillar.

O'Donnell, Ken. *A última fronteira*. São Paulo: Gente.

Orasad, N. S. *Science and Sankara in Search of Highest Truth*. Bombaim (Índia): Bharatiya Vidya Bhavan.

Ordem Rosacruz — AMORC. O *homem alfa e ômega da criação*. Curitiba: Grande Loja do Brasil.

Owen, Bob. *Roger conseguiu curar-se da AIDS*. São Paulo: Paulinas.

Padmananda. *Os aforismos da Yoga de Patanjali*. Rio de Janeiro: Brand.

_____. *Yoga: Ciência do homem integral*. Rio de Janeiro: Brand.

Pandey, U. P. *Vedic Cult: Applied Science to Human Health, Happiness and Longevity*. Varanasi (Índia): Bhaskar Publications.

Panikkar, Raimundo. *The Vedic Experience: Mantramanjari*. Berkley, Los Angeles (EUA): University of California Press.

Patrian Cario. *Yoga*. Milão, Sperling & Kupfer.

Pauchet, Dr. Victor. *Conservai a mocidade*. Rio de Janeiro: Civilização Brasileira.

Peale, Norman Vincent. *A solução está na fé*. Rio de Janeiro: Record.

Pelletier, Kenneth R. *Holistic Medicine*. São Francisco (EUA): A Merloyd Lawrence Book.

Perestrelo, Danilo. *Medicina psicossomática*. Rio de Janeiro: Borsoi.

Pinto, Sônia Engel. *Efeitos de técnicas de ioga integral sobre o nível de ansiedade: Traço em estudantes da Universidade de Juiz de Fora*. (*Dissertação de Mestrado*).

Prasad, N. S. *Science and Hindu Philosophy*. Bangalore (Índia): Indological Publishers and Distribuitors.

Raghavan, Sant Kausalyarani. *Guide to Indian Culture and Spirituality*. Madras (Índia): United Printer Syndicate.

Ramacháraca, Yogue. *A ciência da cura psíquica*. Porto (Portugal): Brasília Editora.

Ramacharaka, Vogi. *Hatha Yoga*. São Paulo: Pensamento.

Ramalho Cramer, Edelweis e outros. *Valor vitamínico de alimentos brasileiros*. Rio de Janeiro: SAPS.

Ramatis. *Fisiologia da alma*. Rio de Janeiro: Freitas Bastos.

Reich, Wilhelm. *A função do orgasmo*. São Paulo: Brasiliense.

Rele, V. M. e S. *The Mysterious Kundulini*. Bombaim: Taraporevalas.

_____. *Yogic Asanas For Health and Vigor*. Bombaim: Taraporevalas.

Ricker, Hans Ulrich. *The Yoga of Light*. Londres: George Allen & Unwin Ltd.

Rohden, Huberto. *Eu sou a luz do mundo, vós sois a luz do mundo*. Lisboa: Cosmo-Servir.

_____. *Ídolos ou ideal*. Rio de Janeiro: Freitas Bastos.

_____. *O espírito da filosofia oriental*. Rio de Janeiro: Freitas Bastos.

Row, B. Govinda. *Hinduism and Other World Religions*. Tirupati (Índia): Tirumala Tirupati Devasthanams.

Ruett, Claudine Brelet. *As medicinas tradicionais e sagradas*. Lisboa: Edições 70.

Russel, Edward. *Projeto para o destino*. São Paulo: Pensamento.

Ruyer, Raymond. A gnose *de Princeton*. São Paulo: Cultrix.

Sadhu, Mouni. *Concentração*. Rio de Janeiro: Editora Civilização Brasileira.

Sai Baba, Sathya. *Unity is Divinity*. Asti (Itália): Sri Sathya Sai Books and Publications.

_____. *Indian Culture and Spirituality*. Prasanthi Nilayam (Índia): Sri Sathya Sai Books and Publications.

_____. *Sathya Sai Speaks*. Prasanthi Nilayama (Índia): Sri Sathya Sai Books and Publications (11 volumes).

_____. *Toda série de Vahinis*. Prasanthi Nilayam (Índia): Sri Sathya Sai Books and Publications.

Sandweiss, Samuel H., M.D. *Spirit and the Mind*. Índia: Books and Publications.

Sanford, Agnes. A *luz divina nos cura*. São Paulo: União Cultura Editora.

Sankaracarya, Sri. *Pāucikaranam*. Calcutá (Índia): Advaita Ashram.

_____. *Tattawabodhah*. Calcutá (Índia): Advaita Ashram.

Sargeni, S. Stanfeld. *Basic Teachings of the Great Psychologists*. Nova York: Barnes & Moble.

Schembri, Dr. José. *Conheça a homeopatia*. Belo Horizonte: Comunicação.

Schindler, John. *Como viver 365 dias por ano*. São Paulo: Cultrix.

Scolnik, Dr. Jaime. *Cura pela medicina naturalista*. São Paulo: Cultrix.

Selye, Dr. Hans. "Que se entende por stress". *In: Consejos para viver con salud*. Barcelona: Cedel, OMS, nº 155.

Shirra Gibb, Andrew. *Buscando la Salud Mental*. Buenos Aires: Ediciones Losada.

Shri Aurobindo. *La Bhagavad Gitâ*. Paris: Éditions Albin Michel.

Simeons, A. T W. *La Psychosomatique: Medicine de Demain*. Paris: Marabout Université.

Sinch, T. D. e Gomatan, Ravi. *Synthesis of Science and Religion*. Bombaim (Índia): The Bhaktivedanta Institute.

Sivananda Sri Swami. *Ciencia del Pranayama*. Buenos Aires, Editorial Kier.

_____. *Hatha Yoga*. Buenos Aires: Kier.

_____. *La Pratique de la Méditation*. Paris: Éditions Albin Michel.

Smith, Harry Douglas. O *segredo da cura instantânea*. Rio de Janeiro: Record.

Sobel, David S. *Ways of Health*. Nova York: Harcourt Brad Jovanovich.

Sokoloff, Dr. Bons. *Doenças da civilização*. Rio de Janeiro: Edições O Cruzeiro.

Sportelli, Louis, D. C. *Introduction to Chiropractic*. Washington (EUA): International Chiropractors Association.

Sproud, E. E. *Maravilhas do corpo humano*. São Paulo: Cultrix.

St. Nicodimos of The Holy Mountain. *The Philokalia*. Londres: Faber and Faber.

Stapleton, Ruth Carter. A *cura pela fé*. Rio de Janeiro: Record.

Steiner, Rudoll e Wegman, Ita. *Elementos fundamentais para uma aplicação da arte de curar*. São Paulo: Associação Beneficente Tobias.

Stewart, Clifford e FEHR, Lawrence A. *Vendendo saúde*. São Paulo: Best*Seller*.

Study Group. *Spirituality and Science*. Bombaim (Índia): Sri Sathya Sai Trust.

Swami Swarupananda. *Srimad Bhagavad Gitā*. Calcutá: Advaita Ashram.

Tagore, Rabindranat. *A religião do homem*. Rio de Janeiro: Record.

Tinôco, Carlos Alberto. *O modelo organizador biológico*. Curitiba: Gráfica Veja.

Totman, Richard. *Causas sociais da doença*. São Paulo: Ibrasa.

Udupa, K. N. *Stress and Its Management by Yoga*. Nova Déli: Motilal Banarsidass.

Underhill, Evelyn. *Mysticism*. Nova York: Meridian Books.

Vander, Dr. *Reumatismo: Sua cura*. Rio de Janeiro: Mestre Jou.

Venkatesananda, Swami. *The Supreme Yoga: Yoga Vasistha*. Western Austrália: The Chiltern Yoga Trust.

Veret, Dr. Patrick. *A medicina energética*. Rio de Janeiro: Record.

Vinekar, Dr. S. L. e Kuvalayabanda, Swami. *Yoga Therapy*. Nova Déli: Central Health Education Bureau/Ministry of Health.

Vishnoudevânanda, Swami. *Yoga Asanas*. Paris: Édition J. Oliver.

Vivekananda, Swami. *Bhakti Yoga*. Buenos Aires: Kier.

_____. *Filosofia Yoga*. Buenos Aires: Kier.

_____. *Jnana Yoga*. Paris: Éditions Albin Michel.

_____. *Karma Yoga*. Buenos Aires: Kier.

Volin, Michael e Phelan Nancy: *Yoga Over 40*. Londres: Pelham Books.

Walker Kenneth. *Human Physiology*. Londres: Pelican Books.

Walter, Benjamim. *Encyclopedia of Metaphysical Medicine*. Londres: Routledge & Keganpaul.

Weber, Renée. *Diálogos com cientistas e sábios*. São Paulo: Cultrix.

Weil, Pierre. *Holística: Uma nova visão e abordagem do real*. São Paulo: Palas Athena.

_____. *A consciência cósmica: Introdução à psicologia transpessoal*. Petrópolis: Vozes.

_____. *A neurose do paraíso perdido*. Rio de Janeiro: Espaço e Tempo/CEPA.

Wheeler, Ruth H. *Educación Física para la Recuperación*. Barcelona (Espanha): Jirus.

Who. *Maha Yoga*. Rio de Janeiro: Record.

Wolfe, W. Beran. *How to Be Happy Though Human*. Londres: Penguim Books.

Wood, Ernest E. *Yoga Práctico-Antiguo y Moderno*. México: Orion.

Woodward, F. L. *Some Sayings of Buddha*. Londres, Nova York, Toronto: Oxford University Press.

Yesudian, Selvarajan e Haich Elisabeth. *Sport et Yoga*. Genebra (Suíça): Éditions Santoza.

Yogananda, Paramhansa. *Scientific Healing Affirmations*. Los Angeles (EUA): Self-Realization Fellowship.

_____. *La Ciencia de la Religión*. Buenos Aires: Kier.

_____. *Las Condiciones del Êxito*. Buenos Aires: Kier.

_____. *Susurros de Eternidad*. Buenos Aires: Kier.

Yoguin du Christ. *Le Voie du Silence*. Bruges (Bélgica): Besclèe de Brouwer.

Yutang, Lin. *Sabedoria da China e da Índia*. Rio de Janeiro: Civilização Brasileira.

Zukav, Gary. *A dança dos mestres Wu Li: Uma visão geral da nova física*. São Paulo: ECE Editora.

Conheça as obras de Hermógenes

Livros científicos e técnicos que promovem a saúde, o bem-estar, a longe-vidade e o engrandecimento pessoal:

Autoperfeição com Hatha Yoga
O que é Yoga
Saúde na terceira idade
Saúde plena com yogaterapia
Yoga para nervosos

Livros poéticos e filosóficos que sensibilizam a alma e o coração:

Canção universal
Cintilações 1, Cintilações 2
Convite à não violência
Dê uma chance a Deus
Deus investe em você
O essencial da vida
Mergulho na paz
Sabedoria: prefácios de Hermógenes

Setas no caminho de volta
Superação
Viver em Deus
Yoga: caminho para Deus
Yoga: paz com a vida

Este livro foi composto na tipologia Minion Pro,
em corpo 11/15, e impresso em papel off-white
na Gráfica Geográfica